临床护理理论与 护理实训

主编　马晓星　郑玉莲　李　洁　李维红
　　　王冠霞　郎金香　汪　静　乔继华

U0202312

上海科学技术文献出版社
Shanghai Scientific and Technological Literature Press

图书在版编目（CIP）数据

临床护理理论与护理实训 / 马晓星等主编 .-- 上海：
上海科学技术文献出版社,2023
ISBN 978-7-5439-8964-1

Ⅰ.①临… Ⅱ.①马… Ⅲ.①护理学 Ⅳ.① R47

中国国家版本馆CIP数据核字（2023）第205483号

组稿编辑：张　树
责任编辑：王　珺
封面设计：宗　宁

临床护理理论与护理实训

LINCHUANG HULI LILUN YU HULI SHIXUN

主　　编：马晓星　郑玉莲　李　洁　李维红　王冠霞　郎金香　汪　静　乔继华
出版发行：上海科学技术文献出版社
地　　址：上海市长乐路746号
邮政编码：200040
经　　销：全国新华书店
印　　刷：山东麦德森文化传媒有限公司
开　　本：787mm×1092mm 1/16
印　　张：18.75
字　　数：480千字
版　　次：2023年9月第1版　2023年9月第1次印刷
书　　号：ISBN 978-7-5439-8964-1
定　　价：198.00元

　　护理学作为一门兼具自然科学和社会科学属性的应用性学科，近年来，通过组建跨学科、高水平、多元化的研究团队，解决了众多的关键性问题，形成了理论上相互促进、方法上相互启迪、技术上相互借用的新格局，从而促进了多学科间知识的交叉融合，创造了一系列新的概念、理论、方法，建构了新的知识结构，形成了更丰富的知识范畴，推动了新的护理学科理论体系的快速发展与成熟。然而，尽管现阶段护理学科发展十分迅速，但其仍存在一些亟待解决的薄弱环节，比如新进临床的护理工作者实践经验不足，难以满足人民日益增长的护理需求。因此，为了提高护理工作者的临床实践能力，不断发展和完善我国护理学科理论体系，我们编写了《临床护理理论与护理实训》一书。

　　本书以护理理论为基础，系统整合临床常见科室相关护理知识，涉及临床护理技术与常见病护理，体现了护理学科本质及特色，并兼顾整体性与交叉性的属性。本书在编写过程中侧重理论与实践相结合，重视护理学科内涵不断深化，适合全国广大临床护理工作者、护理教育工作者、在校学生和其他医务工作者阅读及参考。

　　我们在深入临床实践之余，怀揣着对护理事业的满腔热忱，希望能将自身在临床护理工作中的点滴感悟，呈献给护理同行。由于编写时间仓促，学识水平及经验有限，且护理学知识也在不断更新，书中难免出现不足之处，敬请使用本书的读者积极指正，以便日后及时修订。

《临床护理理论与护理实训》编委会

2023 年 6 月

第一章 总 论

第一节 护理学的概念

护理学是一门以自然科学和社会科学为理论基础的综合性应用科学,它从出现到发展成为一个独立学科走过了一百多年的历程,也就是英国人弗罗伦斯·南丁格尔创建护理教育、开办护理事业以来的历史过程。在这较长的历史进程中,随着医学科学与相关科学的发展和在某个特定时期人们对健康定义的认识和需求的不断提高,护理概念的演变大致经历了以疾病护理为中心、以患者护理为中心、以人的健康护理为中心的三个历史阶段。这些理论认识的进步,是在护理实践的积累和对护理学总体研究的基础上发展形成的。

一、以疾病护理为中心阶段

这个阶段的初期护理,仅作为一种劳务为患者提供一些生活、卫生处置方面的服务。随着护理教育的开展,护理人员能将简单的护理知识与技术应用于临床,如为患者进行口腔护理、皮肤护理等。在人们心目中,护理只是一种操作或一种技艺,是医疗工作中的辅助性劳动。随着自然科学的不断发展及各种科学学说的创立,医学科学理论和临床实践逐渐摆脱了宗教和神学的束缚,人们开始用生物医学模式的观点来解释疾病,即疾病是由细菌感染或外来因素袭击导致的损伤和/或脏器与组织功能障碍,此阶段,人们仅以机体是否有损伤作为健康与不健康的界定标准。在这种健康概念的指导下,医疗行为着眼于对躯体或患病部位疾病的诊断和治疗,从而形成了以疾病为中心的指导思想。在这种思想的影响下,人们认为护理是依附于医疗的,因此,护士扮演着医嘱执行人的角色,把协助医师对疾病进行检查、诊断、治疗看成是护理工作的主要内容;把认真执行医疗计划、协助医师除去患者躯体上的"病灶"和修复脏器、组织功能作为护理工作的根本任务、目标和职责。护理工作处在附属、被动的地位,这在相当程度上影响了护理学的理论发展,护理学没有自己完整的理论体系,护理学教程基本上是套用医疗专业基础医学、临床医学理论外加疾病护理常规和技术操作规程的内容。因此,以疾病护理为中心的护理模式,决定了护理人员是医师助手的附属地位,造成了护理人员被动执行医嘱的局面。

事物都是在不断实践中发展,又在发展中加以验证的。以疾病为中心的护理模式是护理学发展过程的第一个历史阶段,这一时期的护理实践及其发挥的作用具有以下特点:①护理工作虽处于从属地位,但与医疗工作分工比较明确,责任界定比较清楚,护理工作在整个生命科学中占有重要的地位;②在一个较长时期的护理实践中,经过前辈们的努力,总结、建立了一整套护理制度、疾病护理常规、技术操作规程等,为护理学的发展提供了理论依据和实践基础;③以基础医学、临床医学、疾病护理为主的课程的开办,为完善现代护理学科的理论体系奠定了良好的基础;④以疾病为中心的护理,因对疾病的发生、发展、转归与患者的心理、情绪、精神,以及社会等因素的关系不了解,使护理过程只局限在患者躯体、局部病灶上,而忽略了对患者心理及其他因素的护理。这个阶段延续到了20世纪60年代。

二、以患者护理为中心阶段

一般认为,以患者护理为中心的理论来源于美国籍奥地利理论生物学家贝塔朗菲的系统论、玛莎·罗杰斯的护理概念理论、美国心理学家马斯洛的需求层次论、生态学家纽曼的人和环境的相互关系的学说等。这些学说的研究和确立,为人们提供了重新认识健康与心理、情绪、精神、社会环境几者关系的理论依据。例如,马斯洛认为,对人合理的基本需要的满足可以预防疾病,不能满足需要就孕育着疾病,而恢复这些需要可以治疗疾病。也就是根据人体的整体系统性和需要层次性来对患者进行身心护理,就能更好地帮助患者提高健康水平。1948年,世界卫生组织(WHO)对人的健康作出了新的定义,"健康不仅仅是没有躯体上的疾病和缺陷,还要有完整的心理和社会适应状态",这一健康观念的更新,使护理内容、护理范畴得到了充实和延伸,为护理学的研究开辟了新领域。1955年,美国的莉迪亚·霍尔提出在护理工作中应用护理程序这一概念。程序是事物向一定目标进行的系列活动,护理程序则是以恢复或促进人的健康为目标,进行的一系列前后连贯、相互影响的护理活动。护理程序的提出,是第一次将系统的、科学的方法具体用于护理实践,使护理工作有了转折性的发展。随着高等教育的设立及一些护理理论的相继问世,护理专业跨入了一个新的高度。

20世纪60年代,美国护士玛莎·罗杰斯首次提出:"应重视人是一个整体,除生物因素外,心理、精神、社会、经济等方面的因素都会影响人的健康状态和康复程度。"70年代,美国罗彻斯特大学医学家恩格尔提出了生物、心理社会这一新的模式,引起了健康科学领域认识观的根本改变,在护理学领域产生了深刻的影响。这一模式强化了身心是一元的,形神是合一的,两者是不可分割的整体,身心疾病和心身疾病是交互的,既可"因病致郁"又可"因郁致病",只不过主次、先后转化不同而已,进一步阐明了人是一个整体的概念。在这种新要领的指导下,护理工作由对疾病护理为中心转向了以患者护理为中心的护理方式。应用护理程序全面收集患者生理、心理、社会等方面的资料,制订相应的护理计划,实施身心整体护理。新的医学模式给护理学注入了新的活力,使护理理论、护理内容、活动领域拓宽到了心理、行为、社会、环境、伦理等范畴。护理概念、护理研究任务和研究内容、学科知识体系等发生了根本性变化,并肩负起了着特定的任务和目标,护理学得到了充实和发展。这一阶段是护理学开始形成独立的、较完整的理论体系和实践内容的重要历史时期,对未来护理事业的发展产生了深远的影响,给现实护理工作带来了诸多变化。

(一)护理内容、护理范畴的转化和延伸

(1)从单纯的医院内床边护理转向医院外为社区、家庭提供多种服务。

(2)从单纯的治疗疾病护理转向对一个完整的人的护理,也就是根据人的整体系统性和需要层次性来满足患者各种合理的需要,并进行健康咨询、保健指导。

（3）护士由单纯执行医嘱、实施医疗措施转向卫生宣教、心理护理、改变环境条件等,独立完成诸多促进、维护患者康复、战胜病痛、减轻痛苦的护理工作。

（二）护患关系由主动和被动向指导合作及共同参与的方向转化

以疾病护理为中心阶段,由于生物医学模式观念的影响,护士主动做的是协助医师解决患者躯体上的病,而不是护理患病的人,在这种情况下,患者也只能被动地接受治疗和护理。其心理、精神、情绪、家庭等方面的问题,得不到护理人员的帮助和照顾,更不可能参与疾病治疗、护理方案的决策。由于护患之间缺乏交流和沟通,导致彼此关系冷漠,患者无法起到在恢复健康、预防疾病方面的主观能动作用。在以患者护理为中心阶段,由于健康概念的更新,医护人员认识到患者是一个系统的整体,故在护理过程中除完成一般诊疗护理计划,更多的是对患者进行心理疏导、康复教育,以及满足患者的需求。在制订医疗护理计划时,重视对患者的意见和要求的采纳,这样可以提高患者的参与意识,取得更好的治疗效果。

（三）护理人员的知识结构发生了根本性变化

随着医学模式的转变、健康定义的更新和护理学的自成体系,护理人员所掌握的知识内容必须发生相应的变化,否则就不能适应新的护理模式的要求。例如,护理学教育的课程设置由原来单纯以疾病为中心的医学知识,转向以医学知识为基础,增加了一些自然科学、心理学、人际关系学、行为学、伦理学、美学、管理学等知识,开始建立起以人的健康为中心的护理学教育模式,并为护理学的进一步发展奠定了理论基础。

（四）护理管理指导思想的转变

以疾病护理为中心阶段,护理管理尤其病房管理多以方便护理工作为出发点。因此,规章制度限制患者这样、那样活动的内容占有一定的比重,给患者带来诸多不便;而在以患者护理为中心阶段制定的护理制度、护理措施是以把患者看成一个统一的整体为出发点,处处以患者需要为准则,重视患者的个体差异,因人施护。在病房管理工作中,积极争取患者的参与并尊重他(她)们的意见。对护理人员工作质量的评价中,除了需要具有娴熟的专业知识和技术,还要考查其对患者的服务是否具有系统性和全面性。

（五）护理学的研究方向、研究范围、研究内容发生了很大变化

随着医学模式的转变、健康定义的更新,护理学的功能面临新的挑战,为完成新时期的护理任务,促进护理学科的发展,除需对基础护理、专科护理、新业务、新技术的理论进行研究,还要开展对人整体系统性的研究,如人的心理、精神、情绪、社会状况与健康的关系;医院环境对患者康复的影响,以及护理过程中人际关系的研究,如医师与护士、护士与患者之间的关系,这是护理过程中基本的人际关系;未来社会人们的健康状况及对护理学的要求,疾病谱的变化给护理学带来的影响等。

三、以整体人的健康保健为中心阶段

随着健康定义的更新,人们的保健意识也发生了相应变化,健康保健已成为每个公民的迫切需求。在以疾病护理为中心阶段,人们在患病后才感到健康受到损害并寻求治疗,在局部病灶治愈后则认为自己完全恢复了健康。在这种观念的影响下,医疗保健的重点是面向急、危、重症的少数患者。另外,随着医学科学的进步和新药物的问世,传统的疾病谱发生了很大变化,由细菌所致的疾病得到了很好控制,但与心理、情绪、行为、环境等因素有关的疾病却大为增加,如心脑血管病、恶性肿瘤、糖尿病等,这再次说明了疾病具有整体性。

1978年,世界卫生组织正式公布了在人类健康保健方面的战略目标,即"2000年人人享有卫生保健"。这一目标的提出,促使世界各国政府不得不重新考虑本国的卫生工作方向,以及将财政开支、人力资源转移至农村、社区、家庭的问题。1980年,美国护士协会(AMA)根据护理学的发展和人类对健康保健的需求,对护理实践的性质、任务和范畴下了一个科学性的定义,即"护理是诊断和治疗人类对现存的和潜在的健康问题的反应",这一定义再次反映了护理的整体概念。从定义中可以看出护理的着重点是人类对健康问题的"反应",而不是健康问题和疾病本身,这就限定了护理是为人类健康服务的专业,也是与医疗专业相区别之处。

定义指出,护理是诊断和治疗人类对健康问题反应的活动过程。"诊断"是找出问题或确定问题的过程;"治疗"是解决问题的过程;"反应"是多方面的,如生理的、病理的、心理的、行为的反应等,这些反应均发生在整体的人身上。因此,护理的对象是整体的人,而不是单纯某局部的病,定义还提到护理对象是有"现存的和潜存的健康问题"的人,"健康问题"是指与人类健康有关的各种问题,也就是对维持或恢复人类健康状态有损害作用的各种因素,这些因素或问题现存于或潜在于人们的机体、生理、心理、自然环境及社会环境中。这就意味着,护理对象不仅是已经生病的患者,还包括尚未生病但有潜在致病因素或存在健康问题的人。定义中指出的"人类对健康问题的反应",是针对健康问题的,即患者在康复过程中也会存在影响健康的问题,这就不难看出"问题"和"疾病"是两个不同的概念。因此,护士比医师需要解决的问题更多。定义中的"健康问题"及"人类对健康问题的反应",适应了新的健康定义和医学模式的转变,护理学开始涉及人类学、哲学、心理学、自然科学等学科领域。这不仅有助于护理学成为一门专业,延伸了护理学的活动范畴,提高了护理实践的深度,还在理论上使护理人员获得了前所未有的自主决策权。护理学在理论和实践的发展中又进入了一个新的历史时期。这一时期的护理任务是促进健康、预防疾病、帮助康复、减轻痛苦,提高全人类的健康水平。为此,要加强护理学教育,调整护理学教育,调整护理人员的知识结构,提高护理队伍的整体素质,使护理人员能更好地完成时代赋予的护理任务。

AMA对护理的定义对护理工作的影响是广泛的、深刻的,它使护理学成了现代科学体系中的一门综合自然科学,为人类健康服务的应用科学;使护理工作任务由原来对患者的护理,拓宽了到从人类健康至疾病护理的全过程;使工作范畴从医院延伸到了社区、家庭,从个体延伸到了群体。护理的工作方法是通过收集资料、制定护理方案、落实护理计划、评价护理效果。进行护理诊断和治疗是一个自主性、独立性很强的活动过程,与传统的被动执行医嘱形成了明显的反差。这种护理模式解决了以往传统护理中被忽略却又客观存在的大量健康问题,使护理成为人类健康有力的科学保证。

(马晓星)

第二节　护理学的性质、任务与范畴

一、护理学的性质

护理学是一种什么性质的科学,不同的护理概念会有不同的解释。随着护理概念的更新,护理学有了新的内涵。我国著名研究者周培源认为"护理学是社会科学、自然科学理论指导下的一门综合性的应用科学""护理学是医学科学中分出来的一个独立学科,它不仅有自己完整的理论体系,而且在应用新技术方面有许多新的发展。护理学在医学中越来越占有重要地位"。我国护理专家林菊英认为"护理学是一门新兴的独立学科""护理理论逐渐自成体系,有其独立的学说与理论,有明确的为人民保健服务的职责"。顾英奇曾说过"护理学是一门独立的学科,它在整个生命科学中占有重要的地位"。著名护理专家安之璧也曾对护理的性质下过定义:"护理学是医学科学领域中的一项专门的学科,是医学科学的重要组成部分,又是临床医学的一个重要方面(因为它属于医学领域中的一门学科,涉及临床医学内容较多,但又不完全属于临床医学的内容)。正因为它与其他科学有一定的横向联系,因此,它又是社会科学、自然科学相互渗透的一门综合性的应用科学"。

国外护理界一些知名人士对护理学的性质也有各种各样的见解。伊莫金·金认为"护理是行动、反应、相互作用和处理的过程,护士帮助各种年龄和社会经济地位的人在日常生活中满足他们的基本需要,并在生命的某些特殊时期应付健康和疾病的问题"。美国《Journal of Advanced Nursing》的一篇《关于四种护理理论的提法的比较》,认为护理是一门科学,它可帮助人们达到最完善的健康状态。英国人弗罗伦斯·南丁格尔对护理学虽未予以明确定义,但她认为"人是各种各样的,由于社会、职业、地位、民族、信仰、生活习惯、文化程度的不同,所得的疾病和病情也不同,要使千差万别的人都能达到治疗和康复所需要的最佳身心状态,本身就是一项最精细的艺术"。

虽然国内外研究者对护理学的性质看法不一,概括词句和角度不尽相同,但均涉及关于护理学性质的三个问题:护理学是不是一门科学?护理学是不是一门独立的学科?护理学是不是一门自然科学、社会科学的综合性应用科学?

(一)护理学是一门科学

在说明护理学是一门科学之前,首先要明确什么是科学。概括地讲,科学是自然、社会和思维的知识体系,它是通过人们的生产、社会实践发展起来的。科学的任务是揭示事物发展的规律,是对实践经验的总结和升华,是实践经验的结晶。每一门科学都只是研究客观世界发展过程中的某一阶段或某种运动方式。这就说明科学有经验科学与理论科学的区别,科学与科学理论有密切的联系,有内涵的重叠。护理学是一个实践性、技术性很强的专业,是以一定的科学原理为依据,又在活动中不断总结经验,促进理论升华的。如以疾病护理为中心、以患者护理为中心、以整体人的健康保健为中心的护理模式的演变,是在新的护理理论指导下完成,又在实践中不断总结经验,不断完善的。这就是说明在护理学的整体活动中,既要有理论科学又要有经验科学,才能完成护理任务。

鉴于以上客观现实和理论,护理学就是一门科学。但由于护理学尚属一门新兴科学,它的兴起与发展只经历了一百余年的历史,前八九十年的发展比较缓慢,后四五十年发展虽较快,但它的理论才刚刚形成,学科建设还在起步中,大量的护理实践还未能被更好地总结,护理模式尚需要进一步验证。尽管如此,护理学是一门科学的信念是不可动摇的。只有树立护理学是一门科学的观念,才能振奋护理人员的精神,推动护理事业的发展。

(二)护理学是一门独立学科

在论证护理学是一门科学的同时,还应讨论护理学是不是一门独立学科,这对确定护理学的性质是至关重要的。护理学是不是一门独立学科,不同的研究者持有不同的理论和观点。有人认为护理学既不完全依赖其他学科，也不是完全独立的学科；有人则认定根据护理学的知识体系、服务对象和任务，可以说护理学是一门独立的学科。我们认为后一种说法是有道理的。论证护理学是不是独立学科，首先要对"独立"有个正确的概念。所谓"独立"，其含义只能是相对的，而不是绝对的。在新发明、新发现并应用到实际工作中去的周期日益缩短，科学知识急剧增加的今天，学科相互渗透是必然的。不与其他学科不发生任何关系、不借用其他学科的成就来充实自己的情况是不存在的。把护理学理解为如此的"独立"是不恰当的，对任何一个独立学科采取如此的看法，也是不符合客观现实的。

那么为什么有的人对护理学是不是一门独立学科会产生疑问呢，原因首先是将"独立"理解得太绝对，没有认真地分析"独立"的含义；其次是因为临床护理和预防保健工作的理论支持多以医学的若干学科为基础。因此，有人认为护理学既然运用的是医学理论，就应该是附属于医学的，而不是独立的。诚然，护理工作中的基础护理、专业护理等，这是根据基础医学和有关临床医学的理论延伸、发展而来的，但在运用过程中不是简单的重复，而是在护理学领域中通过实践形成了自身的特定内容、目标和任务，旨在为治疗患者的身心疾病、减轻患者的痛苦、满足患者的需要、促进人类的健康创造优良的环境和条件。由此看来，护理学要完成本学科的既定任务，除了需要医学理论外还要借助自然科学、社会科学、行为科学及心理学等理论的支持，这些理论既丰富了护理学的知识体系，又构成了护理学的特定内容体系。这就说明，护理学有自己的理论与观点，有自己的活动领域与活动范围，有自己的研究任务与研究内容，因此护理学已自成体系，完全有理由认定护理学是一门独立学科。

在论证护理学是一门独立学科的同时，还应明确其属性问题，这对确定护理学的性质是有意义的。要认识护理学的属性，必须对其承担的任务和达到目标所采取的手段进行分析。前面已经讲过"护理是诊断和治疗人类对现存的和潜在的健康问题的反应"，这是护理与医疗专业相区别之处。但是在完成本学科任务时，除了需要借助社会学、心理学、行为学等理论外，在很大程度上还要以医学理论和方法为基础，来满足患者恢复健康和帮助健康人提高健康水平的各种需求。另外，为做好上述工作，护理人员须为患者创造良好的心理环境和周围环境，也就是说护理任务的完成不仅需要运用医学知识提供的手段，而且需要运用心理学、社会学和行为学方面的知识提供的手段。再有，从"人是一个整体"这一观念出发，护理的对象不仅是生病的人，还包括尚未生病但有潜在致病因素或存在健康问题的人。这就说明健康不仅意味着人体生物学变量的偏离被纠正，而且也包括建立心理和社会状态的平衡。综上所述，护理学是自然科学、社会科学理论指导下的综合性应用科学，它具有自然科学和社会科学的双重性。

二、护理学的任务与范畴

(一)护理学的任务

随着护理事业的发展，护理概念的更新，护理的任务和职能正经历着深刻的变化。如美国研究者卡伦·克瑞桑·索伦森和茹安·拉克曼合著的《基础护理》一书，在"护士作用的变化"一节中提到："早在1948年，护士埃丝特·露西尔·布朗(Esther Lncille Brown)就告诉护士们要把她们的作用看成是变化的，是朝气蓬勃的，而不是固定不变的。当代护理正处在变化和适应时期，对扩大或护士作用扩大这种词正开展着讨论"。国内外研究者对护理学的任务给予了充分的关注，纷纷阐述了各自的看法和观点。1965年，德国法兰克福会议上讨论修订的《护士伦理学国际法》规定，护理学任务是"护士护理患者，担负着建立有助康复的、物理的、社会的和精神的环境，并着重用教授和示范的方法预防疾病,促进健康。他们为个人、家庭和居民提供保健服务,并与其他行业合作"。1978年,世界卫生组织在德国斯图加特召开的关于护理服务、提高护理学理论水准的专题讨论会上议定:"护士作为护理学这门学科的专业工作者的唯一任务就是帮助患者恢复健康,并帮助健康人提高健康水平"。1980年,美国护士协会提出了现代护理学定义,"护理是诊断和治疗人类对现存的和潜在的健康问题的反应"。1986年,我国在南京召开的全国首届护理工作会议上,原卫生部副部长顾英奇在讲话中指出,"护理工作除配合医疗执行医嘱外,更多更主要的是对患者的全面照顾,促进其身心恢复健康⋯⋯护理学就是要研究社会条件、环境变化、情绪影响与疾病发生、发展的关系,对每个患者的具体情况进行具体分析,寻求正确的护理方式,消除各种不利的社会、家庭、环境、心理等因素,以促进患者康复⋯⋯随着科学技术的进步,社会的发展,人民生活水平的提高,护士将逐步由医院走向社会,更多地参与防病保健。因此护理学有其明确的研究目标和领域,在卫生保健事业中与医疗有着同等重要的地位"。

以上这些论述表明,随着时代的进步和在某个特定时期人们对健康定义的认识和对保健需求的提高,护理学的任务、功能、作用和服务对象发生了很大变化。这些变化是传统护理学向现代护理学过渡的重要标志,是护理概念更新的重要依据。主要变化有以下几个方面:①护理不再是一项附属于医疗的、技术性的职业,而是独立、平等地与医师共同为人类健康服务的专业。美国研究者卡伦·克瑞桑·索伦森和茹安·拉克曼认为:"护士的独特作用是帮助患者或健康人进行有益于健康的活动或使之恢复健康"。②新的护理的任务,已经不只是对患者的护理,而是扩展到了对人的保健服务。护理人员除了需要完成对疾病的护理,还担负着心理、社会方面的治疗任务。护理的目标除了谋求纠正患者局部或脏器功能变异外,还要致力于保证患者心理的平衡。这就说明护理对象既包括在生理方面有疾病的人,也包括未患疾病但有健康问题的人或既有现存的也有潜在的健康问题的人。这就使得护理任务由对患者的护理扩展到了从健康到疾病的全过程。③由于护理学是为人类健康服务的专业,就要设法消除各种不利健康的社会、家庭、心理等因素,创造一个使人愉快和有利于治疗疾病及恢复健康的环境。这就说明,护理工作的场所不再限定在医院床边,而要拓宽至社会、家庭和所有有人群的地方,开展卫生教育,进行健康咨询和防病治病。

(二)护理学的范畴

随着护理观念的更新,护理任务及作用的改变,护理学的研究方向、研究任务、研究内容也发生了相应的转变。在以疾病护理为中心阶段,护理学的研究主要围绕疾病护理和技术护理开展,因此,在疾病专科护理、常规护理、技术操作方面积累了较丰富的经验,形成了较系统的内容,为现代护理学研究奠定了理论和实践的基础。随着健康定义的更新,为更好地实现人类健康这一总目标,护理任务、活动领域、服务对象都在发生着相应的变化。因此,护理学的研究方向、研究内容必须发生改变,人们需要用科学的理论、实践适应和促进护理学的发展。护理学研究应充实以下主要方面。

(1)更新传统的研究内容。疾病护理、护理技术等方面的研究,过去有较好的基础,现今面临的任务是进一步总结、创新、引进各种先进的经验和方法,使之更加科学、严谨和规范,引导护理技术现代化。不断发现各新病种的护理理论和护理技术并应用于临床,特别是与心理、行为、精神、环境密切相关的疾病,如心脑血管病、恶性肿瘤、糖尿病及老年病等,应加强研究,攻克护理中的难点。

(2)充实关于人的研究。人是生理、心理、精神、文化的统一体,是动态的,又是独特的。随着健康观念的更新,如何开展人的心理(包括患者心理)、精神、社会状况、医院环境(包括护患关系)对疾病发生、发展、转归,以及对健康影响的研究,是现代护理学研究的核心问题。只有对这些问题进行深入的研究,才能引导护理人员全面地为整体的动态的健康人、有潜在健康问题的人和患者提供高质量的护理。

(3)新的护理定义决定了护理学是为人的健康服务的专业。因此,以患者护理为中心必须向以整体人健康护理为中心的方向转化。这就要求护理人员在工作中既要重视人类现存的健康问题,还要顾及潜在的影响健康的因素,更要做好预防保健和卫生宣教工作。这就不难看出,护理工作的对象不仅是患者,还有存在致病因素的人和健康的人;护理工作的活动领域从医院延伸至社区、家庭和有人群的地方。这就很自然地改变了传统的工作程序、内容和模式。为使护理工作适应变化的情况,面对新问题提出的挑战,护理人员必须履行新的职责,进行新的研究和探索。①成立什么样的管理机构,组织协调财政开支、转移人力资源,使护理人员从医院走向社区、家庭和有人群的地方;用什么方法激励护理人员自身的积极性,培养其责任心,使其能主动开展卫生教育,做好健康咨询和防病治病工作;根据人群的文化素养、生活条件、地理条件和周围环境的不同应制订些什么计划和措施,怎样组织实施。②要使护理人员适应变化的工作环境和内容,更好地承担起为人类健康服务的职责,必须进行专业培训或护理学继续教育。对于采取什么方式和进行哪些教育,应进行研究和探索。在这方面不仅需要理论研究,还要在实践中不断探索,尽快总结出一套符合中国国情的护理模式。③对一些特殊领域的人群,如长时间位于水下和地层深处作业、宇航人员等,健康保健怎样开展;由于环境特殊,对护理提出哪些新的要求。这些都是需要研究的新领域、新课题。

(4)新的护理定义反映了护理的整体观念。在实施中遇到的具体问题,如医疗诊断与护理诊断是一种什么关系、护理诊断与护理问题是一个什么概念、护理程序与护理过程有什么区别、整体护理与心身疾病护理有什么差异,这些均属概念性问题。只有概念明确了,才能做好工作。因此,必须进行理论和实践方面的研究,求得正确的答案。

(5)护理学是医学领域里的一门独立学科,已被社会所承认,其任务和服务范围在不断向纵深延伸,传统的知识体系(学科群)不再适应新形势的要求,因此,必须加以充实、补充和调整。从我国护理教育现状来看,虽然一些护理专家努力进行了探索和改革的尝试,护理学发生了一些可喜的变化,但仍未完全摆脱传统的知识体系模式。设置一个什么样的学科群才能适应现代护理学的要求,是值得大家思考的问题。著名护理专家林菊英认为:"在各类护士学校的课程内,既有加强护士基本素质的人文科学,如文学、美学、音乐、伦理学科,也有社会科学,如社会学、行为科学等,还有为护理学提供基础的医学基础课。但这些课的安排不是按医学生需要的内容和学时,而是按护理学的要求,从人的生老病死全过程讲起。同时结合社会保健组织中护士的作用、对不同人群所需的护理保健知识,其中包括对患者的护理技术。"正确认识这些问题并解决这些问题,对建设护理学科、开拓护理事业、培养护理人才是十分重要的。

(马晓星)

第三节 护理人员的职业道德

一、护理职业道德的概念

道德是一种社会意识形态,属上层建筑的范畴。它是依靠社会舆论、内心信念和传统习惯力量,来调整人们相互之间关系的行为规范的总和,作为一种精神力量,调动着人们生产或工作的积极性,影响着人们之间的关系。

职业道德是从事一定职业的人,在特定的工作或劳动中的行为规范,是一般社会道德在职业生活中的特殊表现。职业道德主要包括对职业价值的认识、职业情感的培养、敬业精神的树立、职业意志的锻炼,以及良好职业行为的形成。职业道德是促进人们自我修养、自我完善的重要保证,它可影响从事这一职业的人的道德理想、道德行为和职业的发展方向,影响和促进整个社会道德的进步。我国广泛开展的精神文明建设,实际上就是对各行各业的工作者或劳动者进行的职业道德教育。职业道德可影响和决定本职业对社会的作用。

职业道德是人类社会所特有的道德现象,这种现象包括两方面的内容,即职业道德意识和职业道德行为。职业道德意识是职业道德的主要方面,包括职业道德的观念、态度、情感、信念、意志、理想及善恶概念等。职业道德行为是在道德意识指导下进行的职业活动。护理人员的职业道德是一种特殊的意识,是护理人员在履行自己职责的过程中,调整个人与他人、个人与社会之间关系的行为准则和规范的总和。在护理实践中,这些行为标准和规范又可作为对护理人员及其行为进行评价的一种标准存在,影响着护理人员的心理意识,以至形成护理人员独特的、与职业相关的内心信念,从而构成护理人员的个人品质和职业道德境界。因此,也可以说,护理职业道德是护理人员在实施护理工作中,以好坏进行评价的原则规范、心理意识和行为活动的总和。

随着医学模式的转变,护理概念和健康定义的更新,以及护理学作为独立学科的确立(原为附属专业),规定了护理学是为人的健康服务的专业。护理工作任务和目标发生了根本性转变,由单纯以疾病护理、以患者护理为中心,转变为以整体人的健康护理为中心。护理对象既包括有心理又有生理问题的人,还有未患疾病但有潜在健康问题的人。护理工作范畴由单纯的医院内护理,拓宽至社区、家庭和有人群地方的防病治病和卫生保健。为更好地适应这些转变,完成护理任务,护理人员的职业道德也应从调整个体人际关系,扩大到包括调整护理事业与社会关系在内的更广阔的领域。因此,护理人员职业道德的内涵和外延,正在向着更深入更广泛的范畴发展。

强调护理人员的职业道德是事业的需要,是促进人类健康的需要。其意义体现在预防和治疗患者的疾病,以及促进人类健康。根据"护理是诊断和治疗人类对现存的和潜在的健康问题的反应"的定义,不难看出现代护理学的根本任务有着新的内涵和外延,由此,也决定了新的护理内容和方法。基于这种情况,护理已不再是一种单纯的应用性操作技术,而是一门完整独立的科学体系。护理也绝非生物医学护理与心理医学护理的简单相加,而是要做到心身是一元的、形神是合一的,两者必须有机结合形成系统的整体护理,因此,护理必须具有更高的要求和囊括更丰富的内容。为此,护理人员必须有独特的角色、责任和任务,而这角色、责任的体现和任务的完成,直接取决于护理人员的专业能力和道德水平。也就要求护理人员既要有高深的专业知识和技术，又要有高度的责任心、同情心、事业心和使命感，才能不断提高护理质量，满足患者不同层次的需求。为促进人类健康提供专科护理、健康咨询、膳食营养，以及安全舒适环境等，这些工作的完成质量都与护理人员的道德水准有关，而道德水准差、对人类健康事业漠不关心、缺乏敬业精神和责任感、工作马虎、作风懒散的护理人员，护理质量自然下降，甚至会因为工作失误给患者造成严重后果。衡量护理人员职业道德水准的标准，就是护理质量和效果，就是在护理全过程中能否尽职尽责地履行职业道德责任，达到保护生命、减轻痛苦、促进人类健康的目的。

二、护理人员的职业道德要求

护理工作的服务对象是人，包括患者、有潜在健康问题的人和健康人。要最大限度地满足这些人的卫生保健需要，主要限制因素是护理人员的专业理论、专业技术和道德水平，这些因素是相互促进、相互转化的。其中护士的道德理想、道德信念和道德品行，影响和决定着护士对待服务对象的根本态度，促进着护士的护理行为。通过护理人员的自觉意识，并借助社会舆论的支持，促进护士业务技能的发挥和对服务对象的同情心和责任感，使护理工作得以正常进行并能保持优良的质量。另外，护理工作的全过程充分体现着科学性和服务性的特点，科学性表现在护理学已形成了理论体系和新概念，每项专业护理、基础护理、技术操作均有理论依据，每项措施均有严格的时间性、连续性、准确性，而且有规范的工作程序和标准要求。服务性表现在对服务对象全面的照顾，包括提供理想的生活、治疗、休养环境、膳食营养、防病治病知识、临终关怀等。在完成上述任务的过程中，往往会发生患者病情危重、昏迷和无人监督的情况，因此，只有靠护理人员高尚的职业良心，牢固树立社会主义的人道主义思想，遵循全心全意为人类健康服务的宗旨，才能做好护理工作。

（一）热爱护理事业

热爱护理事业要求护士有敬业精神，具有一生献身护理事业的愿望和情感，树立在护理岗位上全心全意为促进人类健康贡献毕生的决心。热爱护理事业来源于对护理工作正确与深刻的认识，来源于对护理工作价值与作用的体验。护理是促进人类健康的专业，保护劳动力重要因素的医学科学的组成部分，通过保护生命、减轻痛苦、预防疾病、促进健康的间接形式促进社会的发展，护士是不可缺少的社会角色。在我们国家，在现实生活中，人人都是被服务对象，人人又都为他人服务，而且每个人只有在为他人、为社会服务中才能实现个人的价值，才能取得生存的物质基础。护理工作虽然具体而又繁忙，但正是这种平凡的工作在为社会做贡献，为人类谋幸福。在中外护理史上有不少护理工作者，由于热爱护理事业，在自己的工作岗位上留下了可歌可泣的事迹，受到了人们的颂扬和爱戴。

（二）热爱服务对象

护理服务对象是有生理功能、思维能力和情感的人。不仅有健康人，更有躯体上、精神上、心理上受疾病折磨的人，甚至有在死亡线上挣扎的人。这些人寄希望于医护人员，护士的职业行为直接关系到人们的生老病死，关系到千家万户的悲欢离合。因此，护理人员一定要满腔热忱地关心患者的疾苦，爱护患者，把患者利益放在第一位。要做到这一点，必须树立高度的同情心和责任感。同情心、责任感是护理人员的一种道德感情，是心灵的表露，是护理人员必须具备的道德品行。对患者深切的同情和认真负责的精神是一切高尚行为的基础，同情患者就要设身处地体察患者的痛苦，帮助患者；同情患者就不能对患者的痛苦麻木不仁，司空见惯，习以为常；同情患者就应该以患者为中心,就应该认真负责地做好患者的整体护理。

热爱服务对象,就应该与服务对象心心相印,对他们不能待答不理,不能嫌烦怕乱,更不能不尊重他们,应做到有问必答,有事必帮,尊重他们维护健康的权利,采纳他们的建议,欢迎他们积极参与防病治病和卫生宣教工作,以提高全民族的健康水平,这些都是护理人员应遵守的职业道德规范。

(三)严格遵守护理制度

护理制度是护理人员在长期的护理实践中,根据护理工作的性质、任务、特点、工作程序、技术标准、信息传递,以及与这些内容有关的人力、物力、设备、人际关系等的管理,经过反复实践与验证制定出来的确保患者安全和护理质量的有关规定,经卫生行政部门按照组织程序确定下来的制度。

由此可见,护理制度是护理工作规律的客观反映,是各项护理工作的保证。因为护理工作除了具有分工细、内容多、范围广、人际接触广的特点,全程护理工作还要严格遵循科学性、技术性、服务性的要求。如何使护理工作正常运转,做到护理人员坚守岗位、忠于职守,确保医疗、护理计划准确,保证患者在接受治疗、检查、护理过程中的安全,以及更好地为患者提供生活、心理、休养环境和膳食营养护理等,必须有一套完整、系统、科学、有效的制度作保证。例如,交接班制度、查对制度、分级护理制度、岗位责任制度、预防院内感染制度、差错事故管理制度、膳食管理制度,以及物品管理制度等。有了护理制度才能保证护理教学、护理科研和继续护理学教育等的贯彻执行。因此,护理人员必须严格遵守各项护理制度,这不仅是护士的基本职业要求,也是制约护理人员履行职责的重要保证。

1.严密细致地观察患者病情变化

观察患者病情变化是护理人员的一项重要职责,是护理人员必须具备的道德要求。护理人员必须以高度的责任感,耐心细致地观察病情,及时准确地捕捉每一个瞬息变化。观察病情及时准确对患者的康复是至关重要的,可根据病情制定有针对性的医疗、护理计划,可为危重患者赢得抢救时间,挽救生命,还可发现和预防并发症的发生。观察病情时,夜班护理人员更要加强责任心,因为病情变化发生在夜间的机会相对较多,但夜班人员少,工作忙,容易忽略病情变化,再加上夜间缺乏监督,思想容易松懈,护理人员如不保持警惕,可能会忽略患者的病情变化,在这种情况下,道德责任、道德信念、道德良心就会起着主导作用。

2.严格遵守操作规程

护理工作是为人类健康服务的,要求护理人员对每项操作都持审慎的态度。"审",即详细、周密、明查;"慎",即小心、谨慎、精确。"审慎"就是要求护理人员对操作认真负责,一丝不苟,严查细对,并以这种严肃认真的负责态度,给患者以安全感,保证操作质量,取得患者的信任。"审慎"是护士责任的一个重要心理素质,也是高尚道德的一种表现。哲学家伊壁鸠鲁认为:"最大的善乃是审慎,一切美德乃由它产生"。这就说明,一个人对待工作持审慎态度是重要的,护理工作更是如此。在医院里,绝大部分的医疗、护理措施都要护理人员执行,如口服给药、肌内给药、静脉给药、灌肠、导尿、气管插管、人工呼吸、心外按压、呼吸机应用、正压给氧、心脏电击复律等,这些操作均有严格的规程要求。护理工作中出现的打错针、服错药、输错血、灌错肠、插错胃管等,无一不是违反操作规程造成的。就查对程序来说,操作中如不按程序查对,或不按要求全部查对,或不认真查对,就可能发生差错事故,给患者造成痛苦、残疾甚至死亡,这方面的教训是极其深刻的。因此,护理人员在进行工作时必须严格执行操作规程,实行医疗、护理措施时,必须做到严禁工作马虎、草率从事,对患者要有高度的同情心、责任心、细心和耐心,才能做到一丝不苟地遵守操作规程,这也是职业道德的要求。

(四)努力钻研专业理论和技术,提高自身专业水平

一个职业道德良好的护理人员,不仅要有热爱护理事业、忠于患者利益、自觉遵守各项护理制度的优秀品质,还必须具有扎实的护理医学理论基础、精湛的护理技术水平和解决护理疑难问题的能力,才能很好地完成工作任务。现代科学技术发展迅速,不断出现新学科、新理论、新技术、新领域。据有关资料介绍,近年来科学技术的新发明、新发现比过去两千多年的总和还要多,而且科学技术的发明、发现被应用至实际工作中的周期日趋缩短。有人分析医学知识量大约每10年翻一番,这样,知识更新的周期必然缩短。18世纪,科学技术更新的周期约为80年,而现代只有5~10年,自然,知识废旧率相应提高。一个人一生的工龄为30~40年,在这漫长的时间里,仅靠在学校学习的知识,不进行知识更新、不钻研专业知识显然跟不上科学技术发展的步伐,适应不了工作的需要。有人统计,一个人在工作岗位上获得的知识占全部知识的80%~90%,这就说明护理人员在职钻研业务知识对提高自身素质是何等重要。随着护理观念的更新、独立学科的建立、服务领域的拓宽,以及健康教育的开展等,不提高自身的专业水平,就不可能更好地完成保护生命、减轻痛苦、促进健康的任务。

(五)认真做好心理护理

随着医学模式的转变,人们逐渐认识到疾病和健康不仅与先天因素、理化因素及生物因素有关,与社会环境、地理因素、工作条件、人际关系、心境状态有密切关系。因此,不仅通过药物和医疗手段能治病,健康的情绪和良好的心境更有利于健康和疾病的康复。有些疾病需要心理和药物治疗同时进行才能痊愈,甚至在某些情况下心理治疗可起到药物治疗所起不到的作用。因此,护理人员要从"人是一元的""形神是合一的"观念出发,认真、细致地做好心理护理。弗罗伦斯·南丁格尔认为:"护理工作的对象不是冷冰冰的石块、木头和纸片,而是有热血和生命的人类。"因此,护理人员在进行心理护理时,必须以高度的同情心、责任感,从心理学的角度了解、分析患者的综合情况,在制订心理护理计划时应掌握以下原则。

1.对患者的心理需求要有预见性

这就是要求护理人员全面了解患者所受社会、心理、生理因素的相互影响,以敏锐的观察力发现患者情绪的波动、语言语调的变化、饭量的增减、睡眠的好坏,预测每个患者可能出现的心理问题和心理需求,以便及时、准确地为患者解除痛苦,满足需求。

2.心理护理要体现个体差异

由于服务对象的年龄、性格特征、文化修养、民族习惯、社会地位、经济状况、所患疾病种类等的不同,所产生的心理问题或心理需求亦不一样,故在进行心理护理时一定要有针对性,充分体现个体差异,对患者进行区别对待,才能获得好的效果。

3.心理护理要着眼于消除患者的消极情绪和有碍健康的心境

通过对患者进行心理疏导、安慰、解释、鼓励、启发、劝解,以及努力创造良好的治疗、休养环境(柔和充足的光线、适宜的温度和湿度、清新的空气、和谐的色彩、悦耳的音响等)和膳食条件,提高患者生活质量、树立其信心,使其主动配合治疗。临床实践证明,情绪能影响机体的免疫功能,恐惧、紧张、抑郁、悲观等情绪可使机体免疫功能低下,而欢快、乐观等情绪可提高机体的免疫功能,起到防病治病的作用。进行心理护理,就是使患者能够保持最佳心理状态,起到保持健康、预防疾病和治疗疾病的目的。

4.心理护理需要良好的语言修养

语言不仅是表达思维、表达感情的工具,也是交流思想、传递意志的工具。语言疏导是护理人员做好心理护理的重要手段,护理人员必须加强语言修养,亲切的语言可给服务对象以安慰、鼓舞和信任;能调动患者战胜自身疾病的勇气和信心;能给同事间以协调、合作、和谐的感受,增强友善、团结和理解。职业语言应有以下原则和要求。

(1)说话要文明礼貌。说话文明礼貌能给服务对象以信任感和安全感。询问病情、解答问题、卫生宣教、指导自我护理及进行某些检查时,说话要耐心、诚恳、准确,且忌粗犷。对患者要有称呼,如同志、大爷、大娘、先生、小姐等,患者配合检查、治疗后应道声谢谢。

(2)说话语调要温和,避免生硬。护理艺术也和其他艺术一样,有情才能感人。护理人员对服务对象要有高度的同情心,说话自然就会有感情,就能做到说话亲切、语调温和,患者愿意与之交流。一个好的护理人员应该通过语言激励患者振奋精神,坚定其与病魔做斗争的信心,切忌生硬的刺激性语言,任何缺乏感情的语言都会使患者感到伤心、不安和丧失战胜疾病的信心。

(3)要注意保守秘密。患者是带着痛苦和期望来医院就诊的,为了解除身心的痛苦,因为信任医护人员,会把不给父母、亲人说的话或隐私都给医护人员倾吐,如生理上的缺陷、心理上的痛苦等。医护人员应怀着高度的同情心和责任感,帮助患者解除身心的痛苦,不应任意传播,对一些预后不良的患者,应根据其心理承受能力,与医师共同协商如何对其作恰如其分的解释,必要时需保守秘密。

(4)说话要看对象,不能千篇一律。患者来自四面八方,他们所受的教育、文化素养、社会地位、民族习惯、经济状况、性格特征、病情轻重,均有一定差异。因此,为使心理护理能有针对性,说话方式和分寸不能千篇一律,用什么词、什么口气说话需要斟酌。对性格豁达、开朗的患者就可以随便一点,甚至幽默一点;对性格内向的人,说话就要谨慎,避免发生误会;对农民或文化水平低的患者,特别是老年人,说话要通俗易懂或用方言;对病情重或预后不好的患者,视具体情况而定。

总之,护理人员在运用语言进行护理时,要坚持保护性、科学性、艺术性、灵活性相统一的原则,根据不同对象和具体情况灵活运用语言,表达意志要清楚贴切,防止恶性、刺激性语言,以获得理想的心理护理效果。

(六)团结友善通力合作

护理工作任务重、内容多、分工细,活动领域宽,独立性小,适应性大。在对服务对象实施医疗、护理计划,进行系统性整体护理时,不是孤立、封闭的,而是要与多方面相互联系、相互制约、相互支持才能完成。特别是在当今社会,医院由传统的管理转入经济核算,所提供的服务和应用的卫生材料,均向着以质论价或以价论质的方向进行转变,这本身就增加了护理工作的复杂性,而且在完成护理任务的全过程中,要与医疗、医技、总务后勤、器械设备、行政、财会等部门发生联系,需要得到他们的帮助和支持。为做好护理工作,最大限度地满足患者身心的需求,应主动与有关部门联系,调节关系,形成团结协作、相互理解、共同促进的工作气氛,使得大家都能心情舒畅地完成各自的任务,这也是职业道德的重要标志。

(郑玉莲)

第四节 护理工作模式

护理工作模式是指为了满足患者的护理要求,提高护理工作的质量和效率,根据护理人员的数量和工作能力,设计出各种结构的工作分配方式。同时,应根据不同的工作环境、工作条件、工作量等因素来选择适合本院、本地区,符合国情的护理工作制度。随着时代的变迁、人类文明程度的提高,以及医学科学的发展,医学经历了由神灵医学模式、自然哲学医学模式、生物医学模式,到20世纪70年代以来的生物-心理、社会医学模式的漫长发展历程。而在这个漫长的过程中,对医学科学影响较大的模式为生物医学模式和生物-心理、社会医学模式,护理学科深受其影响,相应出现了个案护理、功能制护理、责任制护理和现代的系统化整体护理等一系列工作模式。

一、护理模式与护理工作模式

(一)模式、护理模式与护理工作模式

模式是一组关于陈述概念之间关系的语言,说明各概念间的关联性,初步提出如何应用这些内容解释、预测和评价各种不同行为的后果;模式被认为是理论的雏形,因此,护理学中有关的"护理模式"是指用一组概念或假设来阐述与护理活动有关的现象,以及护理的目标和工作范围。而"护理工作模式"是指为了满足患者的护理要求,提高护理工作的质量和效率,根据护理人员的数量和工作能力,设计出的各种结构的工作分配方式。

模式有两种含义:一种是作为抽象的概念,指对事物简化与抽象的描述,对一类事物总的看法,具有对这类事物的指导作用,是一种思想,如自理模式、系统模式及人际关系模式等都属于此类;另一种含义是指某种事物的标准形式或样式,如模板病房、试点病房。在一个时期一般只有一种指导思想,而其形式可以有许多种,例如,功能制护理不是理论,也不是指导思想,只是一种临床护理工作的组织形式,而整体护理是一种理论,是一种指导思想。因此,功能制护理就属于护理工作模式,与它处于同一水平的概念还有责任制护理、小组制护理等。明确护理工作模式这一概念利于护理学的发展。

(二)护理模式与护理工作模式间的关系

护理模式与护理工作模式间存在的关系:护理模式是护理工作模式的核心,是护理理论,对护理工作模式起指导作用;护理工作模式是为实现护理模式所采取的一种组织管理形式,是方法论,只有通过一定的护理工作模式,护理模式才能得以实现,且护理工作模式能直接影响护理模式的实现程度。合理、适当的护理工作模式可以使护理模式得以有效地实现,反之则会阻碍它的完成。

护理工作模式的提出与应用不仅可以解释在护理学中存在的关于护理模式的一些模糊认识,而且有利于临床整体护理的实施。护理模式属于纯理论研究范畴,是院校护理教育人员研究的重点;而护理工作模式则属于方法论,当新的护理模式理论出现后,临床就应该有相应的护理工作模式与之相对应,这是临床护理管理者研究的重点。这样既澄清了概念又丰富了护理学理论,同时也利于消除目前临床工作中出现的形式主义导向,使临床护理管理者能更加有的放矢地开展工作。

二、护理工作模式转变的背景

护理工作模式的转变主要受护理人员护理观的影响。护理观是护理人员在护理实践中应确立的指导思想、价值观和信念。保护患者的合法权益已成为护理人员帮助他们维护生命的重要内容。自第二次世界大战以来，随着医学模式的转变，护理学科受到了来自各方面的冲击，逐步形成了当代的护理观，即以患者为中心的护理理念，由此带来了护理工作模式的一系列改革。

(一)护士角色的转变

无论是融资、支付、医疗技术、住院时间、老年慢性疾病的发病率，还是卫生保健等各方面正经历着急剧的变化，由此所导致的健康保健管理和实施系统也经历了一系列的改革。卫生专业委员会指出"在过去的50年中，护士在卫生保健实施系统中，已逐渐从一个支持性群体转变了一个承担许多独立、复杂责任的角色"。由于卫生保健人员(包括护士)的不足、医疗资源的短缺及对医疗护理质量的关注，使得护士的角色转变更加复杂。的确，经济的发展驱使着医疗护理的改变，比如，由以往的"健康照护"转变为现今的"健康管理"，护理人员的工作实践内容大大增加，然而患者对于护理服务及安全的需求才是医疗护理改革的关键。

(二)护理价值的转变

健康保健领域的领导者们越发觉得真正的改革应加强患者的安全。2006年，亨里克森(Henricksen)等人将卫生保健方面的改革定义为组成或完善一个组织或工作单元的过程，并根据外界环境的改变不断改变自身，使之成为更完善的整体。可以发现，一些新的技术和设备都要求临床护士能熟练掌握其使用方法，另外还包括临床护理质量的持续改进，护士们需要参与患者护理计划的制定与实施等，这些已变得日益重要。以往，医院提供的医疗照护通常是为了方便自己的员工，每位员工都有不同的分工，实施功能制的照护，比如，门诊和住院部是合并在一起的，如果一位患者需要到门诊看病，必须走过许多个住院病房。为了满足患者不断变化的需求、护士自身及医院对护理事业的要求，护理经历了极大的改变，其中，护士角色的重新定义是针对护士短缺、其他医疗专业改革及护理人员薪金所制定的最普遍的措施。

(三)以患者为中心的理念

根据以患者为中心的理念，护理工作的计划和实施应以患者的需求为主要出发点，实施健康照护。作为健康照护者，护士和其他医务人员认为有必要制订一个照护系统，并保证这一系统以患者、家庭和社区为中心运作。护理人员可以针对每一位患者制订一个跨学科的护理计划，并与患者共同探讨计划的合理性和可行性，最后根据此计划实施护理措施，使患者满意。护理过程中，以患者为中心、安全和质量三者达到了空前的一致。

(四)不同护理工作模式的产生

20世纪50年代以后的短短几十年中，一批护理理论家们通过积极尝试和不断探索，相继建立了许多护理模式/理论，如奥瑞姆的自理理论、罗伊的适应模式、纽曼的健康系统模式、华生的关怀照护理论、金的达标理论、佩皮劳的人际关系模式、莱宁格的多元文化护理模式等。随着护理概念由以疾病护理为中心向以人的健康为中心演变，以上护理理论/模式也不断完善，以人为中心的护理，由这些理论/模式指导的护理工作模式的发展也经历了同样的变化，即由功能制护理过渡至小组制护理，并进一步向责任制护理及整体护理过渡，并依次出现了个案护理、功能制护理、小组制护理、责任制护理、"按职称上岗-责任制-学分制"三位一体的护理综合护理模式，以及适应整体护理为指导思想的各种护理工作模式等。

(郑玉莲)

第二章 临床常用护理理论

第一节 系统理论

一、系统理论的产生

系统,作为一种思想,早在古代就已萌芽,但作为科学术语使用,还是在现代。系统论的观点起源于 20 世纪 20 年代,由美籍奥地利理论生物学家路·贝塔朗菲提出,1932－1934 年,他先后发表了《理论生物学》和《现代发展理论》,提出用数学和模型来研究生物学的方法和机体系统论概念,可视为系统论的萌芽。1937 年,贝塔朗菲第一次提出一般系统论的概念。1954 年,以贝塔朗菲为首的科学家们创办了"一般系统论学会"。1968 年,贝塔朗菲发表了《一般系统论——基础、发展与应用》。系统论主要解释了事物整体及其组成部分间的关系及这些组成部分在整体中的相互作用。其理论框架被广泛应用到许多科学领域,如物理、工程、管理及护理等,并日益发挥重大而深远的影响。

二、系统的基本概念

(一)系统的概念

系统是由相互联系、相互依赖、相互制约、相互作用的事物和过程组成的,具有整体功能和综合行为的统一体。各种系统,尽管它的要素有多有少,具体构成千差万别,但总有两部分组成:一部分是要素的集合,另一部分是各要素间相互关系的集合。

(二)系统的基本属性

系统是多种多样的,但具有共同的属性。

1.整体性

组成系统的每个部分都具有各自独特的功能,但这些组成部分不具有或不能代表系统总体的特性。系统整体并不是由各组成部分简单罗列和相加构成的,各部分必须相互作用、相互融合才能构成系统整体。因此,系统整体的功能大于并且不同于各组成部分的总和。

2.相关性

系统的各个要素之间都是相互联系、相互制约,若任何要素的性质或行为发生变化,都会影响其他要素,甚至系统整体的性质或行为。如人是一个系统,作为一个有机体,由生理、心理、社会文化等各部分组成,其整体生理机能又由血液循环、呼吸、消化、泌尿、神经-肌肉和内分泌等不同系统和组织器官组成。当一个人神经系统受到干扰,就会影响他的消化系统、心血管系统的功能。

3.层次性

对于一个系统来说,它既是由某些要素组成,同时,它自身又是组成更大系统的一个要素。系统的层次间存在着支配与服从的关系。高层次支配低层次,决定系统的性质,低层次往往是基础结构。

4.动态性

系统是随时间的变化而变化。系统进行活动,必须通过内部各要素的相互作用,能量、信息、物质的转换,内部结构的不断调整以达到最佳功能状态。此外,系统为适应环境,维持自身的生存与发展,需要与环境进行物质、能量、信息的交流。

5.预决性

系统具有自组织、自调节能力,可通过反馈适应环境,保持系统稳态,这样就呈现某种预决性。预决性程度标志系统组织水平高低。

三、系统的分类

自然界或人类社会可存在千差万别的各种系统,可从不同角度对它们进行分类。分类方法如下。

(一)按组成系统的要素性质分类

系统可分成自然系统与人造系统。自然系统如生态系统、人体系统等,人造系统如机械系统、计算机软件系统等。自然系统与人造系统的结合,称复合系统,如医疗系统、教育系统。

(二)按组成系统的内容分类

系统可分为物质系统与概念系统。物质系统如动物、仪器等,概念系统如科学理论系统、计算机程序软件等。多数情况下,实物系统与概念系统是相互结合、密不可分的。

(三)按系统与环境的关系分类

系统可分为开放系统与封闭系统。封闭系统是指与环境间不发生相互作用的系统,即与环境没有物质、信息或能量的交换,事实上绝对的封闭系统是不存在的。与封闭系统相反,开放系统是指通过与环境间的持续相互作用,不断进行物质、能量和信息交流的系统,如生命系统、医院系统等。在开放系统中,按系统有无反馈可分为开环系统与闭环系统。没有反馈的系统称开环系统,有反馈的系统称闭环系统。

(四)按系统运动的属性分类

系统可分为动态系统与静态系统。动态系统如生物系统、生态系统,静态系统如一个建筑群、基因分析图谱等。

四、系统理论的基本原则及在护理实践中的应用

(一)整体性原则

整体性原则是系统理论最基本的原则,也是系统理论的核心。

1.从整体出发,认识、研究和处理问题

护理人员在处理患者健康问题时,要以整体为基本出发点,深入了解,把握整体,找出解决问题的有效方法。

2.注重整体与部分、部分与部分之间的相互关系

从整体着眼,从部分入手,把护理工作的重点放在系统要素的各种联系关系上。如医院的护理系统从护理部到病区助理护士,任何一个要素薄弱,都会影响医院护理的整体效应。

3.注重整体与环境的关系

整体性原则要求护理人员在护理患者时,要考虑系统对环境的适应性,通过调整人体系统内部结构,使其适应周围环境,或是改变周围环境,使其适应系统发展的需要。

(二)优化原则

系统的优化原则是通过系统的组织和调节活动,达到系统在一定环境下最佳状态,发挥最好功能。

1.局部效应应服从整体效应

系统的优化是与系统整体性紧密联系的,当系统的整体效应与局部效应不一致时,局部效应须服从整体效应。护理人员在实施计划护理中,都要善于抓主要矛盾,追求整体效应,实现护理质量、效率的最优化。

2.坚持多极优化

优化应贯穿系统运动全过程。护理人员在护理患者时,为追求最佳护理活动效果,从确定患者健康问题、确定护理目标、制订护理措施、实施护理计划、建立评价标准等都要进行优化抉择。

3.优化的绝对性与相对性相结合

优化本身的"优"是绝对的,但优化的程度是相对的。护理人员在工作中选择优化方案时,应从实际出发、科学分析、择优而从,如工作中常会遇到一些牵涉多方面的复杂病情的患者或复杂研究问题,往往会出现这方面问题解决较好,而那方面问题却未能很好解决,且难找到完善的方案。这就要在相互矛盾的需求之中,选择一个各方面都较满意的相对优化方案。

(三)模型化原则

预先设计一个与真实系统相似的模型,通过对模型的研究来描述和掌握真实系统的特征和规律的方法称模型化。在模型化过程中须遵循的原则称模型化原则。在护理研究领域中应用的模型有多种,如形态上可分为具体模型与抽象模型。从性质上可分为结构模型与功能模型。在设计模型进行护理研究时,必须遵循模型化原则。模型化原则有以下 3 个方面。

1.相似性原则

模型必须与原型相似,这样建立的模型才能真正反映原型的某些属性、特征和运动规律。

2.简化原则

模型既应真实,又应是原型的简化,如无简化性,模型就失去它存在的意义。

3.客观性原则

任何模型总是真实系统某一方面的属性、特征、规律性的模仿,因此建模时,要以原型作为检验模型的真实性客观依据。

（马晓星）

第二节　自理理论

奥瑞姆(Dorothea.Elizabeth.Orem)是美国著名的护理理论学家之一。她在长期的临床护理、教育和护理管理及研究中,形成和完善了自理模式。强调护理的最终目标是恢复和增强人的自护能力,对护理实践有着重要的指导作用。

一、自理理论概述

奥瑞姆的自理模式主要包括自理理论、自理缺陷理论和护理系统理论。

(一)自理理论

每个人都有自理需要,而且因不同的健康状况和生长发育的阶段而不同。自理理论包括自我护理、自理能力、自理的主体、治疗性自理需要和自理需要等五个主要概念。

(1)自我护理是个体为维持自身的结构完整和功能正常,维持正常的生长发育过程,所采取的一系列自发的调节行为。人的自我护理活动是连续的、有意义的。完成自我护理活动需要智慧、经验和他人的指导与帮助。正常成人一般可以进行自我护理活动,但是婴幼儿和那些不能完全自我护理的成人则需要不同程度的帮助。

(2)自理能力是指人进行自我护理活动的能力,也就是从事自我照顾的能力。自理能力是人为了维护和促进健康及身心发展进行自理的能力,是一个趋于成熟或已成熟的人的综合能力。人为了维持其整体功能正常,根据生长发育的特点和健康状况,确定并详细叙述自理需要,进行相应的自理行为,满足其特殊需要,比如人有预防疾病和避免损伤的需要,在患病或受损伤后,有减轻疾病或损伤对身心损害的需要。奥瑞姆认为自理能力包括十个主要方面。①重视和警惕危害因素的能力:关注身心健康,有能力对危害健康的因素引起重视,建立自理的生活方式。②控制和利用体能的能力:人往往有足够的能量进行工作和日常生活,但疾病会不同程度地降低此能力,患病时人会感到乏力,无足够的能量进行肢体活动。③控制体位的能力:当感到不适时,有改变体位或减轻不适的能力。④认识疾病和预防复发的能力:患者知道引发疾病的原因、过程、治疗方法及预后,有能力采取与疾病康复和预防复发相关的自理行为,如改善或调整原有的生活方式、避免诱发因素、遵医嘱服药等。⑤动机:是指对疾病的态度。若积极对待疾病,患者有避免各种危险因素的意向或对恢复工作回归社会有信心等。⑥对健康问题的判断能力:当身体健康出现问题时,能做出决定,及时就医。⑦学习和运用与疾病治疗和康复相关的知识和技能的能力。⑧与医护人员有效沟通,配合各项治疗和护理的能力。⑨安排自我照顾行为的能力,能解释自理活动的内容和益处,并合理安排自理活动。⑩从个人、家庭和社会各方面,寻求支持和帮助的能力。

(3)自理的主体:是指完成自我护理活动的人。在正常情况下,成人的自理主体是本身,但是儿童、患者或残疾人等的自理主体部分是自己、部分为健康服务者或是健康照顾者如护士等。

(4)治疗性自理需要:指在特定时间内,以有效的方式进行一系列相关行为以满足自理需要,包括一般生长发育的和健康不佳时的自理需要。

(5)自理需要:为了满足自理需要而采取的所有活动,包括一般的自理需要,成长发展的自理需要和健康不佳的自理需要。

一般的自理需求：与生命过程和维持人体结构和功能的整体性相关联的需求。①摄取足够的空气、水和食物；②提供与排泄有关的照料；③维持活动与休息的平衡；④维持孤独及社会交往的平衡；⑤避免对生命和健康有害因素；⑥按正常规律发展。

发展的自理需求：与人的成长发展相关的需求；不同的发展时期有不同的需求；有预防和处理在成长过程中遇到不利情况的需求。

健康不佳时的自理需求：个体在身体结构和功能、行为和日常生活习惯发生变化时出现的自理需求。包括：①及时得到治疗；②发现和照顾疾病造成的影响；③有效地执行诊断、治疗和康复方法；④发现和照顾因医护措施引起的不适和不良反应；⑤接受并适应患病的事实；⑥学习新的生活方式。

（6）基本条件因素：反映个体特征及生活状况的一些因素，包括年龄、健康状况、发展水平、社会文化背景、健康照顾系统、家庭、生活方式、环境和资源等。

（二）自理缺陷理论

自理缺陷是奥瑞姆理论的核心，是指人在满足其自理需要方面，在质或量上出现不足。当自理需要小于或等于自理主体的自理能力时，人就能进行自理活动。当自理主体的自理能力小于自理需要时，就会出现自理缺陷。这种现象可以是现存的，也可以是潜在的。自理缺陷包括两种情况：一种是当自理能力无法全部满足治疗性自理需求时，即出现自理缺陷；另一种是照顾者的自理能力无法满足被照顾者的自理需要。自理缺陷是护理工作的重心，护理人员应与患者及其家属进行有效沟通，保持良好的护患关系，以确定如何帮助患者，与其他医疗保健专业人士和社会教育性服务机构配合，形成一个帮助性整体，为患者及其家属提供直接帮助。

（三）护理系统理论

护理系统是在人出现自理缺陷时护理活动的体现，是依据患者的自理需要和自理主体的自理能力制订的。

护理力量是受过专业教育或培训的护士所具有的护理能力。既了解患者的自理需求及自理力量，并做出行动、帮助患者，通过执行或提高患者的自理力量来满足治疗性自理需求。

护理系统也是护士在护理实践中产生的动态的行为系统，奥瑞姆将其分为三个系统，即全补偿护理系统、部分补偿系统、辅助教育系统。各护理系统的适用范围、护士和患者在各系统中所承担的职责如下所述。

1.全补偿护理系统

患者没有能力进行自理活动；患者神志和体力上均没有能力；神志清楚，知道自己的自理需求，但体力上不能完成；体力上具备，但存在精神障碍无法对自己的自理需求做出判断和决定，对于这些患者需要护理给予全面的帮助。

2.部分补偿护理系统

这是满足治疗性自理需求，既需要护士提供护理照顾，也需要患者采取自理行动。

3.辅助-教育系统

患者能够完成自理活动，同时也要求其完成；需要学习才能完成自理，没有帮助就不能完成。护士通过对患者提供教育、支持、指导，提高患者的自理能力。

这三个系统类似于我国临床护理中一直沿用至今的分级护理制度，即特级和一级护理、二级护理和三级护理。

奥瑞姆理论的特征:其理论结构比较完善而有新意;相对简单而且易于推广;奥瑞姆的理论与其他已被证实的理论、法律和原则也是一致的;奥瑞姆还强调了护理的艺术性及护士应具有的素质和技术。

二、自理理论在护理实践中的应用

奥瑞姆的自理理论被广泛应用在护理实践中,她将自理理论与护理程序有机地联系在一起,通过设计好的评估方法和工具评估患者的自理能力及自理缺陷,以帮助患者更好地达到自理。她将护理程序分为以下三步。

(一)评估患者的自理能力和自理需要
在这一步中,护士可以通过收集资料来确定病种存在哪些自理缺陷及引起自理缺陷的原因,评估患者的自理能力与自理需要,从而确定患者是否需要护理帮助。

1.收集资料

护士收集的资料包括患者的健康状况,患者对自身健康的认识,医师对患者健康的意见,患者的自理能力,患者的自理需要等。

2.分析与判断

在收集自理能力资料的基础上,确定以下问题:①患者的治疗性自理需要是什么。②为满足患者的治疗性自理需求,其在自理方面存在的缺陷有哪些。③如果有缺陷,由什么原因引起的。④患者在完成自理活动时具备的能力有哪些。⑤在未来一段时间内,患者参与自理时具备哪些潜在能力,如何制订护理目标。

(二)设计合适的护理系统
根据患者的自理需要和能力,在完全补偿系统、部分补偿系统和支持-教育系统中选择一个合适的护理系统,并依据患者智力性自理需求的内容制订出详细的护理计划,给患者提供生理和心理支持及适合于个人发展的环境,明确护士和患者的角色功能,以达到促进健康、恢复健康、提高自理能力的目的。

(三)实施护理措施
根据护理计划提供适当的护理措施,帮助和协调患者恢复和提高自理能力,满足患者的自理需求。

(马晓星)

第三节 需要理论

一、需要概述

每个人都有一些基本的需要,包括生理的、心理的和社会的。这些需要的满足使人类得以生存和繁衍发展。

(一)需要的概念
需要是人脑对生理与社会要求的反应。人类的基本需要具有共性,在不同年代、不同地区或不同人群,为了自身与社会的生存与发展,必须对一定的事物产生需求,例如食物、睡眠、情爱、交往等,这些需求反映在个体的头脑中,就形成了他的需要。当个体的需要得到满足时,就处于一种平衡状态,这种平衡状态有助于个体保持健康。反之,当个体的需要得不到满足时,个体则可能陷入紧张、焦虑、愤怒等负性情绪中,严重者可导致疾病的发生。

(二)需要的特征

1.需要的对象性

人的任何需要都是指向一定对象的。这种对象既可以是物质性的,也可以是精神性的。无论是物质性的还是精神性的需要,都须有一定的外部物质条件才可获得满足。

2.需要的发展性

需要是个体生存发展的必要条件,如婴儿期的主要需要是生理需要,少年期则产生了尊重的需要。

3.需要的无限性

需要不会因暂时满足而终止,当某些需要满足后,还可产生新的需要,新的需要就会促使人们去从事新的满足需要的活动。

4.需要的社会历史制约性

人的各种需要的产生及满足均可受到所处环境条件与社会发展水平的制约。

5.需要的独特性

人与人之间的需要既有相同,也有不同,其需要的独特性是个体的遗传因素、环境因素所决定。在临床工作中,护理人员应细心观察患者需要的独特性,及时给予合理的满足。

(三)需要的分类

常见的分类有两种。

1.按需要的起源分类

需要可分生理性需要与社会化需要。生理性需要如饮食、排泄等;社会性需要如劳动、娱乐、交往等。生理性需要主要作用是维持机体代谢平衡;社会性需要的主要作用是维持个体心理与精神的平衡。

2.按需要的对象分类

需要可分物质需要与精神需要。物质需要如衣、食、住、行等;精神需要如认识的需要、交往的需要等。物质需要既包括生理性需要,也包括社会性需要;精神需要是指个体对精神文化方面的要求。

(四)需要的作用

需要是个体从事活动的基本动力,是个体行为积极性的源泉。根据需要的作用,护理人员在护理患者时,既要满足患者的基本需要,又要激发患者依靠自己的力量恢复健康的需要。

二、需要层次理论

许多哲学家和心理学家试图将人的需要这一概念发展成理论,并用以解释人的行为。心理学家亚伯拉罕·马斯洛于1943年提出了人类基本需要层次论,这一理论已被广泛应用于心理学、社会学和护理学等许多学科领域。

(一)需要层次论的主要内容

马斯洛将人类的基本需要分为5个层次,并按照先后次序,由低向高依次排列,包括生理的需要、安全的需要、爱与归属的需要、尊敬的需要和自我实现的需要。

1.生理的需要

生理的需要是人类最基本的需要,包括食物、空气、水、温度(衣服和住所)、排泄、休息和避免疼痛。

2.安全的需要

人需要一个安全、有秩序、可预知、有组织的世界,以使其感到有所依靠,不被意外的、危险的事情所困扰,即包括安全、保障、受到保护及没有焦虑和恐惧。

3.爱与归属的需要

人渴望归属于某一群体并参与群体的活动和交往,希望在群体或家庭中有一个适当的位置,并与他人有深厚的情感,即包括爱他人、被爱和有所归属,以免遭受遗弃、拒绝、举目无亲等痛苦。

4.尊敬的需要

尊敬的需要是个体对自己的尊严和价值的追求,包括自尊和被尊两方面。尊敬需要的满足可使人感到自己有价值、有能力、有力量和必不可少,使人产生自信心。

5.自我实现的需要

自我实现的需要是指一个人要充分发挥自己才能与潜力的要求,是力求实现自己可能之事的要求。

马斯洛在晚年时,又把人的需要概括为三大层次:基本需要、心理需要和自我实现需要。

(二)各需要层次之间的关系

马斯洛不仅将人的需要按照不同层次进行了划分,而且十分强调各层次之间的关系。他指出如下几点。

(1)必须首先满足较低层次的需要,然后再考虑满足较高层次的需要。生理需求是最低层次的,也是最重要的,人在最基本的生理需要满足后,才得以维持生命。

(2)通常一个层次的需要被满足后,更高一层的需要才会出现,并逐渐明显和强烈。例如,人的生理需要得到满足后,会争取满足安全的需要;同样,在安全的需要满足之后,才会提出爱和更高层次的需要。但是,有些人在追求满足不同层次的需要时会出现重叠,甚至颠倒。例如,有的科研工作者为探求科学真理(自我实现),不顾试验场所可能存在危害生命的因素(安全的需要);有的运动员为夺冠军,为祖国争光(自我实现),不考虑自己可能会受伤甚至致残(生理和安全的需要),也要勇往直前。

(3)维持生存所必需的低层次需要是要求立即和持续予以满足的,如氧气;越高层次的需要越可被较长久地延后,如性的需要、尊敬的需要等。但是,这些可被暂时延缓或在不同时期有所变化的需要是始终存在的,不可被忽视。

(4)人们满足较低层次需要的活动基本相同,如对氧的需要,都是通过呼吸运动来满足。而越是高层次的需要越为人类所特有,人们采用的满足方式越具有差异性,如满足自我实现需要的需要时,作家从事写作,科学家作研究,运动员参加竞赛等。同时,低层次需要比高层次需要更易确认、更易观测、更有限度,如人只吃有限的食物,而友爱、尊重和自我实现需要的满足则是无限的。

(5)随着需要层次向高层次移动,各种需要满足的意义对每个人来说越具有差异性。这是受个人的愿望、社会文化背景及身心发展水平所决定的。例如,有的人对有一个稳定的职业、受他人尊敬的职位就很满意了,而有的人还要继续学习,获得更高的学位,不断改革和创新。

(6)各需要层次之间可相互影响。例如,有些较高层次需要并非生存所必需,但它能促进生理机能更旺盛,使人的健康状态更佳、生活质量更高,如果不被满足,会引起焦虑、恐惧、抑郁等情绪,导致疾病发生,甚至危及生命。

(7)人的需要满足程度与健康成正比。当所有的需要被满足后,就可达到最佳的健康状态。反之,基本需要的满足遭受破坏,会导致疾病。人若生活在高层次需要被满足的基础上,就意味着有更好的食欲和睡眠、更少的疾病、更好的心理健康和更长的寿命。

(三)需要层次论对护理的意义

需要层次论为护理学提供了理论框架,它是护理程序的理论基础,可指导护理实践有效进行。

(1)帮助护理人员识别患者未满足的需要的性质,以及对患者所造成的影响。

(2)帮助护理人员根据需要层次和优势需要,确定需要优先解决的健康问题。

(3)帮助护理人员观察、判断患者未感觉到或未意识到的需要,给予满足,以达到预防疾病的目的。

(4)帮助护理人员对患者的需要进行科学指导,合理调整需要间关系,消除焦虑与压力。

三、影响需要满足的因素

当人的需要大部分被满足时,人就能处于一种相对平衡的健康状态。反之,会造成机体环境的失衡,导致疾病的发生。因此,了解可能引起人的需要满足的障碍因素十分必要。

(一)生理的障碍

生理的障碍包括生病、疲劳、疼痛、躯体活动有障碍等,如因腹泻而影响水、电解质的平衡及食物摄入的需要。

(二)心理的障碍

人处于焦虑、恐惧、愤怒、兴奋或抑郁等状态时会影响基本需要的满足,如引起食欲改变、失眠、精力不集中等。

(三)认知的障碍和知识缺乏

人要满足自身的基本需要是要具备相关知识的,如营养知识、体育锻炼知识和安全知识等。人的认知水平较低时会影响对有关信息的接受、理解和应用。

(四)能力障碍

一个人具备多方面能力,如交往能力、动手能力、创造能力等。当个体某方面能力较差,就会导致相应的需要难以满足。

(五)性格障碍

一个人性格与他的需要产生与满足有密切关系。

(六)环境的障碍

如空气污染、光线不足、通风不良、温度不适宜、噪音等都会影响某些需要的满足。

(七)社会的障碍

缺乏有效的沟通技巧、社交能力差、人际关系紧张、与亲人分离等会导致缺乏归属感和爱,也可影响其他需要的满足。

(八)物质的障碍

需要的满足需要一定的物质条件,当物质条件不具备时,以这些条件为支撑的需要就无法满足。如生理需要的满足需要食物、水;自我实现的需要的满足需要书籍、实验设备等。

(九)文化的障碍

如地域习俗的影响、信仰、观念的不同、教育的差别等,都会影响某些需要的满足。

四、患者的基本需要

一个人在健康状态下能够由自己来满足各类需要,但在患病时,情况就发生了变化,许多需要不能自行满足。这就需要护理人员作为一种外在的支持力量,帮助患者满足需要。

(一)生理的需要

1.氧气

缺氧、呼吸道阻塞、呼吸道感染等。

2.水

脱水、水肿、电解质紊乱、酸碱失衡。

3.营养

肥胖、消瘦、各种营养缺乏、不同疾病(如糖尿病、肾脏疾病)的特殊饮食需要。

4.体温

过高、过低、失调。

5.排泄

便秘、腹泻、大小便失禁等。

6.休息和睡眠

疲劳、各种睡眠形态紊乱。

7.避免疼痛

各种类型的疼痛。

(二)刺激的需要

患者在患病的急性期,对刺激的需要往往不很明显,当处于恢复期时,此需要的满足日趋重要。如长期卧床的患者,如果他心理上刺激的需要、生活上活动的需要不满足,那就意味着其心理上、生理上都在退化。因此,卧床患者需要翻身、肢体活动,以减轻或避免皮肤受损、肌肉萎缩等。

长期单调的生活不但引起体力衰退、情绪低落,智力也会受到影响。故应注意环境的美化,安排适当的社交和娱乐活动。长期住院的患者更应注意满足刺激的需要,如布置优美、具有健康教育性的住院环境,病友之间的交流和娱乐等。

(三)安全的需要

患病时由于环境的变化、舒适感的改变,安全感会明显降低,如担心自己的健康没有保障;寂寞和无助感;怕被人遗忘和得不到良好的治疗和护理;对各种检查和治疗产生恐惧和疑虑;对医护人员的技术不信任;担心经济负担问题等。具体护理内容包括以下两点。

1.避免身体伤害

应注意防止发生意外,如地板过滑、床位过高或没有护栏、病室内噪音、院内交叉感染等均会对患者造成伤害。

2.避免心理威胁

应进行入院介绍和健康教育,增强患者自信心和安全感,使患者对医护人员产生信任感和可信赖感,促进治疗和康复。

（四）爱与归属的需要

患病住院期间,由于与亲人的分离和生活方式的变化,这种需要的满足受到影响,就变得更加强烈,患者常常希望得到亲人、朋友和周围人的亲切关怀、理解和支持。护理人员要通过细微、全面的护理,与患者建立良好的护患关系,允许家属探视,鼓励亲人参与护理患者的活动,帮助患者之间建立友谊。

（五）自尊与被尊敬的需要

在爱和所属的需要被满足后,患者也会感到被尊敬和被重视,因而这两种需要是相关的。患病会影响自尊需要的满足,患者会觉得因生病而失去自身价值或成为他人的负担,护理人员在与患者交往中,始终保持尊重的态度、礼貌的举止。

注意帮助患者感到自己是重要的、是被他人接受的,如礼貌称呼患者的名字,而不是床号;初次与患者见面时,护士应介绍自己的名字;重视、听取患者的意见;让患者做力所能及的事,使患者感到自身的价值。

在进行护理操作时,应注意尊重患者的隐私,减少暴露;为患者保密;理解和尊重患者的个人习惯、价值观、宗教信仰等,不要把护士自己的观念强加给患者,以增加其自尊和被尊感。

（六）自我实现的需要

个体在患病期间最受影响而且最难满足的需要是自我实现的需要。特别是有严重的能力丧失时,如失明、耳聋、失语、瘫痪、截肢等对人的打击更大。但是,疾病也会对某些人的成长起到促进作用,从而对自我实现有所帮助。此需要的满足因人而异,护理的功能是切实保证低层次需要的满足,使患者意识到自己有能力、有潜力,并加强学习,为自我实现创造条件。

五、满足患者需要的方式

护理人员满足患者需要的方式有 3 种。

（一）直接满足患者的需要

对于暂时或永久丧失自我满足某方面需要能力的患者,护理人员应采取有效措施来满足患者的基本需要,以减轻痛苦,维持生存。

（二）协助患者满足需要

对于具有或恢复一定自我满足需要能力的患者,护理人员应有针对性地给予必要的帮助和支持,提高患者自护能力,促进早日康复。

（三）间接满足患者的需要

可通过卫生宣教、健康咨询等多种形式为护理对象提供卫生保健知识,避免健康问题的发生或恶化。

（马晓星）

第四节　健康系统理论

贝蒂·纽曼（Betty Neuman）1970 年提出了健康系统模式,后经两年的完善于 1972 年在《护理研究》杂志上发表了"纽曼健康系统模式"一文。经过多次修改,于1988年再版的《纽曼系统模式在护理教育与实践中的应用》中完善地阐述了纽曼的护理观点,并被广泛地应用于临床护理及社区护理实践中。

一、健康系统理论概述

纽曼健康系统模式主要以格式塔特心理学为基础,并应用了贝塔朗菲的系统理论,席尔(Selye)压力与适应理论及凯普兰(Caplan)三级预防理论。

主要概念如下。

(一)个体

个体是指个体的人,也可为家庭、群体或社区。它是与环境持续互动的开放系统,称为服务对象系统。

1.正常防御线

正常防御线是指每个个体经过一定时间逐渐形成的对外界反应的正常范围,即通常的健康/稳定状态。是由生理的、心理的、社会文化的、发展的、精神的技能所组成,用来对付应激原的。这条防御线是动态的,与个体随时需要保持稳定有关。一旦压力源入侵正常防线,个体发生压力反应,表现为稳定性减低和产生疾病。

2.抵抗线

抵抗线是防御应激原的一些内部因素,其功能是使个体稳定并恢复到健康状态(正常防御线)。它是保护基本结构,并且当环境中的应激原侵入或破坏正常防御线时,抵抗线被激活,例如:免疫机制,如果抵抗线的作用(反应)是有效的,系统可以重建;但如果抵抗线的作用(反应)是无效的,其结果是能量耗尽,系统灭亡。

3.弹性防御线

弹性防御线为外层的虚线,也是动态的,能在短期内迅速发生变化。当环境施加压力时,它是正常防御线的缓冲剂,而当环境给以支持并有助于成长和发展时,它是正常防御线的过滤器。其功能会因一些变化如失眠、营养不良或其他日常生活变化而降低。

当这个防御线的弹性作用不能再保护个体对抗应激原时,应激原就会破坏正常防御线而导致疾病。当弹性防御线与正常防御线之间的距离增加,表明系统保障程度增强。

以上三种防御机制,既有先天赋予的,又有后天习得的,抵抗效能取决于心理、生理、社会文化、生长发育、精神等五个变量的相互作用。三条防御线的相互关系是:弹性防御线保护正常防御线,抵抗线保护基本结构。当个体遇到压力源时,弹性防御线首先激活以防止压力源入侵。若弹性防御线抵抗不消,压力源侵入正常防御线,人体发生反应,出现症状。此时,抵抗线被激活。当抵抗有效,个体又恢复到正常防御线未遭受入侵时的健康状态。

(二)应激原

纽曼将应激原定义为能够产生紧张及潜在地引起系统失衡的刺激。系统需要应对一个或多个刺激。纽曼系统模式中强调的是确定应激原的类型、本质和强度。

1.个体外的

这是发生在个体以外的力量,如失业,是受同事是否接受(社会文化力量)、个人对失业的感受(心理的)以及完成工作的能力(生理的、发展的、心理的)所影响。

2.个体间的

这是发生在一个或多个个体之间的力量,如夫妻关系,常受不同地区和时代(社会文化)、双方的年龄和发展水平(生理和发展的)和对夫妻的角色感觉和期望(心理的)所影响。

3.个体内的

这是发生在个体内部的力量,如生气,是一种个体内部力量,其表达方式是受年龄(发展的)、体力(生理的)、同伴们的接受情况(社会文化的)及既往应对生气的经历(心理的)所影响。

应激原可以对此个体有害,但对另一个体无害。因而仔细评估应激原的数量、强度、相持时间的长度以及对该系统的意义和既往的应对能力等,对护理干预是非常重要的。

(三)反应

纽曼认为保健人员应根据个体对应激原反应情况进行以下不同的干预。

1.初级预防

初级预防是指在只有怀疑有或已确定有应激原而尚未发生反应的情况下就开始进行的干预。初级预防的目的是预防应激原侵入正常防御线或通过减少与应激原相遇的可能性,和增强防御线来降低反应的程度。如减轻空气污染、预防免疫注射等。

2.二级预防

如果反应已发生,干预就从二级预防开始。主要是早期发现病例、早期治疗症状以增强内部抵抗线来减少反应。如进行各种治疗和护理。

3.三级预防

三级预防是指在上述治疗计划后,已出现重建和相当程度的稳定时进行的干预。其目的是通过增强抵抗线维持其适应性以防止复发。如进行患者教育,提供康复条件等。

二、纽曼系统模式在护理中的应用

纽曼系统模式自正式发表以来得到了护理学术界的一致认同,已被广泛用于护理教育、科研和临床护理实践中。

纽曼系统模式的整体观、三级预防概念,以及于个人、家庭、群体、社区护理的广泛适应性,为中专、大专、本科、硕士等不同层次护理专业学生的培养提供了有效的概念框架。除了用于课程设置,此系统模式还可作为理论框架设计护理评估、干预措施和评价工具供学生在临床实习使用,且具有可操作性。

在护理科研方面,纽曼系统模式既已用于指导对相关护理现象的定性研究又已作为对不同服务对象预防性干预效果的定量研究理论框架,而此方面报道最多的是应用纽曼系统模式改善面对特定生理、心理、社会、环境性压力源患者的护理效果研究。

在临床护理实践方面,大量文献报道,纽曼系统模式可用于从新生儿到老年处于不同生长发育阶段人的护理。它不仅在精神科使用,也在内外科、重症监护室、急诊、康复病房、老年护理院等使用。纽曼系统模式已被用于对多种患者的护理,如慢性阻塞性肺病、多发性硬化、高血压、肾脏疾病、癌症、急慢性脊髓损伤、矫形整容手术等患者,甚至也用于对艾滋病和一些病情非常危重复杂的患者,如多器官衰竭、心肌梗死患者的护理。

（马晓星）

第三章　临床护理技术

第一节　血压的测量

一、正常血压及生理性变化

(一)正常血压

血压是指血液在血管内流动时对血管壁的侧压力。一般指动脉血压,如无特别注明均指肱动脉的血压。

当心脏收缩时,主动脉压急剧升高,至收缩中期达最高值,此时的动脉血压称收缩压。当心室舒张时,主动脉压下降,至心舒末期达动脉血压的最低值,此时的动脉血压称舒张压。血压的计量单位,过去多用 mmHg(毫米汞柱),后改用国际统一单位 kPa(千帕)。目前仍用 mmHg(毫米汞柱)。以下为两者换算公式。

$$1\ kPa = 7.5\ mmHg$$
$$1\ mmHg = 0.133\ kPa$$

在安静状态下,正常成人的血压范围为(12.0～18.5)/(8.0～11.8) kPa[(90～139)/(60～89) mmHg],脉压为 4.0～5.3 kPa(30～40 mmHg)。

(二)生理性变化

在各种生理情况下,动脉血压可发生各种变化,影响血压的生理因素有以下几点。

1.年龄

随着年龄的增长血压逐渐升高,以收缩压升高较明显。以下为儿童血压的计算公式。

$$收缩压(mmHg) = 80 + 年龄 \times 2$$
$$舒张压 = 收缩压 \times 2/3$$

2.性别

青春期前的男女血压差别不明显。成年男子的血压比女性高 0.7 kPa(5 mmHg);绝经期后的女性血压又逐渐升高,与男性差不多。

3.昼夜和睡眠

血压在上午 8～10 时达全天最高峰,之后逐渐降低;午饭后又逐渐升高,下午 16～18 时出现全天次高值,然后又逐渐降低;至入睡后 2 小时,血压降至全天最低值;早晨醒来又迅速升高。睡眠欠佳时,血压稍升高。

4.环境

寒冷时血管收缩,血压升高;气温高时血管扩张,血压下降。

5.部位

一般右上肢血压常高于左上肢,下肢血压高于上肢。

6.情绪

紧张、恐惧、兴奋及疼痛均可引起血压升高。

7.体重

正常人发生高血压的危险性与体重增加成正比。

8.其他

吸烟、劳累、饮酒、药物等都对血压有一定的影响。

二、异常血压的观察

(一)高血压

目前基本上采用世界卫生组织(WHO)和国际高血压联盟(ISH)高血压治疗指南的高血压定义:在未服抗高血压药的情况下,成人收缩压≥18.7 kPa(140 mmHg)和/或舒张压≥12.0 kPa(90 mmHg)。95%的患者为病因不明的原发性高血压,多见于动脉硬化、肾炎、颅内压增高等,最易受损的部位是心、脑、肾、视网膜。

(二)低血压

一般认为血压低于正常范围且有明显的血容量不足表现如脉搏细速、心悸、头晕等,即可诊断为低血压。常见于休克、大出血等。

(三)脉压异常

脉压增大多见于主动脉瓣关闭不全、主动脉硬化等;脉压减小多见于心包积液、缩窄性心包炎等。

三、血压的测量

(一)血压计的种类和构造

1.水银血压计

分立式和台式两种,其基本结构都包括输气球、调节空气的阀门、袖带、能充水银的玻璃管、水银槽几部分。袖带的长度和宽度应符合标准:宽度比被测肢体的直径宽20%,长度应能包绕整个肢体。能充水银的玻璃管上标有刻度,范围为 0～40.0 kPa(0～300 mmHg),每小格表示0.3 kPa(2 mmHg);玻璃管上端和大气相通,下端和水银槽相通。当输气球送入空气后,水银由玻璃管底部上升,水银柱顶端的中央凸起可指出压力的刻度。水银血压计测得的数值相当准确。

2.弹簧表式血压计

由一袖带与有刻度 2.7～4.0 kPa(20～30 mmHg)的圆盘表相连而成,表上的指针指示压力。此种血压计携带方便,但欠准确。

3.电子血压计

袖带内有一换能器,可将信号经数字处理,在显示屏上直接显示收缩压、舒张压和脉搏的数值。此种血压计操作方便,清晰直观,不需听诊器,使用方便、简单,但欠准确。

(二)测血压的方法

1.目的

通过测量血压,了解循环系统的功能状况,为诊断、治疗提供依据。

2.准备

听诊器、血压计、记录纸、笔。

3.操作步骤

(1)测量前,让患者休息片刻,以消除活动或紧张因素对血压的影响。检查血压计,如袖带的宽窄是否适合患者,玻璃管有无裂缝,橡胶管和输气球是否漏气等。

(2)向患者解释,以取得合作。患者取坐位或仰卧,被测肢体的肘臂伸直、掌心向上,肱动脉与心脏在同一水平。坐位时,肱动脉平第4软骨;卧位时,肱动脉平腋中线。如手臂低于心脏水平,血压会偏高;手臂高于心脏水平,血压会偏低。

(3)放平血压计于上臂旁,打开水银槽开关,将袖带平整地缠于上臂中部,袖带的松紧以能放入一指为宜,袖带下缘距肘窝2～3 cm。如测下肢血压,袖带下缘距腘窝3～5 cm,将听诊器胸件置于腘动脉搏动处,记录时注明下肢血压。

(4)戴上听诊器,关闭输气球气门,触及肱动脉搏动。将听诊器胸件放在肱动脉搏动最明显的地方,但勿塞入袖带内,以一手稍加固定。

(5)挤压输气球,打气至肱动脉搏动音消失,水银柱又升高2.7～4.0 kPa(20～30 mmHg)后,以每秒0.5 kPa(4 mmHg)左右的速度放气,使水银柱缓慢下降,视线与水银柱所指刻度平行。

(6)在听诊器中听到第一声动脉音时,水银柱所指刻度即为收缩压;当搏动音突然变弱或消失时,水银柱所指的刻度即为舒张压。当变音与消失音之间有差异时,或危重者应记录两个读数。

(7)测量后,驱尽袖带内的空气,解开袖带。安置患者于舒适卧位。

(8)血压计右倾45°,关闭气门,气球放在固定的位置,以免压碎玻璃管,关闭血压计盒盖。

(9)用分数式,即收缩压/舒张压记录测得的血压值,如14.7/9.3 kPa(110/70 mmHg)。

4.注意事项

(1)测血压前,要求安静休息20～30分钟,如运动、情绪激动、吸烟、进食等可导致血压偏高。

(2)血压计要定期检查和校正,以保证其准确性,切勿倒置或震动。

(3)打气不可过猛、过高,如水银柱里出现气泡,应调节或检修,不可带着气泡测量。

(4)如所测血压异常或血压搏动音听不清时,需重复测量。先将袖带内气体排尽,使水银柱降至"0",稍等片刻再行第二次测量。

(5)对偏瘫、一侧肢体外伤或手术后患者,应在健侧手臂上测量。

(6)排除影响血压值的外界因素,如袖带太窄、袖带过松、放气速度太慢测得的血压值偏高,反之则测得的血压值偏低。

(7)长期测血压应做到四定:定部位、定体位、定血压计、定时间。

(薛　莉)

第二节 脉搏的测量

一、正常脉搏及生理性变化

(一)正常脉搏

随着心脏节律性收缩和舒张,动脉内的压力也发生周期性的波动,这种周期性的压力变化可引起动脉血管发生扩张与回缩的搏动,这种搏动在浅表的动脉可触摸到,临床简称为脉搏。正常人的脉搏节律均匀、规则,间隔时间相等,每搏强弱相同且有一定的弹性,每分钟搏动的次数为60～100 次(即脉率)。脉搏通常与心率一致,是心率的指标。

(二)生理性变化

脉率受许多生理性因素影响而发生一定范围的波动。

1.年龄

一般新生儿、幼儿的脉率较成人快。

2.性别

同龄女性比男性快。

3.情绪

兴奋、恐惧、发怒时脉率增快,忧郁时则慢。

4.活动

一般人运动、进食后脉率会加快;休息、禁食则相反。

5.药物

兴奋剂可使脉搏增快,镇静剂、洋地黄类药物可使脉搏减慢。

二、异常脉搏的观察

(一)脉率异常

1.速脉

成人脉率在安静状态下＞100 次/分,称为心动过速。见于高热、甲状腺功能亢进(由于代谢率增加而使脉率增快)、贫血或失血等患者。正常人可有窦性心动过速,为一过性的生理现象。

2.缓脉

成人脉率在安静状态下低于 60 次/分,称心动过缓。颅内压升高、病态窦房结综合征、二度以上房室传导阻滞,或服用某些药物如地高辛、普尼拉明、利舍平、普萘洛尔等可出现缓脉。正常人可有生理性窦性心动过缓,多见于运动员。

(二)脉律异常

脉搏的搏动不规则,间隔时间时长时短,称为脉律异常。

1.间歇脉

在一系列正常均匀的脉搏中出现一次提前而较弱的脉搏,其后有一较正常延长的间歇(即代偿性间歇),称期前收缩。见于各种心脏病或洋地黄中毒的患者,正常人在过度疲劳、精神兴奋、体位改变时也偶尔出现间歇脉。

2.脉搏短绌

脉搏短绌是指同一单位时间内脉率少于心率。由于心肌收缩力强弱不等,有些心排血量少的搏动可发出心音,但不能引起周围血管搏动,导致脉率慢于心率。特点是脉律完全不规则,心率快慢不一、心音强弱不等。多见于心房颤动者。

(三)强弱异常

1.洪脉

当心排血量增加,血管充盈度和脉压较大时,脉搏强大有力,称洪脉。见于高热、甲状腺功能亢进、主动脉关闭不全等患者,运动后、情绪激动时也常触到洪脉。

2.细脉

当心排血量减少,动脉充盈度降低时,脉搏细弱无力,扪之如细丝,称细脉或丝脉。见于大出血、主动脉瓣狭窄和休克、全身衰竭的患者,是一种危险的脉象。

3.交替脉

交替脉指节律正常而强弱交替出现的脉搏,称为交替脉。交替脉是左心室衰竭的重要体征。常见于高血压性心脏病、急性心肌梗死、主动脉关闭不全等患者。

4.水冲脉

脉搏骤起骤落,有如洪水冲涌,故名水冲脉。主要见于主动脉关闭不全、动脉导管未闭、甲状腺功能亢进、严重贫血患者。检查方法是将患者前臂抬高过头,检查者用手紧握患者手腕掌面,可明显感知。

5.奇脉

在吸气时脉搏明显减弱或消失为奇脉。其产生主要与吸气时左心室的排血量减少有关。常见于心包腔积液、缩窄性心包炎等患者,是心脏压塞的重要体征之一。

(四)动脉壁异常

由于动脉壁弹性减弱,动脉变得迂曲不光滑,有条索感,如按在琴弦上,多见于动脉硬化的患者。

三、测量脉搏的技术

(一)部位

临床上常在浅在、靠近骨骼的动脉测量脉搏,最常用、最方便的是桡动脉,患者也乐于接受。其次为颞动脉、颈动脉、肱动脉、腘动脉、足背动脉、胫后动脉和股动脉等。如怀疑患者心搏骤停或休克时,应选择大动脉为诊脉点,如颈动脉、股动脉。

(二)测脉搏的方法

1.目的

通过测量脉搏,可间接了解心脏的情况,观察相关疾病发生、发展规律,为诊断、治疗提供依据。

2.准备

治疗盘内备带秒钟的表、笔、记录本及听诊器。

3.操作步骤

(1)洗手,戴口罩,备齐用物,携至床旁。

（2）核对患者,解释目的。

（3）协助患者取坐位或半坐卧位,手臂放在舒适位置,腕部伸展。

（4）以示指、中指、无名指的指端按在桡动脉表面,压力大小以能清楚地触及脉搏为宜,注意脉律、强弱、动脉壁的弹性。

（5）一般情况下测 30 秒,所测得的数值乘以 2,心脏病患者、脉率异常者、危重患者则应以 1 分钟记录。

（6）协助患者取舒适体位。

（7）将脉搏绘制在体温单上。

4.注意事项

（1）诊脉前患者应保持安静,剧烈运动后应休息 20 分钟后再测。

（2）偏瘫患者应选择健侧肢体测量。

（3）脉搏细、弱难以测量时,用听诊器测心率。

（4）脉搏短绌的患者,应由两人同时测量,一人听心率,另一人测脉率,由听心率者发出"开始"和"停止"的口令,计数 1 分钟,以分数式记录:心率/脉率。若心率 120 次,脉率 90 次,即应写成 120/90 次/分。

（张加丽）

第三节　皮　下　注　射

皮下注射法是将少量药液或生物制剂注入皮下组织的方法。常用的部位有上臂三角肌下缘、前臂外侧、腹部、后背和大腿外侧方。

一、目的

（1）注入小剂量药物,用于不宜口服给药而需在一定时间内发生药效时。

（2）局部麻醉用药。

（3）预防接种。

二、准备

（一）操作者准备
穿戴整齐,修剪指甲,洗手,戴口罩。

（二）用物准备
皮肤消毒液、无菌棉签、2 mL 注射器、按医嘱准备药液、医嘱本、弯盘、手消毒液等。

（三）患者准备
了解注射的目的、方法及注意事项,能主动配合。

（四）环境准备
清洁、安静、光线适宜或有足够的照明。

三、操作程序

(1)查对无误后,解释操作的目的和过程,选择注射部位。

(2)将安瓿尖端的药液弹至体部。

(3)按无菌操作法取出棉签,蘸取消毒液,常规消毒安瓿。

(4)常规消毒注射部位皮肤,待干。

(5)用无菌纱布包住安瓿瓶颈及以上部分,折断安瓿。

(6)检查注射器,取出并接好针头。

(7)抽吸药液,排尽空气,二次查对。

(8)左手绷紧注射部位皮肤,右手持注射器,示指固定针栓,使针头与皮肤呈30°～40°,迅速将针梗1/2～2/3刺入皮下。

(9)固定针栓,左手抽吸活塞,如无回血即可缓慢推药。

(10)注射完毕,用棉签轻压在针刺处,迅速拔针,再次查对。

(11)处理用物,洗手、记录。

四、注意事项

(1)严格执行查对制度和无菌操作原则。

(2)对皮肤有刺激的药物一般不做皮下注射。

(3)对过度消瘦者,可捏起局部组织,适当减少穿刺角度。

(4)进针角度不宜超过45°,以免刺入肌层。

(5)注意职业防护,用后的针头及时放入锐器盒。

（董雪红）

第四节　皮内注射

皮内注射法是将少量药液注入表皮和真皮之间的方法。

一、目的

(1)药物的皮肤敏感试验。

(2)预防接种。

(3)局部麻醉的起始步骤。

二、准备

(一)操作者准备
穿戴整齐,修剪指甲,洗手,戴口罩。

(二)用物准备
消毒溶液、无菌棉签、1 mL注射器、弯盘、注射用药液(过敏试验时需备急救药物和注射器)、医嘱本等。

(三)患者准备

了解注射的目的、方法及注意事项。

(四)环境准备

清洁、安静、光线适宜或有足够的照明。

三、操作程序

(1)严格执行查对制度和无菌操作原则,按医嘱抽吸药液。

(2)备齐用物,携至患者床旁,仔细查对患者的姓名、床号、药名、浓度、剂量、方法、时间并解释。如做药物过敏试验,应先询问患者有无过敏史。

(3)选择注射部位,药物过敏试验一般为前臂掌侧下段。

(4)用 75％乙醇常规消毒皮肤,待干。

(5)二次查对,排尽注射器内空气。

(6)针尖斜面向上与皮肤呈 5°刺入皮内,推注药液 0.1 mL,局部隆起呈皮丘,皮丘变白并显露毛孔,随即拔出针头。再次查对。

(7)若为药物过敏试验,应告知患者勿离开病室(或注射室),若有不适应立即告知医师。在 20 分钟后观察试验结果。

(8)帮助患者取舒适体位,清理用物。

(9)洗手,记录。

四、注意事项

(1)严格执行查对制度和无菌操作原则。

(2)药物过敏试验前,应询问患者的用药史、过敏史及家族史,如患者对需要注射的药物有过敏史,应及时与医师联系,更换其他药物。

(3)药物过敏试验消毒皮肤时忌用碘伏,以免影响对局部反应的观察。

(4)在药物过敏试验前,皮试液应现配现用,剂量准确,同时应备好急救药品,以防发生意外。

(5)进针角度为针尖斜面全部进入皮内为宜,进针角度过大易将药液注入皮下,影响结果的观察和判断。

(6)药物过敏试验结果为阳性,应告知医师、患者和家属,并记录在病历上。

(董雪红)

第五节　肌　内　注　射

肌内注射法是将一定量药液注入肌肉组织内的方法。自肌内注射的药物可通过毛细血管壁到达血液内,吸收较完全而生效迅速。

一、目的

(1)不宜或不能做静脉注射,要求比皮下注射更迅速发生疗效时采用。

(2)用于注射刺激性较强或药量较大的药物。

二、准备

(一)操作者准备

穿戴整齐,修剪指甲,洗手,戴口罩。

(二)用物准备

皮肤消毒液、无菌棉签、2 mL或5 mL注射器、按医嘱准备的药物、弯盘、医嘱本、手消毒液等。

(三)患者准备

了解注射的目的、方法及注意事项,能主动配合。

(四)环境准备

清洁、安静、光线适宜或有足够的照明。

三、操作程序

(1)查对,并向患者解释操作的目的和过程。

(2)协助患者取合适的体位,确定注射部位。如选用臀大肌肌内注射时,用"十字法"或"连线法"定位。①"十字法":从臀裂顶点向左或向右划一水平线,再从髂嵴最高点作一垂直线,将一侧臀部分为四个象限,外上象限避开内角为注射部位;②"连线法":髂前上棘与尾骨连线的外上1/3处为注射部位。

(3)取出无菌棉签,蘸取消毒液。

(4)常规分别消毒安瓿和注射部位皮肤。

(5)用无菌纱布包住安瓿的瓶颈及以上部分,折断安瓿。

(6)检查注射器包装,取出注射器,吸取药液,排尽空气,二次查对。

(7)左手的拇指和示指绷紧皮肤,右手持注射器并固定针栓,针头与皮肤垂直,用手臂带动腕部的力量,快速刺入肌肉(切勿将针头全部刺入),左手放松绷紧的皮肤,抽动活塞观察无回血后,固定针栓并缓慢推注药物。

(8)注射完毕,用无菌棉签轻压进针处,快速拔出针头,按压片刻。

(9)再次核对,观察患者有无不良反应。

(10)整理床单位,协助患者躺卧舒适。

(11)清理用物,洗手,记录。

四、注意事项

(1)严格执行查对制度和无菌操作原则。

(2)两种药物同时注射时,应注意配伍禁忌。

(3)对2岁以下婴幼儿不宜选用臀大肌肌内注射,因其臀大肌尚未发育好,注射时有损伤坐骨神经的危险,最好选择臀中肌和臀小肌肌内注射。

(4)对需长期注射者,应交替更换注射部位,并选用细长针头,以避免或减少硬结的发生。

(5)注意职业防护,用后的针头及时放入锐器盒。

(董雪红)

第六节　静　脉　输　液

一、准备

(一)仪表

着装整洁,佩戴胸牌,洗手,戴口罩。

(二)用物

注射盘内放干棉球缸、一次性输液器、网套、止血带、橡皮小枕及一次性垫巾、弯盘、0.75%碘伏、棉签、胶布、启盖器、药液瓶外贴输液标签(上写患者姓名、床号、输液药品、剂量、用法、日期、时间、输液架)。

二、操作步骤

(1)根据医嘱备齐用物,携至床旁查对床号、姓名、剂量、用法、时间、药液瓶和面貌,并摇动药瓶对光检查。

(2)做好解释工作,询问大小便,备胶布。

(3)开启铝盖中心部分(如备物时加完药可省去)套网套,消毒瓶塞中心及瓶颈,挂于输液架上,检查输液器并打开,插入瓶塞至针头根部。

(4)排气,排液 3~5 mL 至弯盘内。

(5)选择血管、置小枕及垫巾,扎止血带、消毒皮肤,待干。

(6)再次查对床号、姓名、剂量、用法、时间、药液瓶。

(7)再次检查空气是否排尽,夹紧,穿刺时左手绷紧皮肤并用拇指固定静脉,见回血,松止血带及螺旋夹。

(8)胶布固定,干棉球遮盖针眼,调节滴速,开始 15 分钟应慢,无异常可调节至正常速度。

(9)交代注意事项,整理床及用物。

(10)爱护体贴患者,协助卧舒适体位。

(11)洗手、消毒用物。

三、临床应用

(一)静脉输液注意事项

(1)严格执行无菌操作和查对制度。

(2)根据病情需要,有计划地安排轮流顺序,如需加入药物,应合理安排,以尽快达到输液目的,注意配伍禁忌。

（3）需长期输液者,要注意保护和合理使用静脉,一般从远端小静脉开始。

（4）输液前应排尽输液管及针头内空气,药液滴尽前要按需及时更换溶液瓶或拔针,严防造成空气栓塞。

（5）输液过程中应加强巡视,耐心听取患者的主诉,严密观察注射部位皮肤有无肿胀,针头有无脱出,阻塞或移位,针头和输液器衔接是否紧密,输液管有无扭曲受压,输液滴速是否适宜及输液瓶内溶液量等,及时记录在输液卡或护理记录单上。

（6）需 24 小时连续输液者,应每天更换输液器。

（7）颈外静脉穿刺置管,如硅胶管内有回血,须及时用稀释肝素溶液冲注,以免硅胶管被血块堵塞;如遇输液不畅,须注意是否存在硅胶管弯曲或滑出血管外等情况。

（二）常见输液反应及防治

1.发热反应

（1）减慢滴注速度或停止输液,及时与医师联系。

（2）对症处理,寒战时适当增加盖被或用热水袋保暖,高热时给予物理降温。

（3）按医嘱给抗过敏药物或激素治疗。

（4）保留余液和输液器,必要时送检验室做细菌培养。

（5）严格检查药液质量、输液用具的包装及灭菌有效期等,防止致热物质进入体内。

2.循环负荷过重（肺水肿）

（1）立即停止输液,及时与医师联系,积极配合抢救,安慰患者,使患者有安全感和信任感。

（2）为患者安置端坐位,使其两腿下垂,以减少静脉回流,减轻心脏负担。

（3）加压给氧,可使肺泡内压力升高,减少肺泡内毛细血管渗出液的产生,同时给予 20%～30%乙醇湿化吸氧。因乙醇能降低肺泡内泡沫的表面张力,使泡沫破裂消散,从而改善肺部气体交换,迅速缓解缺氧症状。

（4）按医嘱给用镇静剂、扩血管药物和强心剂如洋地黄等。

（5）必要时进行四肢轮流结扎,即用止血带或血压计袖带做适当加压,以阻断静脉血流,但动脉血流仍通畅。每隔 5～10 分钟轮流放松一侧肢体的止血带,可有效地减少静脉回心血量,待症状缓解后,逐步解除止血带。

（6）严格控制输液滴速和输液量,对心、肺疾病患者及老年人、儿童尤应慎重。

3.静脉炎

（1）严格执行无菌操作,对血管壁有刺激性的药物应充分稀释后应用,并防止药物溢出血管外。同时,要有计划地更换注射部位,以保护静脉。

（2）患肢抬高并制动,局部用 95%乙醇或 50%硫酸镁行热湿敷。

（3）理疗。

（4）如合并感染,根据医嘱给予抗生素治疗。

4.空气栓塞

（1）立即停止输液,及时通知医师,积极配合抢救,安慰患者,以减轻恐惧感。

（2）立即为患者置左侧卧位(可使肺的位置低于右心室,气泡侧向上漂移到右心室,避开肺动脉口)和头低足高位(在吸气时可增加胸腔内压力,以减少空气进入静脉。由于心脏搏动将空气混成泡沫,分次小量进入肺动脉内)。

（3）氧气吸入。

（4）输液前排尽输液管内空气,输液过程中密切观察,加压输液或输血时应专人守护,以防止空气栓塞发生。

（文　才）

第七节　心电监护

心电监护是通过显示屏连续动态观察心电图、血压、血氧饱和度的一种无创监测方法。

一、目的

（1）持续心率、血压、血氧饱和度动态监测,及时发现病情变化,指导临床治疗、护理及抢救工作。

（2）正确及时识别心律失常。

（3）观察心脏起搏器功能。

二、准备

（一）操作者准备

穿戴整齐,洗手。

（二）用物准备

心电监护仪、电极片、75％乙醇、棉签、医嘱本、笔、纸、垃圾桶。

（三）患者准备

采取舒适的体位,皮肤清洁,必要时剃去局部的毛发。

（四）环境准备

清洁、安静、光线适宜。

三、操作程序

（1）备齐用物,携至患者床旁,仔细查对患者的姓名、住院号,解释安置心电监护的目的,消除患者顾虑,取得合作。

（2）协助患者取舒适的体位,以平卧位或半卧位为宜。

（3）将监护仪放置床旁连接电源,打开电源开关检查备用。

（4）暴露患者胸部,正确定位。右上（RA）:胸骨右缘锁骨中线第一肋间;左上（LA）:胸骨左缘锁骨中线第一肋间;右下（RL）:右锁骨中线剑突水平处;左下（LL）:左锁骨中线剑突水平处;胸导（V）:胸骨左缘第四肋间。放置电极片处皮肤用75％乙醇涂擦,保证电极片与皮肤接触良好。

（5）二次查对,将电极片连接至监护仪导联线上,按照监护仪标识贴于患者胸部正确位置。

（6）正确安置血压袖带。

（7）正确安置血氧饱和度指套（避免与血压袖带同一肢体）。

（8）选择波形显示较清晰的导联,根据患者病情,设定各项参数报警界限,打开报警系统。

(9)帮助患者取舒适体位,整理床单位,冬天注意保暖。

(10)解释注意事项,处理用物。

(11)洗手,再次查对后签字,并记录心电监护的各项数据。

四、注意事项

(1)严格执行查对制度,做好解释工作,消除患者紧张、恐惧的心理。

(2)嘱患者卧床休息,不要下床活动,更换体位时,妥善保护各连接导线。

(3)放置电极片时,应避开伤口、瘢痕、中心静脉导管、起搏器及电除颤时电极板的放置部位。告知患者不能自行移动或取下电极片,若电极片周围皮肤有瘙痒不适,应及时告知护士;注意定期更换电极片的粘贴位置。

(4)密切观察心电图波形,及时处理干扰和电极片脱落;观察心率、心律变化,如需详细了解心电图变化,需做常规导联心电图。

(5)成人、儿童、新生儿的血压袖带是有差异的,应给患者使用尺寸适当的袖带,袖带宽度为成人上臂周长的40%,婴儿的50%;袖带长度要保证充气部分绕肢体50%～80%,一般长度为宽度的2倍。

(6)血压袖带不宜安置在静脉输液或留置导管的肢体。袖带应安置在患者肘关节上1～2 cm处,松紧程度应以能够插入1指为宜,保证记号Φ正好位于肱动脉搏动之上;测量肢体的肱动脉应与心脏(右心房)保持水平并外展45°。

(7)血压测量时患者应避免移动,偏瘫患者应选择健侧上臂测量。

(8)注意更换血氧饱和度传感器的位置,以避免皮肤受损或血液循环受影响。休克、体温过低、低血压或使用血管收缩药物、贫血、偏瘫、指甲过长、周围环境光照太强、电磁干扰及涂抹指甲油等对血氧饱和度监测有影响。

(9)停止心电监护时,先关机,断开电源,再撤除导联线及电极片、血压袖带、氧饱和度指套等;观察贴电极片处皮肤有无皮疹、水疱等现象。

(董林林)

第八节　非同步电除颤

非同步电除颤是利用一定量的电流经胸壁直接通过心脏,使心肌纤维瞬间同时除极,从而消除异位性快速心律失常的方法。

一、目的

使心室颤动(简称室颤)、心室扑动(简称室扑)转为窦性心律。

二、准备

(一)操作者准备

着装整齐。

（二）用物准备

除颤器、医用耦合剂、纱布、弯盘。

（三）患者准备

仰卧于硬板床上,充分暴露前胸。

（四）环境准备

请家属离开,关门。

三、操作程序

（1）准确判断病情。

（2）迅速备齐用物至患者床旁,患者取仰卧位。

（3）开启除颤仪电源开关。

（4）选择非同步模式（开启电源即为非同步模式）,调节除颤能量,一般成人单相波除颤用200～360 J,双相波除颤用100～200 J;儿童除颤初始2～3 J/kg,最大不超过5 J/kg。

（5）电极板上均匀涂耦合剂。

（6）正确放置电极板,负极放在右锁骨中线第二肋间,正极放于左腋前线内侧平第五肋间,两电极板贴紧皮肤。

（7）按下充电按钮充电。

（8）再次观察心电示波为心室颤动、心室扑动,确认周围人员无直接或间接与患者接触。

（9）双手同时按下放电按钮放电。

（10）观察除颤效果。

（11）移开电极板,检查胸部皮肤情况,清洁皮肤,整理床单位。

（12）整理用物,核查患者姓名、床号。

（13）洗手,记录。

四、注意事项

（1）除颤前移去患者身上的金属物,确定除颤部位无水及导电材料,清洁并擦干皮肤,禁止使用乙醇、含有苯基的酊剂或止汗剂。

（2）电极板放置的位置要准确,与患者皮肤密切接触,耦合剂涂抹要均匀,防止皮肤灼伤。婴幼儿应使用儿童专用电极板。

（3）电极板放置部位应避开瘢痕、伤口处,如患者带有植入性起搏器,电极板距起搏器部位至少10 cm。

（4）除颤前确定周围人员无直接或间接与患者接触,操作者身体不能与患者接触。

（5）除颤放电后电极板应放在患者身上不动,观察除颤效果,如仍为心室颤动或心室扑动,可再次除颤;如出现心室停搏,应立即进行胸外心脏按压。对于细颤型心室颤动患者应先进行心脏按压、氧疗及药物先处理,使之变为粗颤后,再进行电除颤,以提高除颤成功率。

（6）动作迅速、准确。

（7）使用后将电极板充分清洁,及时充电备用。

（李淑芬）

第九节　中心静脉压监测技术

中心静脉压是指右心房及上、下腔静脉胸腔段的压力,其变化可反映血容量和右心功能。正常值为 0.5～1.2 kPa(5～12 cmH$_2$O)。监测方法有标尺测量法和持续测量法。

一、病情观察与评估

(1)监测生命体征,观察患者有无体温、脉搏、呼吸、血压异常。
(2)观察患者能否平卧。
(3)评估中心静脉导管置管深度、管道是否通畅。

二、护理措施

(一)标尺测量法

1.测量方法
(1)三通连接测压装置、输液器及中心静脉管路。
(2)测压管固定在有刻度的标尺上。
(3)零点调节:将测压管刻度上的"0"调到与右心房平行(相当于平卧时腋中线第 4 肋间)水平处;或用水平仪标定右心房水平在测压管上的读数,该读数就是"0"点。
(4)确定中心静脉通路通畅。
(5)测压:①转动三通,输液管与测压管相通,液面在测压管上升,排尽空气(液面高于患者实际中心静脉压又不能从上端管口流出);②转动三通,关闭输液通路,测压管与中心静脉导管相通,测压管液面下降,当液面不再下降时读数;③转动三通,关闭测压管,开放输液通路。

2.测量注意事项
(1)只能通过液面下降测压,不可让静脉血倒流入测压管。
(2)防止空气进入。
(3)严格无菌操作,防止发生感染。

(二)持续测量法

1.测量方法
(1)压力传感器排气后与中心静脉导管相连。
(2)取平卧位,压力传感器置于腋中线第 4 肋间与右心房同一水平。
(3)校零:压力传感器与大气相通,点击监护仪的校零按键,中心静脉压数值显示为"0",校零成功。
(4)调节三通方向,使压力传感器与中心静脉(CVC)导管相通,显示中心静脉压曲线和数值,取稳定的中心静脉压值即为所测得的中心静脉压。

2.测量注意事项
(1)保持管道通畅,正确连接管道、衔接紧密,无折叠;持续 0～10 U/mL 肝素盐水匀速加压冲洗,加压袋压力为 40.0 kPa(300 mmHg)。

（2）患者进食、吸痰后 15 分钟内勿测压；测压时保持安静，勿说话、咳嗽或翻身等活动，以免使测压值增高。

（3）测压管腔如有静脉输液暂停输注，勿再使用血管活性药物的通道测压，以免终止药物输注时导致血压的波动。

三、健康指导

（1）告知患者及家属监测中心静脉压的目的及意义。

（2）告知患者不要随意牵拉测压系统，避免影响监测结果或使管道脱落。

（3）测压时保持安静。

（徐海燕）

第十节　漂浮导管监测技术

漂浮导管监测是将前端带有气囊的漂浮导管经上腔或下腔静脉进入右心房、右心室到肺动脉，可以测得右心房压、肺动脉压、肺动脉楔压，并可采用热稀释法测定心排血量，是心血管疾病患者重要而有意义的监测方法。

一、病情观察与评估

（1）观察置管长度、有无松脱。

（2）观察穿刺点有无渗血、渗液。

（3）评估有无因烦躁导致意外拔管的风险。

二、护理措施

（一）正确监测

1.连接

压力传感器排气后与漂浮导管相连。

2.体位

取平卧位，压力传感器置于腋中线第 4 肋间与右心房同一水平。

3.校零

压力传感器与大气相通，点击监护仪的校零按键，肺动脉数值显示为"0"，校零成功。

4.调节三通

调节三通方向，使压力传感器与肺动脉导管相通，显示肺动脉曲线和数值。

5.测量

测量肺动脉楔压时，将气囊缓慢充气（<1.5 mL），待出现楔压图形后，记录数字并及时放气。

（二）测压注意事项

（1）压力传感器与右心房保持同一水平，变换体位后需调整压力传感器位置，并重新校零。

（2）确保测压管路连接紧密,管道内无气体。

（3）测肺动脉楔压时应缓慢注气,注气过程中可感觉到轻微阻力,如未遇阻力应怀疑气囊破裂,立即停止注气。

（4）气囊充气时间不能持续超过 30 秒。不要在气囊注气或嵌顿在肺动脉内时冲洗管道。

（5）观察波形及压力变化,如波形改变及时调整导管位置。

（三）漂浮导管护理

（1）妥善固定导管,每班观察、记录并交接置管刻度,避免导管脱出。

（2）保持管道通畅:正确连接管道、衔接紧密,无折叠;持续 0～10 U/mL 肝素盐水匀速加压冲洗,加压袋压力为 40.0 kPa(300 mmHg)。

（3）透明敷料常规 7 天更换 1 次,纱布敷料常规 2 天更换 1 次,如有污染、脱落及时更换。

（4）躁动患者实施保护性约束,并适当镇静,防止意外拔管。

（5）每天评估拔管指征,血流动力学稳定后尽早拔出导管,避免导管相关性血流感染的发生。

（四）并发症护理

1.心律失常

可发生于插管、调整管道位置及拔管过程中,室性期前收缩和一过性室性心动过速最为常见。密切心电监护,发生一过性室性心动过速或室性期前收缩,可自行终止,无须特殊处理;如持续时间长,遵医嘱使用抗心律失常药物。

2.血栓形成及栓塞

长时间留置导管可引起血栓形成,范围小时通常无临床表现,可能仅在 X 线下发现导管顶端外侧有新的肺部阴影。使用 5 U/mL 肝素盐水持续冲洗导管,测肺动脉楔压时间不宜过长,最长不超过 30 秒。

3.感染

穿刺部位出现红、肿、热、痛或出现发热、寒战,应考虑肺动脉漂浮导管相关感染,应立即拔出导管,并做导管尖端培养,必要时遵医嘱给予抗感染治疗。

三、健康指导

（1）告知患者及家属留置漂浮导管的重要性,切勿自行拔出。

（2）穿刺处皮肤疼痛、发痒,不要自行抓挠,及时告知医务人员处理。

（3）实施保护性约束的患者,告知约束的目的及注意事项。

（尚云霜）

第十一节　PICCO 血流动力学监测技术

PICCO 监测仪是新一代容量监测仪,也称为脉搏指示连续心排血量技术,所采用方法结合了经肺温度稀释技术和动脉脉搏波型曲线下面积分析技术,该监测采用热稀释方法测量单次的心排血量,并通过分析动脉压力波型曲线下面积来获得连续的心排血量。同时可计算胸内血容量和血管外肺水,胸内血容量已被许多学者证明是一项可重复、敏感、且比肺动脉阻塞压、右心室舒张末期压、中心静脉压更能准确反映心脏前负荷的指标。PICCO 监测仪提供以上对临床具有特殊意义重要监测指标,使危重症患者血流动力学监测的准确性得到进一步提高,是一项微创伤、低危险、简便、精确、连续监测心排血量技术。主要适应于需要进行心血管功能和循环容量状态监测的患者,如休克、急性呼吸窘迫综合征、急性心功能不全、心脏和腹部大手术、肺动脉高压、脏器移植手术等患者。

一、护理措施

(一)插管前护理

(1)观察患者病情变化、监测生命体征。

(2)插管部位严格消毒。

(3)准备用物并检查机器。

(二)插管后护理

(1)密切观察患者生命体征,意识变化。补液过程中严密观察中心静脉压和 PICCO 的监测结果,根据观察结果指导 24 小时出入量,调整血管活性药物的使用。

(2)保证监测的准确性 每次 PICCO 定标至少 3 次;定标的液体一般为冰盐水 15 mL,4 秒内均匀注入。

(3)保证导管通畅 连接通畅,避免打折、扭曲,妥善固定;导管内无血液反流,保证持续压力套装的压力维持在 40.0 kPa(300 mmHg)以上;及时冲洗管道,严防空气进入,避免动脉栓塞。

(4)抗凝治疗患者应观察局部切口或穿刺部位有无出血、渗血及血肿。

(5)防止感染:严格无菌操作;观察穿刺处有无红肿、渗血,遵医嘱予应用抗生素;一般 PICCO 导管留置时间可达 10 天,如患者发生高热、寒战,应立即拔除导管,并留取导管尖端做细菌学培养。

(6)并发症护理:密切观察患者术后足背动脉搏动,皮肤温度及血液供应情况;测量腿围,观察有无肢体肿胀和静脉回流受阻,以便尽早发现下肢有无缺血情况;一旦发现异常,立即采取保温,被动活动肢体等措施。

(7)拔管护理:患者病情稳定,血流动力学各项指标正常,可考虑拔管,动脉导管拔除后按压 30 分钟加压包扎,用 1.0~1.5 kg 沙袋压迫 6~8 小时,同时观察肢体温度、颜色及足背动脉搏动情况。

(8)基础护理:做好生活护理,保证患者皮肤及床单的清洁;股动脉导管置入侧肢体制动,保持伸直,严禁弯曲,必要时用约束带保护;翻身时应保持置入侧下肢与身体成一直线,翻身不宜超过 40°;营养支持,适当按摩肢体,进行被动活动,应用气垫床以预防压疮。

二、主要护理问题

(1)躯体移动障碍:与插管制动有关。

(2)有受伤的危险:与穿刺有关。

(王英哲)

第十二节　临时起搏器应用护理技术

临时起搏器是采用电极导线经中心静脉送入右心室,电极接触心内膜,起搏器置于体外。常用于急性心肌梗死相关性心动过缓,非急性心肌梗死相关性心动过缓,某些不适合电复律、药物治疗无效或药物治疗有禁忌证的快速心律失常等。放置时间一般不超过1个月。

一、病情观察与评估

(1)监测生命体征,观察患者心率、心律变化。
(2)了解患者相关检查结果,如心电图、心脏彩超、凝血等检查结果。

二、护理措施

(一)术前护理

(1)向患者及家属介绍手术的必要性和安全性,手术的过程、方法和注意事项,缓解其紧张、恐惧等不良情绪。
(2)皮肤准备:通常临时起搏器经股静脉安置,故备皮范围是会阴部及双侧腹股沟。
(3)训练患者床上大小便,以免术后由于体位限制导致排便困难。
(4)行择期手术者,术前6小时需禁食。

(二)术中配合

严密监测心率、心律、呼吸及血压的变化,发现异常立即通知医师。

(三)术后护理

1.休息与活动
术后绝对卧床,取平卧位或左侧卧位,不能取右侧卧位,术侧肢体避免屈曲或活动过度。术后第1次活动应动作缓慢,防止跌倒。

2.观察起搏器工作情况
观察起搏阈值、起搏频率,判断有无自主心率,心率与起搏频率是否一致;观察有无电极导线移位或起搏器起搏感知障碍。

3.伤口护理
伤口局部以沙袋或弹力绷带加压6小时,每间隔2小时解除压迫5分钟。观察伤口有无渗血、红、肿,有无局部疼痛、皮肤变暗发紫、波动感等,及时发现出血、感染等并发症。每天换药1次,一般术后7天拆线。

4.穿刺侧肢体观察
观察右下肢皮温、皮肤颜色、足背动脉搏动情况。

5.感染预防
做好伤口护理,监测体温及血常规变化,遵医嘱应用抗生素3~5天,预防感染。

三、健康指导

(1)告知患者不要随意牵拉导线、抚弄起搏器置入部位。

（2）避免剧烈运动，装有起搏器的一侧肢体避免过度用力或外伸。

（3）避免强磁场或高电压场所，如核磁、激光等。移动电话远离起搏器至少 15 cm，拨打或接听电话时采用对侧。

（4）指导患者有胸闷、心悸等不适时，及时告知医务人员。

（张　倩）

第十三节　氧　疗　法

一、目的

提高动脉血氧分压和动脉血氧饱和度，增加动脉血氧含量，纠正各种因素导致的缺氧状态，促进组织的新陈代谢，维持机体正常生命活动。

根据呼吸衰竭的类型及缺氧的严重程度，选择给氧方法和吸入氧分数。Ⅰ型呼吸衰竭：PaO_2 在 6.7～8.0 kPa，$PaCO_2$＜6.7 kPa，应给予中流量（2～4 L/min）吸氧，吸入氧浓度＞35%。Ⅱ型呼吸衰竭：PaO_2 在 5.3～6.7 kPa，$PaCO_2$ 正常，间断给予高流量（4～6 L/min）高浓度（＞50%），若 PaO_2＞9.3 kPa，应逐渐降低吸氧浓度，防止长期吸入高浓度氧引起中毒。

供氧装置分氧气筒和管道氧气装置两种。

给氧方法分鼻导管给氧、氧气面罩给氧及高压给氧。

氧气面罩给氧适于长期使用氧气，患者严重缺氧、神志不清，病情较重者，氧气面罩吸入氧分数最高可达 90%，但由于气流及无法及时喝水，常会造成口腔干燥、沟通及谈话受限。而鼻导管给氧则没有这些问题。鼻导管给氧方法又分单侧鼻导管给氧法和双侧鼻导管给氧法。

吸氧方式的选择：严重缺氧但无二氧化碳潴留者，宜采用面罩吸氧（吸入氧分数最高可达 90%）；缺氧伴有二氧化碳潴留者可用双侧鼻导管吸氧方法。

二、准备

（一）用物准备

1.治疗盘外

氧气装置一套包括氧气筒（管道氧气装置无）、氧气流量表装置、扳手、用氧记录单、笔、安全别针。

2.治疗盘内

橡胶管、湿化瓶、无菌容器内盛一次性双侧鼻导管或一次性吸氧面罩、消毒玻璃接管、无菌持物镊、无菌纱布缸、治疗碗内盛蒸馏水、弯盘、棉签、胶布、松节油。

3.氧气筒

氧气筒顶部有一总开关，控制氧气的进出。氧气筒颈部的侧面，有一气门与氧气表相连，是氧气自氧气瓶中输出的途径。

4.氧气流量表装置

由压力表、减压阀、安全阀、流量表和湿化瓶组成。压力表测量氧气筒内的压力。减压阀是一种自动弹簧装置,将氧气筒流出的氧压力减至 $2 \sim 3$ kg/cm² $(0.2 \sim 0.3$ MPa),使流量平稳安全。当氧流量过大、压力过高时,安全阀内部活塞自行上推,过多的氧气由四周小孔流出,确保安全。流量表是测量每分钟氧气的流量,流量表内有浮标上端平面所指的刻度,可知氧气每分钟的流出量。湿化瓶内盛 $1/3 \sim 1/2$ 蒸馏水或 $20\% \sim 30\%$ 乙醇(急性肺水肿患者吸氧时用,可降低肺泡内泡沫的表面张力,使泡沫破裂,扩大气体和肺泡壁接触面积使气体易于弥散,改善气体交换功能),通气管浸入水中,湿化瓶出口与鼻导管或面罩相连,湿化氧气。

5.装表

把氧气放在氧气架上,打开总开关放出少量氧气,快速关上总开关,此为吹尘(为防止氧气瓶上灰尘吹入氧气表内)。然后将氧气表向后稍微倾斜置于气阀上,用手初步旋紧固定然后再用扳手旋紧螺帽,使氧气表立于氧气筒旁,按湿化瓶,打开氧气检查氧气装置是否漏气,氧气输出是否通畅后,关闭流量表开关,推至病床旁备用。

(二)患者、护理人员及环境准备

患者了解吸氧目的、方法、注意事项及配合要点。取舒适体位,调整情绪。护理人员应衣帽整齐,修剪指甲,洗手,戴口罩。环境安静,整洁,光线、温度、湿度适宜,远离火源。

三、操作步骤

(1)携用物至病床旁,再次核对患者。

(2)用湿棉签清洁患者双侧鼻腔,清除鼻腔分泌物。

(3)连接鼻导管及湿化瓶的出口。调节氧流量,轻度缺氧 $1 \sim 2$ L/min,中度缺氧 $2 \sim 4$ L/min,重度缺氧 $4 \sim 6$ L/min,氧气筒内的氧气流量=氧气筒容积(L)×压力表指示的压力(kg/cm)。

(4)鼻导管插入患者双侧鼻腔约 1 cm,鼻导管环绕患者耳部向下放置,动作要轻柔,避免损伤黏膜、根据情况调整长度。

(5)停止用氧时,首先取下鼻导管(避免误操作引起肺组织损伤),安置患者于舒适体位。

(6)关流量表开关,关氧气筒总阀,再开流量表开关,放出余气,再关流量表开关,最后砌表(中心供氧装置,取下鼻导管后,直接关闭流量表开关)。

(7)处理用物,预防交叉感染。

(8)记录停止用氧时间及效果。

四、注意事项

(1)用氧时认真做好四防:防火、防震、防热、防油。

(2)禁用带油的手进行操作,氧气和螺旋口禁止上油。

(3)氧气筒内氧气不能用完,压力表指针应>5 kg/cm² (0.5 MPa)。

(4)防止灰尘进入氧气瓶,避免充氧时引起爆炸。

(5)长期、高浓度吸氧者观察患者有无胸骨后烧灼感、干咳、恶心、呕吐、烦躁及进行性呼吸困难加重等氧中毒现象。

(6)长期吸氧,吸氧浓度应<40%。氧气浓度与氧流量的关系:吸氧浓度(%)=21+4×氧气流量(L/min)。

(李淑静)

第十四节 雾 化 吸 入

一、操作目的

(1)用于止咳平喘,帮助患者解除支气管痉挛。

(2)改善肺通气功能。

(3)湿化气道。

(4)预防和控制呼吸道感染。

二、操作流程

(一)评估
(1)患者的心理状态,合作程度。

(2)对氧气雾化吸入法的认识。

(3)环境整齐、安静,用氧安全的认识。

(二)准备
(1)按需备齐用物,根据医嘱备药。

(2)环境:四防(火、油、热、震)。

(3)查对、解释。

(三)雾化实施
(1)取坐位、半坐卧位。

(2)将氧气雾化吸入器与氧气连接,调节氧气流量(8~10 L/min),检查出雾情况。

(3)协助患者将喷气管含入口中并嘱其紧闭双唇作深慢呼吸。

(四)处理
(1)吸毕,取下雾化器,关闭氧气开关,擦净面部,询问感觉,采取舒适卧位。

(2)观察记录:雾化吸入的情况。

(3)用物:妥善清理,归原位。

三、操作关键环节提示

(1)每次雾化吸入时间不应超过 20 分钟,如用液体过多应计入液体总入量内。若盲目用量过大有引起肺水肿或水中毒的可能。

(2)有增加呼吸道阻力的可能。当雾化吸入完几小时后,呼吸困难反而加重,除警惕肺水肿外,还可能是由于气道分泌物液化膨胀阻塞加重的原因。

(3)预防呼吸道再感染。由于雾滴可带细菌入肺泡,故有可能继发革兰阴性杆菌感染,不但要加强口、鼻、咽的卫生护理,还要注意雾化器、室内空气和各种医疗器械的消毒。

(4)长期雾化吸入治疗的患者,所用雾化量必须适中。如果湿化过度,可致痰液增多,对危重患者神志不清或咳嗽反射减弱时,常可因痰不能及时咳出而使病情恶化甚至死亡。如果湿化不够,则很难达到治疗目的。

(5)注意防止药物吸收后引起的不良反应。

(6)过多长期使用生理盐水雾化吸入,会因过多的钠吸收而诱发或加重心力衰竭。

(7)雾化器应垂直拿,用面罩罩住口鼻或用口含嘴,在吸入的同时应作深吸气,使药液充分到达支气管和肺内。

(8)氧流量调至 4～5 L/min,请不要擅自调节氧流量,禁止在有氧环境附近吸烟或燃明火。

(9)雾化前半小时尽量不进食,避免雾化吸入过程中气雾刺激,引起呕吐。

(10)每次雾化完后要及时洗脸或用湿毛巾抹干净口鼻部留下的雾珠,防止残留雾滴刺激口鼻皮肤,以免引起皮肤过敏或受损。

(11)每次雾化完后要协助患者饮水或漱口,防止口腔黏膜二重感染。

(乔继华)

第十五节　机械吸痰法

一、目的

清除呼吸道分泌物,保持呼吸道通畅,预防并发症发生。适用于排痰无力、痰液黏稠、意识不清、危重、老年体弱者。可通过患者口腔、鼻腔、气管插管或气管切开处进行负压吸引。

二、准备

(一)用物准备

治疗盘外:电动吸引器或中心吸引器包括马达、偏心轮、气体过滤器、压力表、安全瓶、贮液瓶、开口器、舌钳、压舌板、电源插座等。

治疗盘内:带盖缸 2 只(1 只盛消毒一次性吸痰管若干根、1 只盛有消毒液的盐水瓶)、消毒玻璃接管、治疗碗 2 个(1 只内盛无菌生理盐水、1 只内盛消毒液用于消毒玻璃接管)、弯盘、消毒纱布、无菌弯血管钳 1 把、消毒镊子 1 把、棉签 1 包、液状石蜡、冰硼散等,急救箱 1 个备用。

(二)患者、护理人员及环境准备

患者取舒适体位,稳定情绪,了解吸痰目的、方法、注意事项及配合要点。护理人员应衣帽整齐,修剪指甲,洗手,戴口罩。环境安静、整洁、光线、温度、湿度适宜。

三、操作步骤

(1)携用物至病床旁,接通电源,打开开关,调节负压,检查吸引器性能。

(2)检查患者口腔(昏迷患者可借助压舌板及开口器)、鼻腔,有无义齿,如有应先取下活动义齿,患者头部转向一侧,面向操作者。

(3)连接吸痰管,先吸少量生理盐水。用于检查吸痰管是否通畅,并润滑吸痰管前端。

(4)一手反折吸痰管末端,另一手持无菌弯血管钳或无菌镊子夹取吸痰管前端,插入口咽部 10～15 cm(过深可触及支气管处,易堵塞呼吸道)后,放松吸痰管末端,先吸口咽部分泌物,再吸气管内分泌物。吸痰时采取上下左右旋转向上提吸痰管的方法,有利于呼吸道分泌物吸出,避免损伤呼吸道黏膜。每次吸引时间少于 15 秒,防止缺氧。

(5)吸痰管拔出后,用生理盐水抽吸。防止分泌物堵塞吸痰管。

(6)观察患者呼吸道是否畅通及面部、呼吸、心率、血压等情况及吸出液的色、质、量。

(7)协助患者擦净面部分泌物,整理床单位,取舒适体位。

(8)处理用物,吸痰管玻璃接头清洁后,放入盛有消毒液的治疗碗中浸泡,或清洁后,置低温消毒箱内消毒备用。

(9)洗手,观察并记录治疗效果与反应。

四、注意事项

(1)严格无菌操作,吸痰管应即吸即弃。

(2)吸痰动作应轻柔,以防呼吸道黏膜损伤。

(3)痰液黏稠者可配合叩击、雾化吸入,提高治疗效果。

(4)储液瓶内的液体不得超过 2/3。

(5)每次吸痰时间不超过 15 秒,以免缺氧。

(6)两次吸痰间隔不少于 30 分钟。

(7)气管隆嵴处不宜反复刺激,避免引起咳嗽反射。

（汪　静）

第十六节　导　尿　术

一、目的

(1)为尿潴留患者解除痛苦;使尿失禁患者保持会阴清洁、干燥。

(2)收集无菌尿标本,做细菌培养。

(3)避免盆腔手术时误伤膀胱,为危重、休克患者正确记录尿量,测尿比重提供依据。

(4)检查膀胱功能,测膀胱容量、压力及残余尿量。

(5)鉴别尿闭和尿潴留,以明确肾功能不全或排尿功能障碍。

(6)诊断及治疗膀胱和尿道的疾病,如进行膀胱造影或对膀胱肿瘤患者进行化学治疗(简称化疗)等。

二、准备

(一)物品准备

治疗盘内:橡皮圈 1 个,别针 1 枚,备皮用物 1 套,一次性无菌导尿包 1 套(治疗碗 2 个、弯盘、双腔气囊导尿管根据年龄选不同型号尿管,弯血管钳 1 把、镊子 1 把、小药杯内置棉球若干个,液状石蜡棉球瓶 1 个,洞巾 1 块),弯盘 1 个,一次性手套 1 双,治疗碗 1 个(内盛棉球若干个),弯血管钳 1 把、镊子 2 把,无菌手套 1 双,常用消毒溶液如 0.1%苯扎溴铵(新洁尔灭)、0.1%

氯己定等,无菌持物钳及容器 1 套。

治疗盘外:小橡胶单和治疗巾 1 套(或一次性治疗巾),便盆及便盆巾。

(二)患者、护理人员及环境准备

使患者了解导尿的目的、方法、注意事项及配合要点。取仰卧屈膝位,调整情绪,指导或协助患者清洗外阴,备便盆。护理人员应衣帽整齐,修剪指甲,洗手,戴口罩。环境安静、整洁,光线、温度、湿度适宜,关闭门窗,备屏风或隔帘。

三、评估

(1)评估患者病情、治疗情况、意识、心理状态及合作程度。

(2)评估患者排尿功能异常的程度,膀胱充盈度及会阴部皮肤、黏膜的完整性。

(3)向患者解释导尿的目的、方法、注意事项及配合要点。

四、操作步骤

(1)操作者位于患者右侧,帮助患者取仰卧屈膝位,脱去对侧裤腿,盖在近侧腿上,对侧下肢和上身用盖被盖好,两腿略外展,暴露外阴部。

(2)将一次性橡胶单和治疗巾垫于患者臀下,弯盘放于患者臀部,治疗碗内盛棉球若干个。

(3)左手戴手套,右手持血管钳夹取消毒棉球做外阴初步消毒,按由外向内,自上而下,依次消毒阴阜、两侧大阴唇。

(4)左手分开大阴唇,换另一把镊子按顺序消毒大小阴唇之间—小阴唇—尿道口—自尿道口至肛门,减少逆行感染的机会。污棉球置于弯盘内,消毒完毕,脱下手套置于治疗碗内,污物放置治疗车下层。

(5)在患者两腿间打开无菌导尿包,用持物钳夹浸消毒液的棉球于药杯内。

(6)戴无菌手套,铺洞巾,使洞巾与包布内面形成无菌区域。嘱患者勿移动肢体保持体位,以免污染无菌区。

(7)按操作顺序排列好用物,用镊子取液状石蜡棉球,润滑导尿管前端。

(8)左手拇指、示指分开并固定小阴唇,右手持弯持物钳夹取消毒棉球,按由内向外,自上而下顺序消毒尿道口、两侧小阴唇、尿道口,尿道口处要重复消毒一次,污棉球及弯血管钳置于弯盘内,右手将弯盘移至靠近床尾无菌区域边沿,便于操作。

(9)右手将无菌治疗碗移至洞巾旁,嘱患者张口呼吸,用另一只弯血管钳夹持导尿管对准导尿口轻轻插入尿道 4～6 cm,见尿液后再插入 1～2 cm。

(10)左手松开小阴唇,下移固定导尿管,将尿液引入治疗碗。注意询问患者的感觉,观察患者的反应。

(11)导尿毕,夹住导管末端,轻轻拔出导尿管,避免损伤尿道黏膜。撤下洞巾,擦净外阴,脱去手套置弯盘内,撤出臀部一次性橡胶单和治疗巾置治疗车下层。协助患者穿好裤子,整理床单位。

(12)整理用物。

(13)洗手,记录。

五、注意事项

(1)向患者及其家属解释留置导尿管的目的和护理方法,使其认识到预防泌尿道感染的重要性,并主动参与护理。

(2)保持引流通畅,避免导尿管扭曲堵塞,造成引流不畅。

(3)防止泌尿系统逆行感染。

(4)患者每天摄入足够的液体,每天尿量维持在 2 000 mL 以上,达到自然冲洗尿路的目的,以减少尿路感染和结石的发生。

(5)保持尿道口清洁,女患者用消毒棉球擦拭外阴及尿道口,如分泌物过多,可用 0.02% 高锰酸钾溶液冲洗,再用消毒棉球擦拭外阴及尿道口。

(6)每周定时更换集尿袋 1 次,定时排空集尿袋,并记录尿量。

(7)每月定时更换导尿管 1 次。

(8)采用间歇性夹管方式,训练膀胱反射功能。关闭导尿管,每 4 小时开放 1 次,使膀胱定时充盈和排空,促进膀胱功能的回复。

(9)离床活动时,应用胶布将导尿管远端固定在大腿上,集尿袋不得超过膀胱高度,防止尿液逆流。

(10)协助患者更换体位,倾听患者主诉,并观察尿液性状、颜色和量,尿常规每周检查一次,若发现尿液浑浊、沉淀、有结晶,应做膀胱冲洗。

(李 洁)

第十七节 膀胱冲洗术

一、目的

(1)对留置导尿管的患者,保持其尿液引流通畅。
(2)清除膀胱内的血凝块、黏液、细菌等异物,预防感染的发生。
(3)治疗某些膀胱疾病,如膀胱炎、膀胱肿瘤。

二、准备

(一)用物准备
治疗盘(消毒物品)1 套、无菌膀胱冲洗装置 1 套、冲洗液按医嘱备、弯血管钳 1 把、输液调节器 1 个,必要时备启瓶器、输液架各 1 个。

(二)患者、护理人员及环境准备
患者了解膀胱冲洗目的、方法、注意事项及配合要点。护理人员应衣帽整齐,修剪指甲,洗手,戴口罩。环境安静、整洁,光线、温度、湿度适宜,关闭门窗。

三、操作步骤

(1)准备物品和冲洗溶液(生理盐水、0.02% 呋喃西林溶液、3% 硼酸溶液、0.2% 氯己定溶液、

0.1％新霉素溶液、0.1％雷夫奴尔溶液、2.5％醋酸等），仔细检查冲洗液有无浑浊、沉淀或絮状物；备齐用物，携至患者床边。

（2）核对患者床号、姓名，向患者解释操作目的和过程。

（3）按医嘱取冲洗液，冬季冲洗液应加温至38～40 ℃，以防低温刺激膀胱，常规消毒瓶塞，打开膀胱冲洗装置，将冲洗导管针头插入瓶塞，严格执行无菌操作技术，将冲洗液瓶倒挂于输液架上，瓶内液面距床面60 cm，以便产生一定的压力使液体能够顺利滴入膀胱，排气后用弯血管钳夹导管。

（4）打开引流管夹子，排空膀胱，降低膀胱内压，便于冲洗液顺利滴入膀胱。

（5）夹毕引流管，开放冲洗管，使溶液滴入膀胱，调节滴速，滴速一般为60～80滴/分，以免患者尿意强烈，膀胱收缩，迫使冲洗液从导尿管侧溢出尿道外。

（6）待患者有尿意或滴入溶液200～300 mL后，夹毕冲洗管，放开引流管，将冲洗液全部引流出来后，再夹毕引流管。

（7）按需要量，如此反复冲洗，一般每天冲洗2次，每次500～1 000 mL，冲洗过程中，经常询问患者感受，观察患者反应及引流液性状。

（8）冲洗完毕，取下冲洗管，清洁外阴部，固定好导尿管。

（9）协助患者取舒适卧位，整理床单位，清理物品。

（10）洗手记录冲洗液名称、冲洗量、引流量、引流液性质，冲洗过程中患者的反应。

四、注意事项

（1）严格遵医嘱并根据病情准备冲洗液。

（2）根据膀胱冲洗"微温、低压、少量、多次"的原则进行冲洗。

（3）保持冲洗管及引流管的无菌，冲洗过程中注意无菌原则。

（4）冲洗过程若患者出现不适或有出血情况，应立即停止冲洗，并与医师联系。

（5）如滴入治疗用药，须在膀胱内保留30分钟后再引流出体外，有利于药液与膀胱内液充分接触，并保持有效浓度。

（6）冲洗时不宜按压膀胱。

（张　遥）

第十八节　灌　肠　术

一、目的

（1）刺激肠蠕动，软化和清除粪便，排出肠内积气，减轻腹胀。

（2）清洁肠道，为手术、检查和分娩做准备。

（3）稀释和清除肠道内有害物质，减轻中毒。

（4）为高热患者降温。

根据灌肠的目的不同分为保留灌肠和不保留灌肠。不保留灌肠按灌入液体量不同,分大量不保留灌肠和小量不保留灌肠(小量不保留灌肠适用于危重患者、老年体弱、小儿、孕妇等)。

二、准备

(一)物品准备

治疗盘内备通便剂(按医嘱备)、一次性手套 1 双、剪刀(用开塞露时)1 把,弯盘 1 个,卫生纸、纱布 1 块。

治疗盘外备:温开水(用肥皂栓时)适量、屏风、便盆、便盆布 1 个。

(二)患者、护理人员及环境准备

患者了解通便目的、方法、注意事项及配合要点。取侧卧屈膝位,调整情绪,指导或协助患者清洗肛周,备便盆。护理人员应衣帽整齐,修剪指甲,洗手、戴口罩。环境安静、整洁,光线、温度、湿度适宜,关闭门窗,备屏风或隔帘,保护患者隐私,消除紧张、恐惧心理,取得合作。

三、评估

(1)评估患者病情、治疗情况、意识、心理状态及合作度。

(2)评估患者的腹胀情况,肛周皮肤和黏膜的完整性。

四、操作步骤

(1)关闭门窗,用屏风遮挡患者,保护患者隐私。

(2)条件许可患者可帮助其取左侧卧位,双腿屈曲,背向操作者,暴露肛门,便于操作。

(3)患者臀部移至床沿,臀下铺一次性尿垫,保持床单位清洁,便器放置在床旁。

(4)将弯盘置于臀部旁,用血管钳关闭灌肠筒胶管倒灌肠液于筒内,悬挂灌肠筒于输液架上,灌肠筒内液面与肛门距离不超过 30 cm。

(5)将玻璃接头一头连接肛管,另一头连接灌肠筒胶管。

(6)戴一次性手套,一手分开肛门,暴露肛门口,嘱患者张口呼吸,使患者放松便于插管,另一手将肛管轻轻旋转插入肛门,沿着直肠壁进入直肠 7~10 cm。

(7)固定肛管,打开血管钳,缓缓注入灌肠液,速度不可过快过猛,以防刺激肠黏膜,出现排便。

(8)用血管钳关闭灌肠筒胶管,一手持卫生纸紧贴肛周下沿,防止灌肠液流出,另一手将肛管轻轻拔出,置弯盘内。

(9)擦净肛周,协助患者取舒适卧位,灌肠液在体内保留 10~20 分钟后再排便。充分软化粪便,提高灌肠效果。

(10)清理用物。

(11)协助患者排便,整理床单位。洗手、记录。

五、注意事项

(1)灌肠液温度控制在 38 ℃,温度过高损伤肠黏膜,温度过低可引起肠痉挛。

(2)灌肠如遇患者有便意、腹胀时,嘱患者做深呼吸,让灌肠液在体内尽量保留 10~20 分钟后再排便。

(3)消化道出血、急腹症、妊娠、严重心血管疾病患者禁忌灌肠。

六、相关护理方法

(一)人工取便术

(1)条件许可患者可帮助其取左侧卧位,双腿屈曲,背向操作者,暴露肛门,便于操作。

(2)患者臀下铺一次性尿垫保持床单位清洁,便器放置在床旁。

(3)戴一次性手套,在右手示指端倒1～2 mL 的2%利多卡因,插入肛门停留5分钟,利多卡因对肛管和直肠起麻醉作用,能减少刺激,减轻疼痛。

(4)嘱患者张口呼吸,轻轻旋转插入肛门,沿着直肠壁进入直肠。

(5)手指轻轻摩擦,松弛粪块,取出粪块,放入便器,重复数次,直至取净,动作轻柔,避免损伤肠黏膜或引起肛周水肿。

(6)取便过程中注意观察患者的生命体征和反应,如发现面色苍白、出汗、疲惫等表现,应暂停,休息片刻,若患者心率明显改变,应立即停止操作。

(7)操作结束,清洗肛门和臀部并擦干,病情许可时可行热水坐浴,促进局部血液循环,减轻疼痛防止病原微生物传播。

(8)整理消毒用物,洗手并做记录。

(9)注意事项:有肛门黏膜溃疡、肛裂及肛门剧烈疼痛者禁用此法。

(二)便秘的护理

(1)正确引导,合理安排膳食结构。

(2)协助患者适当增加运动量。

(3)养成良好的排便习惯。

(4)腹部进行环形按摩,通过按摩腹部,刺激肠蠕动,促进排便。方法:用右手或双手叠压稍微按压腹部,自右下腹盲肠部开始,依结肠蠕动方向,经升结肠、横结肠、降结肠、乙状结肠做环形按摩,或在乙状结肠部,由近心端向远心端做环形按摩,每次5～10分钟,每天2次。可由护士操作或指导患者自己进行。

(5)遵医嘱给予口服缓泻药物,禁忌长期使用,产生依赖性而失去正常的排便功能。

(6)简便通便术包括通便剂通便术和人工取便术。是患者及家属经过护士指导,可自行完成的一种简单易行、经济有效的护理技术。常用剂通便剂有开塞露(由50%的甘油或少量山梨醇制成,装于塑料胶壳内一种溶剂)、甘油栓(由甘油和硬脂酸制成,为无色透明或半透明栓剂,呈圆锥形,密封于塑料袋内一种溶剂,需冷藏储存)、肥皂栓(将普通肥皂削成底部直径1 cm,长3～4 cm圆锥形栓剂)。具有吸收水分、软化粪便、润滑肠壁刺激肠蠕动的作用。人工取便术是用手指插入直肠,破碎并取出嵌顿粪便的方法。常用于粪便嵌塞的患者采用灌肠等通便术无效时,以解除患者痛苦的方法。

(张 遥)

第十九节　骨牵引护理

一、目的

(1)牵拉关节或骨骼,使脱位的骨折复位,并保持复位后的位置。

(2)牵拉及固定关节,以减轻关节面所承受的压力,缓解压力,使局部休息。

(3)需要矫正和预防因肌肉萎缩导致的畸形。

二、评估

(一)评估患者

(1)双人核对医嘱。

(2)核对床号、姓名、病历号和腕带(请患者自己说出床号和姓名)。

(3)评估患者皮肤有无外伤,感觉运动循环障碍(静脉曲张、慢性皮炎),足背动脉搏动情况。

(4)告知患者骨牵引的目的和方法,做好解释工作,以取得配合。

(二)评估环境

安静整洁,宽敞明亮,备有牵引床,无障碍物。

三、操作前准备

(一)人员准备

仪表整洁,符合要求。洗手,戴口罩。

(二)物品准备

选择合适牵引重量,并检查牵引绳是否牢固、牵引架是否固定及滑轮是否灵活。

四、操作程序

(1)核对患者床号、姓名、病历号和腕带(请患者自己说出床号和姓名)。

(2)进行骨牵引前,观察患者皮肤有无外伤,感觉运动血液循环情况及足背动脉搏动。

(3)牵引期间,指导患者练习股四头肌等长收缩和踝关节背伸跖屈,增强肌力,预防关节僵直及足下垂。

(4)保持牵引肢体位置(外展中立位)及牵引的连续性,不可随意改变牵引重量、放松牵引绳和挪动牵引架及牵引弓,重锤应悬空不可随意上提,保持牵引与反牵引平衡。

(5)定期检查牵引弓处螺钉是否旋紧,防止滑脱。

(6)布朗架上布袋松紧适宜,保证膝关节与布朗架的轴节平齐,发生移位及时纠正。

(7)牵引针孔处需用无菌纱布覆盖,定时更换,每天用 75% 乙醇擦拭针孔处 $1\sim2$ 次,预防感染。

(8)冬季暴露肢体注意保暖。

五、护理注意事项

(1)牵引重量为患者体重的 1/10~1/7,不可随意增减重量,以免影响骨折复位或肢体畸形的矫正。

(2)经常检查牵引架的位置,如有错位或松动,及时通知医师,并配合医师进行处理。

(3)注意牵引绳是否受阻,牵引重量是否合适,牵引绳应与患肢长骨纵轴方向保持一致。

(4)牵引的重锤应悬空,不可着地或靠于床沿上,滑轮应灵活。

(赵丽丽)

第二十节 石膏固定护理

医用石膏是利用其加热、脱水、再遇水分时便可结晶硬化的特性,以达到固定骨折、制动肢体的目的,常用于骨折整复的固定、畸形矫正、关节损伤及关节脱位复位后的固定等。

一、病情评估

(1)石膏固定局部软组织受压情况。

(2)有无石膏表面浸血、石膏边缘渗血及擦伤。

(3)患肢血液循环情况。

(4)患肢感觉及运动情况。

(5)患肢肿胀情况。

(6)固定肢体肿胀消除程度。

二、护理问题

(一)自理缺陷
自理缺陷与石膏固定肢体、医疗限制有关。

(二)有压疮的危险
压疮与石膏压迫肢体有关。

(三)潜在的并发症
石膏综合征、肢体血液循环障碍、肌肉萎缩。

(四)知识缺乏
患者不了解石膏固定后的自我护理知识等。

三、护理目标

(1)石膏不变形、不折断。

(2)预防压疮。

(3)患者及家属掌握石膏固定的相关知识。

四、护理措施

(一)搬动与体位

(1)石膏硬固后才能搬动患者,可采取措施促使石膏干固,如适当的通风、灯烤或电吹风吹干等。搬运患者时要防止石膏折断或变形,要用手掌平托,不能用手指抓捏,以免造成石膏凹陷压迫皮肤。髋人字石膏固定患者翻身时,应将患者托起悬空翻转。

(2)抬高患肢以利于静脉回流,减轻肢体肿胀。上肢可用绷带悬吊将前臂抬高,下肢用枕垫垫起以抬高患肢,使足跟部悬空。石膏凹陷部位如腘窝、腰部也应垫起,以避免骨隆突部位受压。

(二)保持石膏的清洁

1.观察肢体血液循环

注意有无皮肤发绀或苍白、肿胀,有无剧烈疼痛,指(趾)是否发凉、麻木、不能活动等,发现上述情况说明石膏包扎过紧,应拆除或松解石膏,以防发生肢端坏死或缺血性肌挛缩。注意松解石膏管形时,应沿石膏的长轴纵形剖开,但不能仅在石膏的一端做不完全的剖开,还应将石膏及其下面的绷带或衬垫全部切开,直至皮肤完全显露于剖开的空隙内。

2.观察出血情况

伤口出血时,血液可渗透到石膏表面上,可用笔沿血迹的边缘做记号,观察血迹有无扩大。出血较多时可能从石膏边缘或身体低处流出,因此需注意观察。

3.预防石膏压迫而致神经麻痹

石膏包扎过紧可能压迫周围神经,导致神经麻痹。如发现患肢指(趾)端不能自主活动、皮肤感觉减退甚至消失,但肢体血液循环良好,应考虑是否有神经受压,需在受压部位开窗减压或更换石膏。

4.观察石膏内有无异常气味

如有腐臭气味,说明石膏内伤口感染或有压疮形成造成组织坏死,应立即开窗检查。

(三)并发症的护理

1.骨筋膜室综合征

石膏包扎过紧或肢体肿胀严重时可导致骨筋膜室综合征,表现为患肢持续性剧烈疼痛、明显肿胀、皮肤苍白、皮温升高、指(趾)屈曲、被动伸指(趾)时疼痛剧烈。一旦发现应立即拆除石膏。如处理不及时或处理不当,可导致肢体缺血性肌挛缩,甚至肢体坏死。

2.压疮

应定时协助患者翻身、预防压疮。加强骨隆突部位的按摩以促进局部血液循环,经常检查石膏边缘及骶尾部、足跟等皮肤有无压疮早期症状,以便早期处理。如石膏内有分泌物和臭味,可开窗检查有无石膏内压疮。

3.化脓性皮炎

固定部位皮肤不清洁、皮肤有擦伤及软组织严重挫伤形成水疱后破溃导致化脓性皮炎,应及时告知医师开窗处理。

4.石膏综合征

固定躯干部后患者发生的急性胃扩张,常见于石膏背心、髋人字石膏或蛙形石膏固定患者,要注意预防其发生。包扎石膏不要过紧,开窗修整时要留出进食后腹部膨出的空隙;避免脊柱过度伸展;饮食宜少量多餐,避免暴饮暴食;注意要适当地变换体位,如侧卧或俯卧,以缓解对十二指肠横部的压迫。

5.关节僵硬和失用性骨质疏松

固定需固定骨折部位上下关节,如固定时间过长,又缺乏功能锻炼,纤维蛋白沉积在滑膜、关节囊及肌肉间,可引起粘连而导致关节僵硬;活动减少、骨骼脱钙可发生骨质疏松。因此,要积极地进行适当的功能锻炼,练习患肢肌肉等长收缩、患肢指(趾)伸屈活动及健肢的全关节活动。

6.坠积性肺炎

固定需长期卧床者,呼吸道引流不畅,分泌物沉积容易引起坠积性肺炎。预防的办法是加强未固定部位的功能锻炼和定时翻身、拍背,鼓励患者深呼吸、咳嗽,以利于排痰。

(四)拆石膏的护理

1.皮肤护理

石膏的刺激,石膏内皮肤的干燥,可有鳞屑或痂皮产生。拆石膏后,应用温水清洁皮肤,然后涂以润肤霜保护皮肤。皮肤瘙痒时,不能搔抓皮肤,以免皮肤破损。

2.防止失用性水肿的发生

石膏拆除后,因血液循环已适应坚硬的外固定,突然解除,可形成水肿,引起关节粘连,关节功能恢复缓慢。拆除石膏后可穿弹力袜或缠弹性绷带。若肢体明显肿胀,应使患者卧床休息并将患肢抬高 24 小时后再穿弹力袜,持续使用至肢体的肌张力和血液循环恢复。

五、健康指导

(一)医疗护理措施的配合

(1)向患者讲解石膏固定的目的、作用、意义。

(2)告诉患者和家属预防石膏变形、折断的相关知识。①石膏未干前告知家属尽量少搬动患者,需更换体位时,要用手掌平托石膏固定的患肢,切忌用手指抓捏石膏,防止石膏凹陷处皮肤受压后出现缺血性坏死。②向患者及家属讲清楚不可在石膏上面放置重物,也不能将石膏固定的患肢放置在硬质的床板或地板上,以免引起石膏断裂、变形,使骨折端再次发生移位。③石膏未干前,不要在上面盖棉被,天冷时用局部照明灯烤干,天热时用电风扇吹干。

(3)鼓励患者及时说出身体的不适,及早发现问题。

(4)告诉患者及家属石膏干后,不要再使其受潮。

(5)石膏干后如搬动患者时,要向家属讲清楚,切忌对关节处施加屈曲成角的压力以免因其脆性增加和杠杆作用,使石膏在关节处发生断裂,因此,翻身或变动体位时,一定要有专人保护石膏。

(6)教会患者及家属避免石膏污染的知识与技巧:①颈胸部石膏、石膏背心的患者在进餐时应注意用餐巾或颌下垫毛巾,以防止污染石膏。②告知家属应及时料理患者的大小便,妥善放置便器,避免髋人字石膏和下肢长腿管型石膏被尿、便污染。③应及时清除伤口分泌物,包扎伤口敷料的厚度要够,以能充分吸收渗血和渗液而不污染石膏为主。④如患者患肢需放置冲洗引流管时,应建议医师在伤口周围填塞足够的纱布,防止冲洗液和引流液流入石膏内造成污染。⑤告知医师在为患者石膏固定部位的邻近伤口换药时,用治疗巾隔开并遮挡,可防止敷料和分泌物污染石膏。⑥告知患者及家属应将石膏固定的肢体抬高放置,高于心脏水平线 20 cm,以促进静脉血液和淋巴液回流,减轻患肢的肿胀。⑦教会患者及家属观察肢体血液循环障碍的先兆,当患者出现肢体疼痛难忍、末梢肿胀明显、皮温较健侧低、感觉迟钝、足背动脉或桡动脉搏动减弱时,均应立即报告医护人员。⑧告知患者如出现某一固定部位持续性疼痛时常是压疮的早期症状,一定要及时告诉医护人员。⑨教会家属利用嗅觉进行观察的方法,如石膏内有腐臭气味时,表明石膏内有压疮、溃疡形成,或石膏内伤口有感染,应立即报告医师给予相应处理。

(二)日常活动

(1)向患者及家属讲解石膏固定的患肢进行功能锻炼的意义和方法。

(2)指导患者做石膏固定肢体肌肉收缩活动和邻近关节的屈伸活动。

(3)指导患者应加强未行石膏固定肢体的主动活动,防止肌肉失用性萎缩。

(4)病情允许的情况下,鼓励并指导患者下床活动,应先在床边站立,后借助于拐杖、助行器做短距离的行走。

(5)教会患者及家属掌握功能锻炼的方法,并评价患者及家属主动和被动活动的方法是否正确。

(6)告知家属在石膏拆除后,应继续每天按摩肌肉 2～4 次,并督促患者加强主动活动。

(三)综合征的发生和表现

向行头颈胸、躯干、髋人字石膏固定的患者解释可能会发生石膏综合征的情况,以减轻恐惧感,配合治疗。石膏综合征的表现主要为腹胀、腹痛、恶心、呕吐等。

(赵丽丽)

第四章　门诊护理管理

第一节　门诊护理概述

一、门诊优质护理服务项目

（1）送患者住院：门诊值班医师确定需引导住院的非急症患者。由内、外、妇科医师向分诊台人员提出要求，分诊护士负责协调完成此项工作。

（2）60岁以上老人陪诊服务：门诊值班医师确认独自就诊的60岁以上老人，有导诊需求的患者。由门诊各个科室值班医师向门诊部导医台提出要求，导医护士负责协调完成此项工作。

（3）为慢性病患者代购药品服务：由门诊值班医师向门诊部导医台提出要求，提供患者的联系方式，导医护士负责协调完成此项工作。

二、门诊预检分诊管理

（1）预检护士由资深护士担任，同时具有高度的责任心。严格遵守卫生管理法律、法规和有关规定，认真执行临床技术操作规范以及有关工作制度。

（2）患者来院就诊，预检护士严格按照"一看、二问、三检查、四分诊、五请示"原则，正确分诊。

（3）根据《中华人民共和国传染病防治法》有关规定，预检护士对来就诊患者预先进行有关传染病方面的甄别、检查与分流。发现传染病或疑似传染病患者，通知专科医师到场鉴别，排除者到相应普通科就诊；疑似者发放口罩、隔离衣等保护用具，专人护送到特定门诊，并对接诊区进行消毒处理。由特定门诊预检护士按要求通知医务科、公共卫生科、门诊办公室，并做好传染病登记工作。

（4）如遇患者病情突变急需抢救时，预检护士立即联系医师就地抢救；同时联系急诊，待病情许可，由专人护送至急诊。

（5）遇突发事件，预检护士立即通知医务科、护理部、门诊办公室，按相关流程启动应急预案。

三、门诊治疗室管理

（1）治疗室的布局合理，清洁区、污染区分区明确，标志清楚。

（2）环境清洁、干燥，有专用清洁工具，每天2次清洁地面。如有脓、血、体液污染，及时用

2 000 mg/L含氯消毒液擦拭消毒。

(3)护士按各自岗位职责工作,无关人员不得入内。

(4)无菌物品按消毒日期前后顺序使用,摆放整齐,有效期为 1 周。使用后的器械等物品,统一送供应室处理。无菌物品(棉球、纱布等)一经打开,使用时间最长不超过 24 小时,提倡使用小包装。疑似过期或污染的无菌物品需重新消毒,不得使用。

(5)治疗车上物品应摆放有序,上层为清洁区、下层为污染区。车上应备有快速手消毒液或消毒手套。

(6)治疗室每天紫外线进行空气消毒,做好记录。

(7)每天开窗通风,保持空气流通。

四、门诊患者及家属健康教育规划

门诊健康教育是通过有计划、有组织、有系统的信息传播和行为干预,促使患者及家属自觉地采纳有益于健康的行为和生活方式,消除或减轻影响健康的危险因素,预防疾病、促进健康、提高生活质量。

(一)门诊健康教育的目的

通过健康教育稳定患者情绪,维持良好医疗程序。同时让患者获得卫生保健知识,树立健康观念,自愿采纳有利于健康的行为和生活方式。

(二)门诊健康教育的服务对象

门诊患者及家属。

(三)门诊健康教育的策略

(1)因人、因病实施健康教育,并将健康教育伴随医疗活动的全过程。在就诊过程中,护士随时与患者进行交谈,针对不同需求,进行必要而简短的解释、说明、指导、安慰。

(2)健康教育内容精炼、形式多样,具有针对性和普遍性。

(四)门诊健康教育的形式

1.语言教育方法

健康咨询、专题讲座、小组座谈。

2.文字教育方法

卫生标语、卫生传单、卫生小册子、卫生报刊、卫生墙报、卫生专栏、卫生宣传画等。

3.形象化教育方法

图片、照片、标本、模型、示范、演示等。

4.电化教育方法

广播、投影、多媒体等。

(五)门诊健康教育的方法

1.接诊教育

在分诊过程中通过与患者交流,了解心理、识别病情的轻重缓急,安排患者就诊科室。

2.候诊教育

护士对候诊患者进行健康知识宣教,设置固定的健康教育课程,内容以常见病、多发病、流行病的防治知识为主,形式多样、内容精炼、语言通俗易懂。通过健康教育安抚患者情绪,向患者和家属传播卫生科学常识及自我保健措施。

(董智莉)

第二节 门诊岗位要求

一、门诊总体岗位要求

(一)岗位职责要求

(1)坚持以患者为中心,一切服务工作都要让患者满意。

(2)严格遵守医院作息时间,不迟到、早退,提前 10 分钟上岗,整理诊台,做好接诊准备。

(3)熟练掌握岗位要求,工作认真负责,坚守岗位。

(4)服务热情(微笑)、主动、周到,语言文明。

(5)执行首问负责制,耐心询问与解答患者,及时解决相关问题。不能解决的及时汇报科室主任/护士长。电话接听、记录详细、仔细,语气温和。

(6)遇危重、突发急症的患者,配合医师采取积极有效的抢救措施。

(7)就诊环境保持清洁、整洁、安静,做好患者就诊前、后的指导、宣教工作。

(8)维持就诊秩序,遇到高龄体弱、危重患者,与相关科室联系,合理安排就诊次序。危重患者、孤寡老人等特殊人员有专人护送。

(9)积极参加院、科组织的培训、学习和活动。

(二)仪表规范要求

(1)服装干净、整洁、衣扣齐全。内衣不外露,配穿护士鞋,白色棉袜或肉色丝袜。

(2)发型要求:长发使用统一的头花、发网盘起;短发不得过肩。头发前不过眉,不佩戴夸张头饰。不染颜色绚丽的发色,不留奇异发型。

(3)护士佩戴燕尾帽稳妥端正,前端距发际 4～5 cm,用两个银白色或白色发夹固定于帽后,发夹不得显露于帽子正面。

(4)上班画淡妆,妆色端庄、淡雅。口红颜色接近唇色。不留长指甲和涂带色指(趾)甲油。

(5)工作时禁止佩戴戒指、手镯、脚链、耳饰,颈部不可佩戴粗大或夸张项链。

(三)服务基本用语要求

态度和蔼、亲切自然、语言文明、语气柔和、用词通俗、表达准确、耐心细致、体贴周全,杜绝生、冷、硬、顶、推或斥责患者的现象。

(1)文明用语:请、您好、谢谢、对不起、再见。

(2)称呼用语:同志、先生、老师、女士、阿姨、叔叔、大姐、大哥、小朋友。

(3)公共用语:您好、对不起、不客气、谢谢、请进、请坐、请稍候、再见、我能帮您什么、请配合一下、谢谢合作、祝您早日康复、您走好、请多提宝贵意见。

二、门诊导诊护士

(一)岗位要求

(1)按照疫情防控要求,做好预检分诊工作。

(2)指导患者办理就诊卡及自助充值事项。

(3)维持门诊大厅就诊秩序,遇到高龄体弱、危重患者,与相关科室联系,合理安排就诊次序。危重患者、孤寡老人等患者主动护送。

(4)耐心解答电话咨询。

(5)提供便民服务,监督卫生工作。

(6)做好轮椅的集中发放和保管工作。

(7)站立式微笑服务,使用规范用语,热情接待咨询人员。

(8)完成门诊部主任、护士长交代的其他工作任务。

(二)服务语言要求

(1)患者首问咨询时,护士站立,说:"您好!""您好,有什么可以帮到您?""您好,您有什么需要我来做?""您好,请您稍等,我……""您好,我帮您问一下,请稍等。""您好,这个地方在……"。

(2)送患者坐电梯、楼梯或出门时,说:"请您慢走。""小心。""小心台阶。"或"您走好。"

(3)送患者到达诊区、诊室或其他辅助科室时等,说:"您好,这里是……,"回头交代到达区域工作人员"您好,这位…(称呼)需要……。""您好,这里是某某诊区,现在患者比较多,请您耐心等一下。"

(4)帮助患者取号,说:"很高兴为您服务。"

(5)患者送还轮椅、担架车物品时,说:"您好,交给我吧,让我来。""不客气。""您还有什么需要吗?""请您慢走。"

三、分诊人员

(一)岗位要求

(1)按候诊号的先后顺序依次安排患者就诊,认真维持好候诊秩序,正确分流患者。

(2)分配诊室"一医一患一陪护",以保护患者隐私,确保医师全神贯注地为患者诊治,提高工作效率。

(3)就诊前根据患者情况测量体温、脉搏、呼吸、血压,并记录于门诊病历上。

(4)全面观察候诊患者的病情变化,遇有高热、剧痛、出血、呼吸困难、休克等急性病症应立即安排患者提前就诊,必要时联系急诊科参与救治。

(5)如发现传染患者,应立即隔离诊治,及时向主管领导及时汇报,并做好消毒隔离工作。

(6)在诊疗过程中,要主动指导患者充值、取药、化验等,以缩短候诊时间,并使者及时得到治疗。

(7)协助做好门诊安全保卫工作,候诊区禁止吸烟,为患者提供安静、舒适、安全的就诊环境。

(8)参与门诊病区的抢救工作。

(二)服务语言要求

面带微笑,站姿规范,主动热情,上前询问:"您有什么事情需要我帮忙吗?""您有哪些问题不清楚,我给您解释一下?""现在候诊患者较多,请不要着急。""请到××诊室就诊。""请到这边坐一下。""看×科的患者较多,请您在此排队就诊,谢谢。""为保护患者隐私,请有序就诊,请在诊室外候诊!谢谢您的配合。""同志,对不起,请在此排队挂号、就诊,请自觉遵守秩序,谢谢您的配合。""对不起,这位专家今天不坐诊,我帮您联系另选一名专家好吗?"

四、儿童诊疗中心护士

(一)岗位要求

(1)做好预检分诊工作,对危重患儿优先安排就诊,发现病情变化时,立即配合医师处理。

(2)保持工作区域干净、整洁。

(3)根据实际工作情况填写各项记录本,如:药品、耗材清点记录、仪器设备保养记录等。

(4)协助医师工作,根据医嘱正确执行各项操作并登记。

(5)严格执行"三查九对",认真执行护理核心制度和操作规程。

(6)对中心内的区域进行消毒并记录。

(7)核对账目,不给患者多扣费和漏收费。

(8)及时巡视输液大厅,密切观察患儿在输液过程中病情变化,发现异常情况及时报告医师并记录。

(9)做好护理治疗的宣教工作。

(二)服务语言要求

面带微笑,主动热情,可说:"请您把药品给我,谢谢。""您把药品放在这里,我们会标记孩子姓名,不会出错,请放心。""请您帮孩子按压5~10分钟,谢谢您的配合。""输液过程中,请您不要随意调整输液滴数,如有需要,请及时联系我们工作人员。""小朋友用嘴含住这个管口,做深呼吸,然后用鼻子慢慢呼气,看阿姨怎么做。""小朋友雾化结束了,你感觉好点了吗?""家长您好,雾化结束后一定想着给孩子洗脸、漱口或者多喝水,以防声音嘶哑和口腔炎的发生。""小朋友你好,你以前吹过气球吗?""你过生日的时候吹蜡烛没有啊?""你不用紧张,没有一点疼痛的。"

五、健康管理中心

(一)岗位要求

服从主任/护士长的管理和工作安排,认真执行各项规章制度和操作流程。

1.机关、企事业单位来院体检

(1)检前:①根据各单位体检要求,打印发放体检指引单,引导受检者合理安排体检流程,另外要做好未按约定前来体检人员的工作安排。②组织、接待、引导、协调体检人员有序进行健康体检。③按照各科体检项目的要求,认真询问病史,并按各科体检程序进行检查,确保体检项目无遗漏。

(2)检中:①体检过程中对体检人员咨询的问题,要做好解答工作。②对体检中发现的阳性体征,应在体检表的相应栏目中要简明扼要地予以描述,防止简单下结论。

(3)检后:①发放体检结果时,执行保护性医疗制度,尊重受检客人的隐私权。②在健康管理师的指导下,针对管理客户提出并实施相关健康保健计划,以及临床医疗信息服务。③对体检人员的身体健康、日常生活、行为方式进行干预。④管理体检人员及体检团队,重点人群重点服务,建立良好的长期合作关系。

2.封闭式体检(征兵体检、公务员体检)

(1)负责确定相关单位体检时间、体检项目,协调各项目体检人员,布置封闭式体检场地。

(2)负责召开检前培训会,共同学习特殊体检项目标准、体检系统使用、体检结论下达等。

(3)负责物资准备(包括体检表、早餐等)、引导人员培训、报告整理汇总等。

(4)负责主检,统计体检人数及结果并反馈给单位,开具单位发票等。

(5)负责核对体检人数、钱数上报登记,统计参加体检人员考勤并上报人力资源科。

3.外出体检(高考学生体检、中小学生体检)

(1)负责沟通学校体检时间、体检项目,协调各项目体检人员,提前去学校布置体检场地。

(2)负责召开检前培训会,共同学习外出体检项目标准、体检系统使用、体检结论下达等。

(3)负责外出物资准备、引导人员培训、报告整理汇总、学生来院复查等。

(4)负责统计体检人数及结果、出具体检监测报告书、反馈给学校,开具单位发票等。

(5)负责核对体检人数、钱数上报登记,统计参加体检人员考勤并上报人力资源科。

4.其他事项

(1)每月与财务科核对团检单位结算费用的工作,并及时上报主任/护士长。

(2)每月双人核对个人体检人数及费用、各单位人员加项的工作,并及时上报主任/护士长。

(二)服务语言要求

(1)关于打印查体指引单,可采用:"您好,请问有什么可以帮您?""您是单位组织的查体吗?""提供一下您的身份证,好吗?""好的,请稍等。这是您的查体表,请您拿好进入各个诊室进行检查。等您检查完后,把体检表交回前台好吗?"

(2)关于前台导诊,可采用:"您好,请问有什么可以帮您?""XX 在走廊 X 边的位置,请您随我走。""不客气,您慢走。"

(3)关于彩超分号,可采用:"您好,请问有什么可以帮您?""您的彩超号是彩二 10 号,前面还有两个人,请稍等""请您进入彩超室等待区稍等,前面还有一人,一会医师会叫您。""您的彩超号是彩三 10 号,请您去西走廊进行彩超体检""您还有眼科等其他项目没查,就在您右手边方向,请您再去检查其他体检项目。""不客气,您慢走。"

(4)关于测量血压,可采用:"您好,请问有什么可以帮您?""请这边坐,我来帮您测一下。""请您坐好,伸出右胳膊,放松,别紧张。""马上开始测量,请不要动您的手臂,好吗?""您的血压正常。请您再去检查其他体检项目。""不客气,您慢走。"

(5)关于测肺功能,可采用:"您好,请问有什么可以帮您?""请这边坐,我来帮您测一下。""请您坐好,一只手捏着鼻子,嘴含着吹嘴,先吸一口气,再吹 6 秒(护士说 6 个吹)。""马上开始测量,请不要紧张,尽量配合我,好吗?""您的肺功能正常。请您再去检查其他体检项目。""不客气,您慢走。"

(6)关于测电测听,可采用:"您好,请问有什么可以帮您?""请这边坐,我来帮您测一下。""请您坐好,看一下检查示意图,先把耳机带上,右边是红色、左边是蓝色,听见声音无论大小一定要按。""马上开始测量,请不要紧张,尽量配合我,好吗?""您的电测听正常。请您再去检查其他体检项目。""不客气,您慢走。"

(7)关于测碳 13、碳 14 呼气试验,可采用:"您好,请问有什么可以帮您?"。碳 14:"请这边坐,请您把这个胶囊喝下去,15 分钟之后撕开包装袋,大头套上进行吹气,吹气 5 分钟后给我就可以了,慢慢吹,正常呼吸就可以了。"。碳 13:"请这边坐,请您先吹一口气把蓝袋子吹满,然后把这个胶囊喝下去,30 分钟之后吹红袋子。""您的结果会直接放到体检报告中。请您再去检查其他体检项目。""不客气,您慢走。"

(8)关于领取胃肠镜药品,可采用:"您好,请问有什么可以帮您?""请您跟我来,我来帮您拿一下。""这是您的药品,里面有玻璃瓶药品、一定要轻拿轻放,放到背光地方,千万不要放到冰箱里。""您稍等,给您登记一下,请您签字确认""请您去二楼内镜室进行预约,二楼医务人员会给您一张明白纸,上面会有具体用药时间。""不客气,您慢走。"

(9)关于收回查体人员查体表(前台),可采用:"您好,请问有什么可以帮您?""您把体检表交到我这里就可以。""您坐这里照张相,好吗?""照好了,请您第二天下午两点以后到主检室领取您的体检报告。""若您不方便来取,可留下邮箱给您发送电子版,或者留下地址给您邮寄纸质版。""若您着急要结果,我们会给您尽快出具结果,这是我们的电话,请于今下午4点左右打电话咨询结果。""不客气,您慢走。"

(10)关于查体科领取体检报告,可采用:"您好,请问有什么可以帮您?""有我为您详细讲解您的体检报告。请问,还有什么可以帮助您的吗?""不客气,您慢走。"

六、彩超室分诊人员

(一)岗位要求

(1)按要求提前上班,做好开诊前的清洁工作。

(2)每天登记医师出诊时间,做好工作量统计工作。

(3)保持诊室安静,维持一医一患一诊室。

(4)主动、热情接待患者,有问必答,做好解释工作

(5)熟悉本科医师特长及出诊时间,维护候诊室良好秩序,对高热、新生儿等特殊患者及急危重症患者优先做检查,并对其他患者做好解释工作。

(6)向候诊患者介绍有关本科室的情况。

(7)合理安排彩超预诊工作。

(二)服务语言要求

面带微笑,主动热情,可采用:"您好! 请问有什么可以帮您?""请让我看一下您的申请单,好吗?""已经给您排上号了,请您在大厅座位上耐心等待,注意大屏喊号提示,听到您的名字后到相应诊室检查"。"系统有点慢,请您稍等。""您好,这个单子不清晰,您稍等,我问一下开单大夫。""您检查的项目不能吃饭喝水,您吃饭喝水了吗?""您检查的项目需要鼓尿,外面有饮水机,您可以多喝点水。

七、门诊手术室

(一)岗位要求

(1)在主任/护士长的领导下进行工作。负责开诊、手术、治疗前后的准备工作。

(2)严格执行各项护理规章制度、无菌技术操作规程、查对制度,严防差错事故的发生。

(3)配合医师对患者进行检查,按医嘱给患者进行治疗、冲洗,手术配合与处置。

(4)负责手术室的整洁、保持安静,做好手术前后的健康宣教工作。

(5)负责手术室药品、物资、器材清点及保养、登记、统计工作。

(6)负责使用后的各种器械、物品的终末处理,严格执行消毒隔离制度。

(7)按照实施手术进行手术费用,术后做好各类登记工作,每月第一个工作日统计手术量并汇总上报护士长。

(8)完成上级领导交办的其他工作。

(二)服务语言要求

可采用:"您好,请把手术单给我看一下。""您叫什么名字吗? 马上就要给您手术了,请您躺(坐)好,不要太紧张,有什么不舒服,随时告诉我好吗?""您的手术做完了,谢谢合作。""给您取了病理标本,XX 时间到门诊三楼病理科取报告,谢谢合作。""这是门诊部的电话,您有任何问题可以电话联系。"

八、检验科护士

(一)岗位要求

(1)在主任/护士长的领导下,负责门诊患者的血液采集及采血室日常护理工作。

(2)严格执行无菌技术操作规程,熟练掌握静脉穿刺技术及外周采血技术。

(3)认真执行查对制度,核对患者的信息、检验项目,一旦发现有误,立即与开单医师核对,根据情况及时与检验人员有效沟通。

(4)严格执行一次性医疗用品使用管理制度,做到一人、一针、一管、一带。

(5)严格执行医疗废物管理有关规定,做好医疗废物的分类处理。

(6)做好当日工作量的核对、登记、统计工作。

(7)负责采血物品的请领和保管,并做好使用消耗登记负责采血室的清洁、消毒工作。

(8)采血后主动并详细告知患者及陪属领取报告的时间、地点及方法,必要时协助其领取报告。

(二)服务语言要求

可采用:"您好,请把化验条码给我,谢谢。""您化验的项目需要空腹抽血,您吃饭了吗?""请放松,不要动,采血不会很疼,一会儿就好。""请您按压 5~10 分钟。""请您 X 时刻到诊室门口自助机打印报告单,谢谢您的配合。""这个检查在 X 楼 X 区,您可以到那里去检查。""请您取号后在大厅候诊座椅上等待叫号。""您好,请出示医保卡或就诊电子码。""请带好您的随身物品。""请拿好您的扣费收据及化验条码。"或"请拿好您的扣费收据及检查单。"

九、内镜室护理人员

(一)岗位要求

(1)在主任/护士长的领导下进行工作。

(2)认真执行医院和本科室的各项规章制度和技术操作常规,严格查对制度,严防差错发生。

(3)做好开诊前的准备工作,保持内镜室整洁、安静。热情接待患者,维护就诊秩序。向患者交代检查前和检查中的注意事项,同时做好心理护理等健康宣教工作,解除思想顾虑,使患者愉快地接受检查。

(4)观察候诊患者的病情变化,对病情较重者予以提前就诊,对年老体弱和远道来的患者给予关照。

(5)预约时了解患者的病史及必要的化验检查结果,并做好登记。

(6)注意保护患者的隐私权。

(7)检查后要向患者及家属交代注意事项,严防并发症的发生。

(8)严格执行消毒隔离制度,每次用后应消毒去污、清洁,经高效消毒剂消毒后备用。

(9)各种检查镜分类放置,定期检查,做好器械保养工作。

(10)科内抢救物品及药品定点放置,定期检查,处于备用状态。

(11)每天做好工作量统计工作。

(二)服务语言要求

可采用:"您好,请把申请单给我,谢谢。""您的内镜检查已经预约好,请问您是否选择做无痛内镜?""请你稍等,麻醉师会为您进行评估并开具无痛检查。""请您在候诊区等一下,按顺序检查,很快就会轮到您。""检查时我会陪着您,请您放松,不要紧张。""您是 XXX 吗? 请您朝左侧身躺好,检查时会有点不舒服,请您配合一下,谢谢。""谢谢您的合作,请到候诊区休息,一会就可以取报告单。"或"给您取的病理标本,X 天后到内镜室来取报告单就行。您慢走。"

十、口腔门诊护理人员

(一)岗位要求

(1)在科主任/护士长的领导下认真完成诊室的常规护理工作。

(2)密切配合医师治疗工作,准备所需物品及器械。

(3)熟悉常用器械、药品、材料的作用和用法。

(4)负责口腔科整洁、安静、维持就诊秩序,并与患者保持好良好的沟通、宣教工作。

(5)做好器械的消毒、灭菌,及检查物品效期的工作。

(6)认真执行各项规章制度和技术操作规程,严格查对制度,严防事故的发生。

(7)负责领取、保管诊室的材料、器械,及时更换补充,保证完整配套及充足,使诊治工作方面高效。

(二)服务语言要求

可采用:"请您在候诊区稍等一会,按顺序检查,很快就会轮到您。""您是 XXX 吗? 请您躺好,检查时会有点不舒服,请您配合一下,谢谢。""您好,您哪里不舒服,请问您是第一次来看牙吗?"或"您好,我是口腔科,请问有什么需要帮忙的吗?"

十一、影像科护理人员

(一)岗位要求

(1)在护士长领导下负责本科室的各项护理工作,做好各项预约、登记、划价、扣费、治疗等工作。

(2)严格执行各项规章制度和技术操作规程,认真做好各项护理查对,严防差错事故发生。

(3)负责申领、保管耗材及其他物资。按时检查抢救车药品、物品是否完好,并做好记录。

(4)保持候检有序,遵循先来先做原则,对急危重症患者做好解释工作的同时适当安排提前就诊。

(5)为预约增强患者解释检查前的准备工作。检查过程中严密观察患者的病情变化,发现异常情况及时配合医师做好急救处理并做好记录。

(6)检查结束后主动告知患者及家属注意事项。

(7)做好患者及家属的放射防护工作。

(8)做好消毒隔离工作,防止交叉感染。

(9)按要求参加院、科级安排的学习、会议及各种活动。

(二)服务语言要求

可采用:"您好,请把您的就诊卡或医保卡给我。""您好,请出示您的住院号或腕带。""对不起,您的余额不足,您可以用手机充值或自助机充值。""请问您需要帮助吗?""您好,您预约的时间还没到,请您于 xx 点 xx 分来分诊台登记取号。""请您在候诊区等待,按顺序检查,谢谢。""对不起,这位急诊患者需要马上做 xx 检查,请您稍等一会好吗?""检查时需要您配合机器做吸气、憋气的动作,请您听好机器的指令。""您的检查做完了,您可以先回医师处看病。""您如果需要取片,请到门诊大厅自助取片机扫码取片。""您需要做强化检查,请先做一个过敏试验。""注射药物时,可能会有血管发凉发胀的感觉,全身有发热的感觉,都是正常现象,请您不要紧张。""您已检查完毕,请在观察区观察半小时,如果有什么不适请及时告诉我们。"或"半小时已到,请问您有什么不适吗? 没有的话我给您拔针,针眼处请按压 10 分钟,回去后这两天多喝水,以促进造影剂排出。"

十二、血液净化科护理人员

(一)岗位要求

(1)在主任/护士长的领导下进行工作。

(2)严格遵守医院、科室的规章制度,执行各项工作流程和护理核心制度。

(3)热情接待血液透析的患者,合理安排、相对固定床位,保证血液净化护理工作有序开展。

(4)密切观察病情变化,定时巡视,保持良好的应急状态,发现问题及时汇报医师并采取相关措施。

(5)针对患者进行个案宣教,随时关注患者心理变化,做好心理护理。

(6)掌握各种仪器性能、熟练操作,做好日常维护,设备处于完好备用状态,保证治疗安全。

(7)积极进行专业学习,不断提升专业素养,为患者提供高质量透析。

(二)服务语言要求

可采用:"我是您的责任护士XXX,有事您说话。""您在透析过程中有任何不舒服的感觉,请及时告诉我。""请您按规定时间来院透析,有事请提前告知。""您的血压偏低,我把床头给您放平。""为了保护您的内瘘,请不要在内瘘侧肢体抽血、输液、测血压。""请不要用内瘘侧肢体提重物。""请不要把内瘘侧肢体放于枕下。""为了防止您的体重增长过快,请合理控制饮食。""穿刺失败,实在抱歉! 马上给您换高年资老师穿刺。""这是您的医保卡,请您收好。""请问您有牙龈出血、大便发黑、皮肤淤血等情况吗? 若有请及时告诉我们。""回家后若发现穿刺处肿胀请您立即冰敷,并拨打科室电话或通过肾友群联系,第一时间来院就诊。"或"疫情期间请您做好自我防护,正确佩戴口罩。"

十三、介入导管室护理人员

(一)岗位要求

(1)在护理部、护士长的直接领导下,配合手术医师,负责介入治疗术前的准备、介入术中的配合和介入治疗后的导管室整理工作。

(2)认真执行各项规章制度和无菌技术操作规程,并监督上台医师的无菌操作,负责导管室的清洁、消毒及感染监控的工作,防止感染和交叉感染。

(3)严格执行"三查九对",正确执行医嘱及时完成各项护理治疗。

(4)负责各种介入耗材及有关器械、药品、敷料的请领、保管、保养工作,放置应定点定位有序,出入账目要清楚。

(5)主动热情接待患者,态度和蔼,认真核对患者姓名、病案号、诊断、手术名称,并做好患者心理护理;保持环境安静、整洁、温湿度适宜,注意保护患者的隐私;返回病房时按照规定的程序严格逐项交接,并做好交接记录及签字确认。

(6)术前建立静脉通路、连接心电监护,协助手术医师对患者进行导尿、消毒铺巾等;密切配合手术,材料物品等传递准确、迅速;正确执行术中医嘱,正确配置术中药物,并做好职业防护工作;严密观察术中患者病情变化,发现异常情况及时报告医师。

(7)负责供氧、吸引器及心电监护仪、除颤仪等应急设备的日常保养维护,并熟悉使用方法,正确使用,使其处于备用状态;同时负责急救药品、物品的清点及完好性评估,做好记录,随时做好急救准备。

(8)每天检查介入导管室各项无菌物品是否在有效期内。

(9)术后负责对一次性医疗用品按照规定进行销毁处理。

(10)按要求参加院级安排的学习、会议及各种活动。

(二)服务语言要求

素质要求:服装、鞋帽整洁,仪表大方,举止端庄,态度和蔼,语言恰当,微笑服务。

(1)手术当日,至患者床旁,首先自我介绍、问候患者、说明目的,了解患者基本情况,同病房护士做好详细交接。可以说:"您好,我是介入手术室的护士,由我陪您去介入手术室做手术,如果您有疑问,请及时提出;您的家属会在等候区等待,请您不用担心。"

(2)进入手术室,手术室护士做好详细交接,动作轻柔地协助患者过床,为患者盖好棉被。可以说:"您好,我叫XXX,由我负责您的手术配合工作,我会一直在您身边陪着您,请您放心。由于手术床比较窄,为了保障您的安全,我们将用安全带为您固定好,请不要紧张!现在我要核对一下您的基本信息,请您配合;手术中我都会在您的身边,有什么不舒服告诉我,我会尽量帮您解决。"

(3)手术结束后,护士要以和蔼可亲的态度告诉患者:"您好,您的手术很顺利,谢谢您的配合。"

(4)用温水擦净患者身上的消毒液及血迹,为患者穿好衣裤或盖好被单,协助手术医师将患者平移到转运车上,减少因震荡带给患者的疼痛不适,将患者送回病房,与病房护士做好术中情况和术后皮肤的交接,并适时安慰、鼓励患者:"您好,您现在已回到病房,现在您的任务是好好休息,争取早日康复。"

十四、皮肤科门诊护理人员

(一)岗位要求

(1)在科主任的领导下认真完成诊室的常规护理工作。

(2)密切配合医师治疗工作,准备所需物品及器械。

(3)熟悉常用器械、药品、材料的作用和用法。

(4)负责皮肤科整洁、安静、维持就诊秩序,并与患者保持好良好的沟通、宣教工作。

(5)做好仪器清洁,检查药品、物品效期的工作。

(6)认真执行各项规章制度和技术操作规程,严格查对制度,严防事故的发生。

(7)负责领取、保管诊室的材料、器械，及时更换补充，保证完整配套及充足，使诊治工作方面高效。

（二）服务语言要求

可采用："请您在候诊区稍等一会，按顺序检查，很快就会轮到您。"或"您是XXX吗？请您躺好，我帮您敷一下面膜，请您配合一下，谢谢。"

十五、耳鼻喉门诊护理人员

（一）岗位要求

(1)在科主任的领导下认真完成诊室的常规护理工作。

(2)密切配合医师治疗工作，准备所需物品及器械。

(3)熟悉常用器械、药品、材料的作用和用法。

(4)负责耳鼻喉科整洁、安静，维持就诊秩序，并与患者保持好良好的沟通、宣教工作。

(5)做好仪器清洁，检查药品、物品效期的工作。

(6)认真执行各项规章制度和技术操作规程，严格查对制度，严防事故的发生。

(7)负责领取、保管诊室的材料、器械，及时更换补充，保证完整配套及充足，使诊治工作方面高效。

（二）服务语言要求

可采用："请您在候诊区稍等一会，按顺序检查，很快就会轮到您。""您是XXX吗？请您坐好，我帮您测一下听力，请您配合一下，谢谢。"

十六、儿童保健中心护理人员

（一）岗位要求

(1)在科主任/护士长的领导下，遵守医院各项规章制度。

(2)保持科室6S，做好接种前的准备工作，接种后的整理工作。

(3)主动热情接待受种者，对年老体弱居民给予提供帮助。严格"三查七对一验证"制度，及时告知接种后的注意事项及下次疫苗的接种时间，严防差错事故发生。

(4)负责每天疫苗、注射器出入库记录，冷链设备的使用、保养记录。

(5)负责疫苗的清点、摆放、近效期检查。

(6)每周负责查漏补种及新生儿建档工作。

(7)按时完成日报表、月报表的填写。

(8)发现不良反应积极配合医师给予处置，并上报不良反应。

(9)做好科室物表、地面的消毒及记录。

(10)按时完成入学查验及统计报表。

（二）服务语言要求

可采用："您好，请问您今天来接种什么疫苗？""请您把您的接种证或者身份证给我，谢谢！""请问您近几天有没有感冒、发热或者是其他不舒服？""您今天的疫苗是收费的，请您到收款台交一下费用，谢谢！""请您阅读一下疫苗知情同意书，点一下签核，按指纹，谢谢！""马上要注射了，请您配合我一下，把住宝宝胳膊，我会轻轻地给宝宝接种的。"或"接种完疫苗请您留观30分钟，回家忌口三天，鱼虾牛羊肉先不吃，注射部位三天不能洗澡。"

十七、放疗科护理人员

(一)岗位要求

(1)在科主任及护士长的领导下进行工作。

(2)认真执行各项护理制度和技术操作规程,正确执行医嘱,准确及时地完成各项护理工作,做好查对,防止差错、事故的发生。

(3)做好基础护理和心理护理工作,密切观察患者病情,发现异常及时报告。

(4)做好科室消毒隔离、药品、物资、材料请领、保管等工作。

(5)认真做好危重患者的护理及抢救工作,做好急救物品管理。

(6)协助医师及技师进行各种治疗工作,保护患者隐私。

(7)做好接诊患者工作,负责患者预约、排号、登记,做好收费管理,负责监督、检查收费项目落实工作。

(8)参加护理教学,指导护生和保洁员工作。

(9)宣传放疗知识,经常征求患者意见,改进护理工作。

(二)服务语言要求

可采用:"您好,请把您的定位检查单给我,谢谢。""您好,请您稍等,马上就轮到您了。""您好,请问您是xxx? 马上进行定位,一般不会有不舒服的感觉,请您放松,我会陪着您。""您好,请问您是xxx? 马上进行治疗,请您放松,有什么不适请及时告诉我。""您好,治疗结束了,先到休息区休息会再回病房。"或"您的治疗已经全部结束,谢谢您的配合,祝您早日康复。要定期复查。"

十八、高压氧护理人员

(一)岗位要求

(1)在科主任领导下进行工作,认真执行各项规章制度和技术操作规程,严格执行医嘱,按时完成治疗、护理工作,严格遵守医院医德医风规范。

(2)认真做好进舱治疗的安全教育,严格对进舱人员进行安全检查。详细介绍进舱须知,指导正确使用氧气面罩。

(3)严格按照疫情防控要求做好进舱人员体温检测工作。

(4)负责氧舱操作,严格遵守操作规程和治疗方案。

(5)认真填写各项护理、治疗及操舱记录。

(6)参加教学和科研工作,努力学习专业知识,不断提高护理技术水平。

(7)做好清洁卫生和消毒隔离工作。

(二)服务语言要求

可采用:"请大家不要将手机、手表、打火机和带电的物品带入舱内,谢谢。""XXX 患者(或陪属),请将您的面罩带好,谢谢。""您好,如果在吸氧过程中有什么不适,请及时告知我。"

十九、国医堂护理人员

(一)岗位要求

(1)在科主任的领导下认真完成科室的护理工作。

(2)热情接待来诊患者,患者诊疗完毕,有空的情况下送别人到电梯口。帮患者按下电梯按钮。

(3)负责科室整洁、安静、维持就诊秩序。

(4)密切配合医师的中医疗法,准备每天所需物品和器械。

(5)做好中医仪器清洁、检查物品、耗材效期的工作。

(6)每周更换被服,如有污染随时更换,保持被服清洁。

(7)认真执行各项规章制度和护理操作规程,严防差错事故的发生。

(8)负责领取、保管科室的耗材、器械和后勤物资。

(9)与患者进行良好的沟通,做好宣教工作。

(10)做好消毒隔离工作,避免交叉感染。

(二)服务语言要求

可采用:"您好,你是xxx老师吗? 您是来针灸吗? 请随我来针灸室。上床请稍等,大夫马上过来。""您好,你是xxx老师吗? 你预约做督灸,请稍等,我马上做好准备工作。"或"您好,你做完督灸不要着凉,禁食生冷饮食。"

(董智莉)

第三节　门诊岗位职责

门诊分为预检(导诊)班、分诊班、中午班和主班,现将各岗位职责分述如下。

一、预检(导诊)班

(一)导诊台值班

每天 7:45～11:45、13:30～16:50 导诊台值班。

(1)站立式服务、热情、礼貌,讲普通话,文明用语。

(2)熟知各科室特色,做好预检分诊的工作,耐心听取问题,并给予正确解答,严禁推诿患者

(3)负责分配人员进行患者的陪检、护送等工作并登记

(4)维持好大厅秩序,帮助进行自助挂号、引导陪同、办理手续、代购药品等服务。护送需要提供帮助的患者进行住院手续的办理并送至病房

(5)做好轮椅的借出及归还工作,保证患者安全使用

(6)解决门诊发生的突发事件

(7)医疗废物正确交接并填写交接记录表

(8)维持大厅卫生,及时督促物业人员进行清洁

(二)下班前准备工作

(1)物品、记录本摆放整齐。

(2)桌面、地面清洁消毒。

(三)下班

每天 11:50、17:00 下班。

二、分诊班

(一)开诊前准备工作

每天 7:20、13:30 左右,打开电脑及显示屏,检查大屏幕显示是否正常,检查声音是否正常。

(二)诊区、诊室清洁消毒

每天 7:25 左右。

(1)桌面、地面清洁、消毒。

(2)各种用物、记录本摆放整齐。

(3)诊室整洁,无杂物,及时更换诊断床罩。

(三)分诊患者

每天 7:30~11:45、13:35~16:20。

(1)站立式服务、热情、礼貌,讲普通话,文明用语。

(2)根据患者情况,合理进行分诊。

(3)维持好就诊秩序,及时提供帮助。

(4)随时观察候诊区患者状况,维持候诊秩序,如遇特殊情况及时处理。

(5)维持候诊区及公共卫生间卫生各种设施正常运转,及时督促物业、后勤人员进行清洁、维修。

(6)有需要护送的患者及时联系主班分配人员护送。

(四)下班前准备

每天 11:45、16:20 左右。

(1)诊区卫生清洁、消毒。

(2)整理分诊台,物品摆放整齐。

(五)下班

每天 11:50、16:30 下班。

三、中午班

(一)准备工作

每天 7:20 左右,清点轮椅并签字,准备好轮椅。

(二)桌面清洁、消毒

每天 7:30 左右。

(1)导诊台清洁并消毒,桌面及地面干净、整洁。

(2)分类整理好各类物品,归整到位。

(三)交接工作

每天 7:45、13:30 左右,与主班进行工作交接。

(四)接待、咨询

每天 7:50~11:00、11:50~13:30。

(1)站立式服务、热情、礼貌,讲普通话,文明用语。

(2)做好预检分诊、指引工作。

(3)负责院内(外)患者的咨询工作,耐心听取(接听电话),正确解答问题

(4)预约电话接听及预约工作,确保患者预约成功。

(5)维持好大厅秩序,帮助进行自助挂号、引导陪同、办理手续、代购药品等服务。护送需要提供帮助的患者进行住院手续的办理送至病房并登记。

(6)做好轮椅的借出及归还工作,保证患者安全使用。

(7)维持大厅卫生,及时督促物业人员进行清洁。

(五)下班

每天 11:00、15:30 左右下班。

四、主班

(一)与中午班进行工作交接

每天 7:45、13:30 左右。

(1)与中午班进行工作交接

(2)打开电脑,电脑各个系统运行良好

(3)打开大屏,专家介绍显示正常

(4)配置含氯消毒液并贴好时间标签

(5)工作区域清洁、消毒并签名,桌面及地面干净、整洁

(6)分类整理好各类物品,归整到位

(二)接待、咨询

每天 8:00~11:45、13:40~16:50

(1)站立式服务、热情、礼貌,讲普通话,文明用语。

(2)熟知各科室特色,耐心听取院内(外)患者的咨询,并给予正确解答,严禁推诿患者。

(3)负责电话接听及预约工作,确保患者预约成功。

(4)向护士长或主任反馈患者提出的建议和意见,不断完善门诊工作。

(5)负责诊断证明审查、盖章工作。

(6)负责分配人员进行陪检、护送、驾驶员换证等临时性工作。

(三)做好下班前准备工作

每天 11:45、16:50 左右。

(1)整理桌面,物品摆放整齐。

(2)午休前,需与中午班进行工作交接。

(4)下午下班前,需进行桌面、地面清洁消毒并签字,以及清点轮椅及未归还通知的工作,并做好记录。

(四)下班

每天 11:50、17:00 左右下班。下午下班后需确认关闭电脑、空调等电器,检查电源的关闭情况,并与急诊做好轮椅等的交接。

(董智莉)

第四节 门诊患者跌倒防范管理

跌倒是指突发、不自主、非故意的体位改变,倒在地面或比初始位置更低的平面,是患者生理、心理、病理、药物、环境、文化等多种因素综合作用的结果。国际医院评审(JCI)已将患者跌倒作为患者安全管理六大目标之一,我国卫生管理部门也将患者跌倒列入护理质量监测指标之一。国际患者安全 IPSG.6 中要求医院制定并实施流程,对所有患者及病情、诊断、情境或位置表明面临跌倒高风险的患者进行评估,以降低患者由于跌倒受到伤害的风险。

一、评估易跌倒的风险人群

加强预防患者跌倒的措施,主动识别跌倒高风险人群,及时为跌倒高风险人群提供宣教及帮助,能够更好地完成对跌倒高风险人群门诊就诊的护理工作。

门诊易跌倒的人群:年龄≥65 岁老年人及年龄≤14 岁的儿童及婴幼儿;肢体残障或行动不便人员;有跌倒史、服用易致跌倒药物的人员;康复科、血透室、眼科、保健病房等科室就诊患者,以及接受中深度镇静的患者。

分诊护士按易跌倒风险因素初步判断门诊患者是否具有跌倒风险,然后对初筛出的具有跌倒风险的患者按《门诊患者跌倒危险因子评估表》进行评估,明确是否为高风险跌倒患者。

二、患者跌倒防范措施

门诊是医院护患纠纷较多的部门,预防患者跌倒是护理工作中需要重视的一个环节。创造一个舒适、整洁、安静、空气新鲜的门诊环境,能够更好地完成对跌倒高风险人群的门诊就诊护理工作,并保证护理质量安全。

(一)制定防跌倒制度

在门诊接诊的时候要求做好警示工作,建立跌倒的报告和有效的防跌倒制度,告知患者注意事项,更要加强对员工的安全教育,努力改善医疗机构内部的建设,对医院的公共设施进行定期的整改,消除风险隐患。

(二)张贴宣传材料

医院应在候诊区张贴预防跌倒的宣传材料,向患者及家属进行预防跌倒的安全教育。诊室应布局合理,光线充足,走廊设有扶手。卫生间设防滑垫、扶手、呼叫铃,开水间放置防滑垫。易跌倒区域有醒目的提醒标识。医院可制作一些提示标识,在征得跌倒高风险患者同意后,护士在患者上臂等明显位置粘贴"小心跌倒"标识。将跌倒高风险患者安排在距离分诊台较近的区域,集中管理。根据需要提供轮椅等辅助用具,并指导使用,必要时提供平车。

三、患者不慎发生跌倒时的应急处理

首位发现跌倒患者的人员应立即通知就近医护人员,由医护人员评估患者的神志、瞳孔、生命体征及受伤情况,妥善处置,并做好交接工作。若发现跌倒患者病情危重,则按《全院急救紧急呼叫及处理作业标准规范》执行基本生命支持(BLS)或高级生命支持(ACLS)程序。及时报告护士长及科主任,门诊护士长接到报告后,首先应评估与分析患者跌倒的危险因素,加强防范。同时向患者及家属做好耐心细致的解释与安慰,避免医患冲突。

加强医务人员培训,提高人员素质,并对出现问题进行分析,做出相关防范措施,才能更好地预防和减少患者跌倒的发生。

(董智莉)

第五节　门诊医疗设备管理

一、普通医疗设备管理

设施管理和安全(FMS)标准对医疗设备管理的目标要求是保证患者用到安全可靠的医疗设备。按照 FMS 要求,医院对所有的医疗设备进行规范管理,其中的基础工作就是确定管理对象。

(一)设备清单的建立

医院列出所有的医疗设备清单。首先对医疗设备的范围进行界定,无论这个设备是否属于固定资产,无论以前由哪个部门管理,统一进行梳理,整理出门诊医疗设备清单。建立设备清单后,根据每台设备的用途、使用年限、维修情况等综合评估,按照使用风险大小分为一类、二类和三类。不同风险级别的设备制定不同的使用和维护方案。

(二)设备的维护管理

很多医院将医疗设备管理分为三种,第一是日常管理,第二是定期巡检,第三是预防性维护。日常管理工作包括设备是否正常开机、外观是否破损、连接线是否完整、是否清洁等简单检查,以及填写医疗设备日常使用保养记录。定期巡检由设备工程师负责,主要检查设备是否能正常使用、各种配件是否完整、是否存在使用风险等。定期巡检常规每个季度进行一次,及时发现和排除医疗设备潜在的安全隐患。预防性维护工作由专业工程师负责,按照医疗设备的风险等级不同分为每季度、每半年或每年进行一次,要对医疗设备进行全面体检,保证设备各种参数准确、性能符合产品使用要求,并对易损件进行更换。通过这种管理方式,医院改变了以前以设备损坏后修复为主的运行模式,转变为以设备损坏前维护保养为主,保证医务人员使用的每台设备都是准确完好的,从而保证患者和医务人员自身的安全。

(三)规范性的记录

为了使门诊医疗设备管理工作符合 JCI 标准,按照 FMS.8 标准要求医疗设备管理应有完整的制度、周密的计划、规范的执行、详细的记录、准确的评估及持续的改进。门诊设备数量基数多,每天都会产生各种使用维护记录,为了保证政策执行的一致性,必须进行全层面的规划,设计统一的表格,制定规范的记录要求及标准的归档方式,使各种不同的医疗设备记录单分类保存,方便快速检索,这也解决了 JCI 评审过程中的难点问题之一。

二、门诊抢救车管理

抢救车管理是医疗设备管理中特殊的一类,需要更高的标准。抢救车是存放抢救药品、物品、器械的专用车,能在危重患者的抢救中迅速、及时、准确的发挥作用。因此,抢救车内的急救药品、物品、器械必须做到全院统一标准配置并定位存放。同时,所有物品应性能良好,随时处于备用状态,从而提高护士的抢救效率。所以,医务人员不但要有娴熟的急救技术,也要有熟练使用高标配抢救车的能力。

(一)医院抢救车管理中常见的问题

1.抢救车物品摆放位置差异

各科抢救车上的药品、物品、器械的放置位置差异性大;除颤仪摆放位置不合理。

2.急救物品种类多

抢救车内备有各类急救物品和急救药品。急救物品有通气用物、各类无菌包、各种注射用物、其他专科物品等,各科的急救物品种类差异非常大,最多时有40余种。急救药品有呼吸兴奋剂、强心剂、止血药等,种类多达30余种;急救药品种类多,护理管理耗时耗力。

3.门诊部抢救车数量少

门诊部抢救车数量相对较少,部分医院仅有1~2台,不能满足抢救时对急救药品、物品、器械的需求。

4.药品维护不规范

抢救车管理只由病区护士执行,药学部人员并没有参与,从而导致药品的维护不符合规范。

(二)门诊抢救车管理规范措施

统一配置抢救车,最大限度地确保患者安全,确保抢救车在突发事件中能及时到达现场,挽回患者的生命,保障患者的安全。

1.统一抢救车的型号

规范全院抢救车配置,统一抢救车的型号标准配置抢救车和双相除颤仪,更换门诊区域的老式抢救车,与全院的抢救车一致。按照FMS.8标准,根据医院实际情况,在门诊每层楼都配置1辆抢救车。

2.统一抢救车配置及外观标识

各自医院根据实际情况规范药品基数,标明药品名称及剂量。高危药品在安瓿上粘贴相应的高危标签,以便护士使用时得到相应的提示。同时增加《抢救药物儿童剂量及换算参考资料》表,方便护士计算药品剂量,更准确地给予用药剂量。

3.绘制抢救车配置示意图

护理部协同医务部根据全院统一的抢救车设置,统一绘制急救药品、物品、器械放置示意图,统一放置在抢救车上,便于使用与清点。

4.抢救车固定位置放置

使用密码锁替代以往经常使用的纸质封条,不仅提高美观度还便于管理。便携式氧气筒放置在抢救车固定支架上。每月检测氧气筒压力。

5.建立抢救车日常管理流程

抢救车24小时保持锁闭状态,打开条件仅限抢救患者和每月定期检查。抢救车一旦被打开要做好药品及物品数量的清点,及时补充,并做好登记。抢救车每班交接,交接需检查密码锁是否处于有效锁闭状态,核对密码,并做好记录。

6.除颤仪管理

除颤仪放置在抢救车上的固定位置,特殊科室可根据实际需求另行放置。护士每天需对除颤仪进行日常系统检测,检测纸贴在登记本上并做好记录,确保除颤仪处在备用状态。医院定期对护士进行除颤仪使用的培训,保证护士人人掌握除颤仪的使用和检测方法。

(三)培训与考核

护理部安排组织学习抢救车管理规范,如抢救车结构、使用方法、药品、物品、器械放置、使用方法、不良反应及注意事项等,并将制度挂在院内网上,方便医务人员查询和学习。该培训纳入个人年度学分考核当中,全员培训达标率必须达到 100%。

全院抢救车标准配置后,实现了统一化的管理。无论在医院任何地方,医护人员能熟练运用抢救车,更有效、快捷地抢救危重患者,为抢救赢得宝贵的时间。简化了管理流程,节约了护士的时间,减少了工作量。

(董智莉)

第五章 内科护理

第一节 原发性高血压

原发性高血压的病因复杂,不是单个因素引起,与遗传有密切关系,是环境因素与遗传相互作用的结果。要诊断高血压,必须根据患者与血压对照规定的高血压标准,在未服降压药的情况下,测两次或两次以上非同日多次重复的血压所得的平均值为依据,偶然测得一次血压增高不能诊断为高血压,必须重复和进一步观察。测得高血压时。要做相应的检查以排除继发性高血压,若患者是继发性高血压,未明确病因即当成原发性高血压而长期给予降压治疗,不但疗效差,而且原发性疾病严重发作常可危及生命。

一、一般表现

原发性高血压通常起病缓慢,早期常无症状,可以多年自觉良好而偶于体格检查时发现血压升高,少数患者则在发生心、脑、肾等并发症后才被发现。高血压患者可有头痛、眩晕、气急、疲劳、心悸、耳鸣等症状,但并不一定与血压水平呈正比。往往是在患者得知患有高血压后才注意到。

高血压病初期只是在精神紧张、情绪波动后血压暂时升高,随后可恢复正常,以后血压升高逐渐趋于明显而持久,但一天之内白昼与夜间血压水平仍可有明显的差异。

高血压病后期的临床表现常与心、脑、肾功能不全或器官并发症有关。

二、实验室检查

(1)为了原发性高血压的诊断、了解靶器官(主要指心、脑、肾、血管)的功能状态并指导正确选择药物治疗,必须进行下列实验室检查:血常规、尿常规、肾功能、血尿酸、脂质、糖、电解质、心电图、胸部 X 线和眼底检查。早期患者上述检查可无特殊异常,后期高血压患者可出现尿蛋白增多及尿常规异常,肾功能减退,胸部 X 线可见主动脉弓迂曲延长、左心室增大,心电图可见左心室肥大劳损。部分患者可伴有血清总胆固醇、甘油三酯、低密度脂蛋白胆固醇的增高和高密度脂蛋白胆固醇的降低,亦常有血糖或尿酸水平增高。目前认为,上述生化异常可能与原发性高血压的发病机制有一定的内在联系。

(2)眼底检查有助于对高血压严重程度的了解,眼底分级法标准如下:Ⅰ级,视网膜动脉变细、反光增强;Ⅱ级,视网膜动脉狭窄、动静脉交叉压迫;Ⅲ级,上述血管病变基础上有眼底出血、棉絮状渗出;Ⅳ级,上述基础上出现视盘水肿。大多数患者仅为Ⅰ、Ⅱ级变化。

(3)动态血压监测(ABPM)与通常血压测量不同,动态血压监测是由仪器自动定时测量血压,可每隔15～30分钟自动测压(时间间隔可调节),连续24小时或更长。可测定白昼与夜间各时间段血压的平均值和离散度,能较敏感、客观地反映实际血压水平。

正常人血压呈明显的昼夜波动,动态血压曲线呈双峰一谷,即夜间血压最低,清晨起床活动后血压迅速升高,在上午6～10时及下午4～8时各有一高峰,继之缓慢下降。中、轻度高血压患者血压昼夜波动曲线与正常类似,但血压水平较高。早晨血压升高可伴有血儿茶酚胺浓度升高,血小板聚集增加及纤溶活性增高会变化,可能与早晨较多发生心脑血管急性事件有关。

血压变异性和血压昼夜节律与靶器官损害及预后有较密切的关系,即伴明显靶器官损害或严重高血压患者其血压的昼夜节律可消失。

目前尚无统一的动态血压正常值,但可参照采用以下正常上限标准:24小时平均血压值<17.3/10.7 kPa,白昼均值<18.0/11.3 kPa,夜间<16.7/10.0 kPa。夜间血压均值比白昼降低>10%,如降低不及10%,可认为血压昼夜节律消失。

动态血压监测可用于:诊断"白大衣性高血压",即在诊所内血压升高,而诊所外血压正常;判断高血压的严重程度,了解其血压变异性和血压昼夜节律;指导降压治疗和评价降压药物疗效;诊断发作性高血压或低血压。

三、原发性高血压危险度的分层

原发性高血压的严重程度并不单纯与血压升高的水平有关,必须结合患者总的心血管疾病危险因素及合并的靶器官损害进行全面的评价,治疗目标及预后判断也必须以此为基础。心血管疾病危险因素包括吸烟、高脂血症、糖尿病、年龄>60岁、男性或绝经后女性、心血管疾病家族史(发病年龄女性<65岁,男性<55岁)。靶器官损害及合并的临床疾病包括心脏疾病(左心室肥大、心绞痛、心肌梗死、既往曾接受冠状动脉旁路手术、心力衰竭),脑血管疾病(脑卒中或短暂性脑缺血发作),肾脏疾病(蛋白尿或血肌酐升高),周围动脉疾病,高血压视网膜病变(大于等于Ⅲ级)。危险度的分层是把血压水平及危险因素及合并的器官受损情况相结合分为低、中、高和极高危险组。治疗时不仅要考虑降压,还要考虑危险因素及靶器官损害的预防及逆转。

低度危险组:高血压1级,不伴有上列危险因素,治疗以改善生活方式为主,如6个月后无效,再给药物治疗。

中度危险组:高血压1级伴12个危险因素或高血压2级不伴有或伴有不超过2个危险因素者。治疗除改善生活方式外,给予药物治疗。

高度危险组:高血压1～2级伴至少3个危险因素者,必须药物治疗。

极高危险组:高血压3级或高血压1～2级伴靶器官损害及相关的临床疾病者(包括糖尿病),必须尽快给予强化治疗。

四、临床类型

原发性高血压大多起病及进展均缓慢,病程可长达十余年至数十年,症状轻微,逐渐导致靶器官损害。但少数患者可表现为急进重危,或具特殊表现而构成不同的临床类型。

(一)高血压急症

是指高血压患者血压显著的或急剧的升高[收缩压＞26.7 kPa(200 mmHg),舒张压＞17.3 kPa(130 mmHg)],常同时伴有心、脑、肾及视网膜等靶器官功能损害的一种严重危及生命的临床综合征,其舒张压＞20 kPa 和/或收缩压＞29.3 kPa,无论有无症状,也应视为高血压急症。高血压急症包括高血压脑病、高血压危象、急进型高血压、恶性高血压,高血压合并颅内出血、急性冠状动脉功能不全、急性左心衰竭、主动脉夹层血肿、子痫、嗜铬细胞瘤危象等。

(二)恶性高血压

1％～5％的中、重度高血压患者可发展为恶性高血压,其发病机制尚不清楚,可能与不及时治疗或治疗不当有关。病理上以肾小动脉纤维样坏死为突出特征。临床特点:①发病较急骤,多见于中、青年。②血压显著升高,舒张压持续＞17.3 kPa。③头痛、视物模糊、眼底出血、渗出和视盘水肿。④肾脏损害突出,表现为持续蛋白尿、血尿及管型尿,并可伴肾功能不全。⑤进展迅速,如不给予及时治疗,预后不佳,可死于肾衰竭、脑卒中或心力衰竭。

(三)高血压危重症

1.高血压危象

在高血压病程中,由于周围血管阻力的突然上升,血压明显升高,出现头痛、烦躁、眩晕、恶心、呕吐、心悸、气急及视物模糊等症状。伴靶器官病变者可出现心绞痛、肺水肿或高血压脑病。血压以收缩压显著升高为主,也可伴舒张压升高。发作一般历时短暂、控制血压后病情可迅速好转;但易复发。危象发作时交感神经活动亢进,血中儿茶酚胺升高。

2.高血压脑病

是指在高血压病程中发生急性脑血液循环障碍,引起脑水肿和颅内压增高而产生的临床征象。发生机制可能为过高的血压突破了脑血管的自身调节机制,导致脑灌注过多,液体渗入脑血管周围组织,引起脑水肿。临床表现有严重头痛、呕吐、神志改变,较轻者可仅有烦躁、意识模糊,严重者可发生抽搐、昏迷。

(四)急进型高血压

占高血压患者中 1％～8％,多见于年轻人,男性居多。临床特点:①收缩压,舒张压均持续升高,舒张压常持续≥17.3 kPa(130 mmHg),很少有波动。②症状多而明显进行性加重,有一些患者高血压是缓慢病程,但后突然迅速发展,血压显著升高。③出现严重的内脏器官的损害,常在 1～2 年内发生心、脑、肾损害和视网膜病变,出现脑卒中、心梗、心力衰竭、尿毒症及视网膜病变(眼底Ⅲ级以上改变)。

(五)缓进型高血压

这种类型占 95％以上,临床上又称之为良性高血压。因其起病隐匿,病情发展缓慢,病程较长,可达数十年,多见于中老年人。临床表现:①早期可无任何明显症状,仅有轻度头痛或不适,休息之后可自行缓解。偶测血压时才发现高血压。②逐渐发展,患者表现为头痛、头晕、失眠、乏力、记忆力减退症状,血压也随着病情发展是逐步升高并趋向持续性,波动幅度也随之减小并伴随着心、脑、肾等器官的器质性损害。

此型高血压病由于病程长,早期症状不明显所以患者容易忽视其治疗,思想上不重视,不能坚持服药,最终造成不可逆的器官损害,危及生命。

(六)老年人高血压

年龄超过 60 岁达高血压诊断标准者即为老年人高血压。临床特点:①半数以上以收缩压为主;即单纯收缩期高血压(收缩压>18.7 kPa;舒张压<12.0 kPa),此与老年人大动脉弹性减退、顺应性下降有关,使脉压增大。流行病资料显示,单纯收缩压的升高也是心血管病致死的重要危险因素。②部分老年人高血压是由中年原发性高血压延续而来,属收缩压和舒张压均增高的混合型。③老年人高血压患者心、脑、肾器官常有不同程度损害,靶器官并发症如脑卒中、心力衰竭、心肌梗死和肾功能不全较为常见。④老年人压力感受器敏感性减退;对血压的调节功能降低、易造成血压波动及直立性低血压,尤其在使用降压药物治疗时要密切观察。老年人选用高血压药物时宜选用平和、缓慢的制剂,如利尿剂和长效钙通道阻滞剂及 ACEI 等;常规给予抗凝剂治疗;定期测量血压以予调整剂量。

(七)难治性高血压

难治性高血压又称顽固性或有抵抗性的高血压。临床特点:①治疗前血压≥24.0/15.3 kPa,经过充分的、合理的、联合应用三种药物(包括利尿剂),血压仍不能降至 21.3/7.5 kPa 以下。②治疗前血压<24.0/15.3 kPa,而适当的三联药物治疗仍不能达到:<18.7/12.0 kPa,则被认为是难治性高血压。③对于老年单纯收缩期高血压,如治疗前收缩压>26.7 kPa,经三联治疗,收缩压不能降至 22.7 kPa 以下,或治疗前收缩压 21.3~26.7 kPa,而治疗后不能降至21.3 kPa 以下及至少低 1.3 kPa,亦称为难治性高血压。充分的合理的治疗应包括至少三种不同药理作用的药物,包括利尿剂并加之以下两种:β受体阻滞剂,直接的血管扩张药,钙通道阻滞剂或血管紧张素转化酶抑制剂。应当说明的是,并不是所有严重的高血压都是难治性高血压,也不是难治性高血压都是严重高血压。

诊断难治性高血压应排除假性高血压及白大衣高血压,并排除继发性高血压,如嗜铬细胞瘤、原发性醛固酮增生症、肾血管性高血压等;中年或老年患者过去有效的治疗以后变得无效,则强烈提示肾动脉硬化及狭窄,肾动脉造影可确定诊断肾血管再建术可能是降低血压的唯一有效方法。

难治性高血压的主要原因可能有以下几种:①患者的依从性不好即患者没有按医师的医嘱服药,这可能是最主要的原因。依从性不好的原因可能药物方案复杂或服药次数频繁,患者未认识到控制好血压的重要性,药物费用及不良反应等。②患者食盐量过高(>5 g/d),或继续饮酒,体重控制不理想。应特别注意来自加工食品中的盐,如咸菜、罐头、腊肉、香肠、酱油、酱制品、咸鱼、成豆制品等,应劝说患者戒烟、减肥,肥胖者减少热量摄入量。③医师不愿使用利尿药或使用多种作用机制相同的药物。④药物相互作用,如阿司匹林或非甾体抗炎药因抑制前列腺素合成而干扰高血压的控制,拟交感胺类可使血压升高,麻黄素、口服避孕药、雄性激素、过多的甲状腺素、糖皮质激素等可使血压升高或加剧原先的高血压;考来烯胺可妨碍抗高血压药物的经肠道吸收。三环类抗忧郁药,苯异丙胺、抗组织胺、单胺氧化酶抑制剂及可卡因干扰胍乙啶的药理作用。

(八)儿童高血压

关于儿童高血压的诊断标准尚未统一。如 WHO 规定:13 岁以上正常上限为18.7/12.0 kPa,13 岁以下则为 18.0/11.3 kPa。《实用儿科学》中规定:8 岁以下舒张压>10.7 kPa,8 岁以上>12.0 kPa;或收缩压>16.0 kPa 与舒张压>10.7 kPa 为高血压。儿童血压测量方法与成年人有所不同:①舒张压以 Korotloff 第四音为难。②根据美国心脏病协会规定,使用袖带的宽度:1 岁以下为 2.5 cm,1~4 岁 5~6 cm,5~8 岁8~9 cm,成人 12.5 cm,否则将会低估或高估血压的高度。诊断儿童高血压应十分慎重,特别是轻度高血压者应加强随访。一经确诊为儿童高血压后,首先除外继发性高血压。继发性高血压中最常见的病因是肾脏疾病,其次是肾动脉血栓、肾动脉狭窄、先天性肾动脉异常、主动脉缩窄、嗜铬细胞瘤等。

临床特点：①5%的患者有高血压的家族史。②早期一般无明显症状，部分患者可有头痛，尤在剧烈运动时易发生。③超体重肥胖者达50%。④平素心动过速，心前区搏动明显，呈现高动力循环状态。⑤尿儿茶酚胺水平升高，尿缓激肽水平降低，血浆肾素活性轻度升高，交感神经活性增高。⑥对高血压的耐受力强，一般不引起心、肾、脑及眼底的损害。

(九)青少年高血压

青少年时期高血压的研究已越来越被人们重视。大量调查发现，青少年原发性高血压起源于儿童期，并认为青少年高血压与成人高血压及并发症有密切关系，同儿童期高血压病因相似，常见于继发性高血压，在青春期继发性高血压病例中，肾脏疾病仍然是主要的病因。大量的调查发现青少年血压与年龄有直接相关，青少年高血压诊断标准在不同时间（每次间隔三个月以上）三次测量坐位血压，收缩压和/或舒张压高于95百分位以上可诊断为高血压。见表5-1。

表5-1 我国青少年年龄血压百分位值表

年龄	男性/P95	女性/P95
1～12	128/81	119/82
13～15	133/84	124/81
16～18	136/89	127/82

(十)精神紧张性高血压

交感神经系统在发病中起着重要作用。交感神经系统活性增强可导致：①血浆容量减少，血小板聚集，因而易诱发血栓形成。②激活肾素-血管紧张素系统，再加上儿茶酚胺的作用，引起左室肥厚的血管肥厚，肥厚的血管更易引起血管痉挛。③副交感神经系统活性较低和交感神经系统活性增强，是易引起心律失常，心动过速的因素。④降低骨骼肌对胰岛素的敏感性，其主要机制为：在紧急情况下；交感神经系统活性增高引起血管收缩，导致运输至肌肉的葡萄糖减少；去甲肾上腺素刺激β受体也可引起胰岛素耐受，持续的交感神经系统还可以造成肌肉纤维类型由胰岛素耐受性慢收缩纤维转变成胰岛素耐受性快收缩纤维，这些变化可致血浆胰岛素浓度水平升高，并促进动脉粥样硬化。

(十一)白大衣性高血压

白大衣性高血压(WCH)是指在诊疗单位内血压升高，但在诊疗单位外血压正常。有人估计，在高血压患者中，有20%～30%为白大衣高血压，故近年来提出患者自我血压监测(HBPM)。HBPM有下列好处：①能更全面更准确地反应患者的血压。②没有"白大衣效应"。③提高患者服药治疗和改变生活方式的顺从性。④无观察者的偏倚现象。自测血压可使用水银柱血压计，亦可使用动态血压监测(ABPM)的方法进行判断。有人认为"白大衣高血压"也应予以重视，它可能是早期高血压的表现之一。我国目前的参考诊断标难为WCH患者诊室收缩压>21.3 kPa和/或舒张压>12.0 kPa并且白昼动态血压收缩压<18.0 kPa，舒张压<10.7 kPa，这还需要经过临床的验证和评价。

"白大衣性高血压"多见于女性、年轻人、体型瘦以及诊所血压升高、病程较短者。在这类患者中，规律性的反复出现的应激方式，如上班工作，不会引起血压升高。ABPM有助于诊断"白大衣性高血压"。其确切的自然史与预后还不很清楚。

(十二)应激状态

偏快的心率是处于应激状态的一个标志,心动过速是交感神经活性增高的一个可靠指标,同时也是心血管病死亡率的一个独立危险因素。心率增快与血压升高、胆固醇升高、甘油三酯升高、血球压积升高、体重指数升高、胰岛素抵抗、血糖升高、高密度脂蛋白-胆固醇降低等密切相关。

(十三)夜间高血压

24 小时动态血压监测发现部分患者的血压正常节律消失,夜间收缩压或舒张压的降低小于日间血压平均值的 10%,甚至夜间血压反高于日间血压。夜间高血压常见于某些继发性高血压(如嗜铬细胞瘤、原发性醛固酮增多症、肾性高血压)、恶性高血压和合并心肌梗死、脑卒中的原发性高血压。夜间高血压的产生机制与神经内分泌正常节律障碍、夜间上呼吸道阻塞、换气过低和睡眠觉醒有关,其主要症状是响而不规则的大鼾、夜间呼吸暂停及日间疲乏和嗜睡。这种患者常伴有超重、易发生脑卒中、心肌梗死、心律失常和猝死。

(十四)肥胖型高血压

肥胖者易患高血压,其发病因素是多方面的,伴随的危险因素越多,则预后越差。本型高血压患者心、肾、脑、肺功能均较无肥胖者更易受损害,且合并糖尿病、高脂血症、高尿酸血症者多,患冠心病、心力衰竭、肾功能障碍者明显增加。

(十五)夜间低血压性高血压

夜间低血压性高血压是指日间为高血压(特别是老年收缩期性高血压),夜间血压过度降低,即夜间较日间血压低超过 20%。其发病机制与血压调节异常、血压节律改变有关。该型高血压易发生腔隙性脑梗死,可能与夜间脑供血不足、高凝状态有关。治疗应注意避免睡前使用降压药(尤其是能使夜间血压明显降低的药物)。

(十六)顽固性高血压

顽固性高血压是指高血压患者服用三种以上的不同作用机制的全剂量降压药物,测量血压仍不能控制在 18.66/12.66 kPa 以下或舒张压(DBP)≥13.33 kPa,老年患者血压仍 >21.33/12 kPa,或收缩压(SBP)不能降至 18.66 kPa 以下。顽固性高血压的原因:①治疗不当。应采用不同机制的降压药物联合应用。②对药物的不能耐受。由于降压药物引起不良反应,而中断用药,常不服药或间断服药,造成顺应性差。③继发性高血压。当患者血压明显升高并对多种治疗药物呈抵抗状态的,应考虑排除继发因素。常见肾动脉狭窄、肾动脉粥样斑块形成、肾上腺疾病等。④精神因素。工作繁忙造成白天血压升高,夜间睡眠时血压正常。⑤过度摄钠。尤其对高血压人群中,约占 50%的盐敏感性高血压,如老年患者和肾功能减退者,盐摄入量过高更易发生顽固性高血压,而低钠饮食可改善其对药物的抵抗性。

五、护理评估

(一)病史

应注意询问患者有无高血压家族史,个性特征,职业、人际关系、环境中有无引发本病的应激因素,生活与饮食习惯,烟酒嗜好,有无肥胖、心脏病、肾脏病、糖尿病、高脂血症、痛风、支气管哮喘等病史及用药情况。

(二)身体状况

高血压病根据起病和病情进展缓急分为缓进型和急进型两类,前者多见,后者占高血压病的1%～5%。

1.一般表现

缓进型原发性高血压起病隐匿,病程进展缓慢,早期多无症状,偶在体格检查时发现血压升高,少数患者在发生心、脑、肾等并发症后才被发现。高血压患者可在精神紧张、情绪激动或劳累后有头晕、头痛、眼花、耳鸣、失眠、乏力、注意力不集中等症状,但症状与血压增高程度并不一定一致。

患者血压随季节、昼夜、情绪等因素有较大波动,表现为冬季较夏季高、清晨较夜间高、激动时较平静时高等特点。体检时可听到主动脉瓣区第二心音亢进、主动脉瓣区收缩期杂音,少数患者在颈部或腹部可听到血管杂音。长期持续高血压可有左心室肥厚。

高血压病早期血压仅暂时升高,去除原因和休息后可恢复,称为波动性高血压阶段。随病情进展,血压呈持久增高,并有脏器受损表现。

2.并发症

主要表现心、脑、肾等重要器官发生器质性损害和功能性障碍。

(1)心脏:血压长期升高,增加了左心室的负担。左室因代偿而心肌肥厚,继而扩张,形成高血压性心脏病。在心功能代偿期,除有劳累性心悸外,其他症状不明显。心功能失代偿时,则表现为心力衰竭。由于高血压后期可并发动脉粥样硬化,故部分患者可并发冠心病,发生心绞痛、心肌梗死。

(2)脑:重要的脑血管病变表现有,一时性(间歇性)脑血管痉挛:可使脑组织缺血,产生头痛、一时性失语、失明、肢体活动不灵或偏瘫。可持续数分钟至数天,一般在24小时内恢复。脑出血:一般在紧张的体力或脑力劳动时容易发生,如情绪激动、搬重物等时突然发生。其临床表现因出血部位不同而异,最常见的部位在脑基底节豆状核,故常损及内囊,又称内囊出血。其主要表现为突然摔倒,迅速昏迷,头、眼转向出血病灶的同侧,出血病灶对侧的"三偏"症状,即偏瘫、偏身感觉障碍和同侧偏盲。呼吸深沉而有鼾声,大小便失禁。瘫痪肢体开始完全弛缓,腱反射常引不出。数天后瘫痪肢体肌张力增高,反射亢进,出现病理反射。脑动脉血栓形成:多在休息睡眠时发生,常先有头晕、失语、肢体麻木等症状,然后逐渐发生偏瘫,一般无昏迷。随病情进展,可发生昏迷甚至死亡。上述脑血管病变的表现,祖国医学统称为"中风"或"卒中",现代医学统称为"脑血管意外"。高血压脑病:是指脑小动脉发生持久而严重的痉挛、脑循环发生急性障碍,导致脑水肿和颅内压增高,可发生于急进型或严重的缓进型高血压病患者。表现血压持续升高,常超过26.7/16.0 kPa(200/120 mmHg),剧烈头痛、恶心、呕吐、眩晕、抽搐、视物模糊、意识障碍直至昏迷。发作可短至数分钟,长者可达小时或数天。

(3)肾的表现:长期高血压可致肾小动脉硬化,当肾功能代偿时,临床上无明显肾功能不全表现。当肾功能转入失代偿期时,可出现多尿、夜尿增多、口渴、多饮,提示肾浓缩功能减低,尿比重固定在1.010左右,称为等渗尿。当肾功能衰退时,可发展为尿毒症,血中肌酐、尿素氮增高。

(4)眼底视网膜血管改变:目前我国采用Keith-Wegener 4级眼底分级法。Ⅰ级,视网膜动脉变细;Ⅱ级,视网膜动脉狭窄,动脉交叉压迫;Ⅲ级,眼底出血或棉絮状渗出;Ⅳ级,视神经盘水肿。眼底的改变可反映高血压的严重程度。

3.急进型高血压病

急进型高血压占高血压病的1%左右,可由缓进型突然转变而来,也可起病即为急进型。多见于青年和中年。基本的临床表现与缓进型高血压病相似,但各种症状更为突出,具有病情严重、发展迅速、肾功能急剧恶化和视网膜病变(眼底出血、渗出、视盘水肿)等特点。血压显著增高,舒张压持续在 17.3～18.6 kPa(130～140 mmHg)或更高,常于数月或 1～2 年内出现严重的心、脑、肾损害、最后常为尿毒症死亡,也可死于急性脑血管疾病或心力衰竭。经治疗后,少数病情亦可转稳定。

高血压危象:是指短期内血压急剧升高的严重临床表现。它是在高血压的基础上,交感神经亢进致周围小动脉强烈痉挛,这是血压进一步升高的结果,常表现为剧烈头痛、神志改变、恶心、呕吐、心悸、呼吸困难等。收缩压可高达 34.7 kPa(260 mmHg),舒张压 16.0 kPa(120 mmHg)以上。

(三)实验室及其他检查

1.尿常规检查

可阴性或有少量蛋白和红细胞,急进型高血压患者尿中常有大量蛋白、红细胞和管型,肾功能减退时尿比重降低,尿浓缩和稀释功能减退,血中肌酐和尿素氮增高。

2.X 线检查

轻者主动脉迂曲延长或扩张、并发高血压性心脏病时,左心室增大,心脏至靴形样改变。

3.超声波检查

心脏受累时,二维超声显示:早期左室壁搏动增强,第Ⅱ期多见室间隔肥厚,继则左心室后型肥厚;左心房轻度扩大;超声多普勒于二尖瓣上可测出舒张期血流速度减慢,舒张末期速度增快。

4.心电图和心向量图检查

心脏受累的患者又可见左心室增厚或兼有劳损,P 波可增宽或有切凹,P 环振幅增大,特别终末向后电力更为明显。偶有心房颤动或其他心律失常。

5.血浆肾素活性和血管紧张素Ⅱ浓度测定

二者可增高,正常或降低。

6.血浆心钠素浓度测定

心钠素浓度降低。

六、护理目标

(1)头痛减轻或消失。

(2)焦虑减轻或消失。

(3)血压维持在正常水平,未发生意外伤害。

(4)能建立良好的生活方式,合理膳食。

七、护理措施

(一)一般护理

(1)头痛、眩晕、视物模糊的患者应卧床休息,抬高床头,保证充足的睡眠。指导患者使用放松技术,如缓慢呼吸、心理训练、音乐治疗等,避免精神紧张、情绪激动和焦虑,保持情绪平稳。保持病室安静,减少声光刺激和探视,护理操作动作要轻巧并集中进行,少打扰患者。对因焦虑而影响睡眠的患者遵医嘱应用镇静剂。

(2)有氧运动可降压减肥、改善脏器功能、提高活动耐力、减轻胰岛素抵抗,指导轻症患者选择适当的运动,如慢跑、健身操、骑自行车、游泳等(避免竞技性、力量型的运动),一般每周 3～

5次,每次30～40分钟,出现头晕、心慌、气短、极度疲乏等症状时应立即停止运动。

(3)合理膳食,每天摄钠量不超过6g,减少热量、胆固醇、脂肪摄入,适当增加蛋白质,多吃蔬菜、水果,摄入足量的钾、镁、钙,避免过饱,戒烟酒及刺激性的饮料,可以降低血压,减轻体重,防止高血脂和动脉硬化,防止便秘,减轻心脏负荷。

(二)病情观察与护理

(1)注意神志、血压、心率、尿量、呼吸频率等生命体征的变化,每天定时测量并记录血压。血压有持续升高时,密切注意有无剧烈头痛、呕吐、心动过速、抽搐等高血压脑病和高血压危象的征象。出现上述现象时应给予氧气吸入,建立静脉通路,通知病危,准备各种抢救物品及急救药物,详细书写特别护理记录单;配合医师采取紧急抢救措施,加快速降压、制止抽搐,以防脑血管疾病的发生。

(2)注意用药及观察:高血压患者服药后应注意观察服药反应,并根据病情轻重、血压的变化决定用药剂量与次数,详细做好记录。若有心、脑、肾严重并发症,则药物降压不宜过快,否则供血不足易发生危险。血压变化大时,要立即报告医师予以及时处理。要告诉患者按时服药及观察,忌乱用药或随意增减剂量与擅自停药。用降压药期间要经常测量血压并做好记录,以提供治疗参考,注意起床动作要缓慢,防止直立性低血压引起摔倒。用利尿剂降压时注意记出入量,排尿多的患者应注意补充含钾高的食物和饮料,如玉米面、海带、蘑菇、枣、桃、香蕉、橘子汁等。用普萘洛尔要逐渐减量、停药,避免突然停用引起心绞痛发作。

(3)患者如出现肢体麻木,活动欠灵,或言语含糊不清时,应警惕高血压并发脑血管疾病。对已有高血压心脏病者,要注意有无呼吸困难、水肿等心力衰竭表现;同时检查心率、心律有无心律失常的发生。观察尿量及尿的化验变化,以发现肾脏是否受累。发现上述并发症时,要协助医师相应的治疗及做好护理工作。

(4)高血压急症时,应迅速准确按医嘱给予降压药、脱水剂及镇痉药物,注意观察药物疗效及不良反应,严格按药物剂量调节滴速,以免血压骤降引起意外。

(5)出现脑血管意外、心力衰竭、肾衰竭者,给予相应抢救配合。

八、健康教育

(1)向患者提供有关本病的治疗知识,注意休息和睡眠,避免劳累。

(2)同患者共同讨论改变生活方式的重要性,低盐、低脂、低胆固醇、低热量饮食,禁烟、酒及刺激性饮料。肥胖者节制饮食。

(3)教会患者进行自我心理平衡调整,自我控制活动量,保持良好的情绪,掌握劳逸适度,懂得愤怒会使舒张压升高,恐惧焦虑会使收缩压升高的道理,并竭力避免之。

(4)定期、准确、及时服药,定期复查。

(5)保持排便通畅,规律的性生活,避免婚外性行为。

(6)教会患者怎样测量血压及记录。让患者掌握药物的作用及不良反应,告诉患者不能突然停药。

(7)指导患者适当地进行运动,可增加患者的健康感觉和松弛紧张的情绪,增高 HDL-C。推荐作渐进式的有氧运动,如散步、慢跑;也可打太极拳、练气功;避免举高重物及做等长运动(如举重、哑铃)。

(王冠霞)

第二节 心律失常

正常心律起源于窦房结,并沿正常房室传导系统顺序激动心房和心室,频率为60～100次/分(成人),节律基本规则。心律失常是指心脏冲动的起源、频率、节律、传导速度和传导顺序等异常。

一、分类

心律失常按其发生机制分为冲动形成异常和冲动传导异常两大类。

(一)冲动形成异常

1.窦性心律失常

窦性心律失常包括窦性心动过速、窦性心动过缓、窦性心律不齐、窦性停搏等。

2.异位心律

(1)主动性异位心律:①期前收缩(房性、房室交界区性、室性)。②阵发性心动过速(房性、房室交界区性、室性)。③心房扑动、心房颤动。④心室扑动、心室颤动。

(2)被动性异位心律:①逸搏(房性、房室交界区性、室性)。②逸搏心律(房性、房室交界区性、室性)。

(二)冲动传导异常

1.生理性

干扰及房室分离。

2.病理性

(1)窦房传导阻滞。

(2)房内传导阻滞。

(3)房室传导阻滞。

(4)室内传导阻滞(左、右束支及左束支分支传导阻滞)。

3.房室间传导途径异常

预激综合征。

此外,临床上依据心律失常发作时心率的快慢分为快速性心律失常和缓慢性心律失常。

二、病因及发病机制

(一)生理因素

健康人均可发生心律失常,特别是窦性心律失常和期前收缩等。情绪激动、精神紧张、过度疲劳、大量吸烟、饮酒、喝浓茶或咖啡等常为诱发因素。

(二)器质性心脏病

各种器质性心脏病是引发心律失常的最常见原因,以冠心病、心肌病、心肌炎、风湿性心脏病多见,尤其发生心力衰竭或心肌梗死时。

（三）非心源性疾病

除了心脏病外,其他系统的严重疾病,均可引发心律失常,如急性脑血管病、甲状腺功能亢进、慢性阻塞性肺病等。

（四）其他

电解质紊乱（低钾血症、低钙血症、高钾血症等）、药物作用（洋地黄、肾上腺素等）、心脏手术或心导管检查、中暑、电击伤等均可引发心律失常。

心律失常发生的基本原理是由于多种原因引起心肌细胞的自律性、兴奋性、传导性改变,导致心脏冲动形成异常、冲动传导异常,或两者兼而有之。

三、诊断要点

通过病史、体征可以做出初步判定。确定心律失常的类型主要依靠心电图,某些心律失常尚需做心电生理检查。

（一）病史

心律失常的诊断应从详尽采集病史入手,让患者客观描述发生心悸等症状时的感受。症状的严重程度取决于心律失常对血流动力学的影响,轻者可无症状或出现心悸、头晕;严重者可诱发心绞痛、心力衰竭、晕厥甚至猝死,增加心血管病死亡的危险性。

（二）体格检查

包括心脏视诊、触诊、叩诊、听诊的全面检查,并注意检查患者的神志、血压、脉搏频率及节律。

（三）辅助检查

心电图是诊断心律失常最重要的一项无创性检查技术。应记录多导联心电图,并记录能清楚显示P波导联的心电图长条以备分析,通常选择Ⅱ或V_1导联。其他辅助诊断的检查还有动态心电图、运动试验和食管心电图等。临床心电生理检查,如食管心房调搏检查、心室内心电生理检查对明确心律失常的发病机制、治疗、预后均有很大帮助。

四、各种心律失常的概念、临床意义及心电图特点

（一）窦性心律失常

正常心脏起搏点位于窦房结,由窦房结发出冲动引起的心律称窦性心律,成人频率为60～100次/分。正常窦性心律的心电图特点（图5-1）:①P波在Ⅰ、Ⅱ、aVF导联直立,aVR导联倒置。②PR间期0.12～0.20秒。③PP间期之差<0.12秒。窦性心律的频率可因年龄、性别、体力活动等不同有显著差异。

1.窦性心动过速

（1）成人窦性心律的频率超过100次/分,称为窦性心动过速,其心率的增快和减慢是逐渐改变的。

（2）心电图特点（图5-2）为窦性心律,PP间期<0.60秒,成人频率大多在100～180次/分。

（3）窦性心动过速一般不需特殊治疗。治疗主要针对原发病和去除诱因,必要时可应用β受体阻滞剂（如普萘洛尔）或镇静剂（如地西泮）。

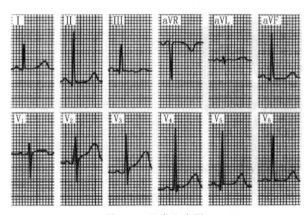

图 5-1 正常心电图

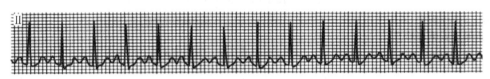

图 5-2 窦性心动过速

2.窦性心动过缓

(1)成人窦性心律的频率低于 60 次/分,称为窦性心动过缓。

(2)心电图特点(图 5-3)为窦性心律,PP 间期>1.0 秒。常伴窦性心律不齐,即 PP 间期之差>0.12 秒。

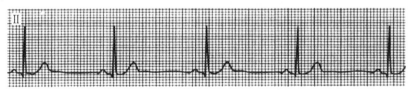

图 5-3 窦性心动过缓

(3)无症状的窦性心动过缓通常无须治疗。因心率过慢出现头晕、乏力等心排血量不足症状时,可用阿托品、异丙肾上腺素等药物,必要时需行心脏起搏治疗。

3.窦性停搏

(1)窦性停搏是指窦房结冲动形成暂停或中断,导致心房及心室活动相应暂停的现象,又称窦性静止。

(2)心电图特点(图 5-4)为一个或多个 PP 间期显著延长,而长 PP 间期与窦性心律的基本PP 间期之间无倍数关系,其后可出现交界性或室性逸搏或逸搏心律。

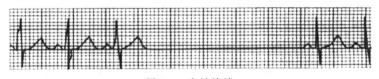

图 5-4 窦性停搏

(3)窦性停搏可由迷走神经张力增高或洋地黄、胺碘酮、钾盐、乙酰胆碱等药物,高钾血症、心肌炎、心肌病、冠心病等引起。临床症状轻重不一,轻者无症状或偶尔出现心搏暂停,重者可发生阿-斯综合征甚至死亡。

4.病态窦房结综合征

(1)病态窦房结综合征(SSS),简称病窦综合征。由窦房结及其邻近组织病变引起的窦房结起搏功能和/或窦房结传导功能障碍,从而产生多种心律失常的综合表现。

(2)病窦综合征常见病因为冠心病、心肌病、心肌炎,亦可见于结缔组织病、代谢性疾病及家族性遗传性疾病等,少数病因不明。主要临床表现为心动过缓所致脑、心、肾等脏器供血不足症状,尤以脑供血不足症状为主。轻者表现为头晕、心悸、乏力、记忆力减退等,重者可发生短暂晕厥或阿-斯综合征。部分患者合并短阵室上性快速性心律失常发作(慢-快综合征),进而可出现心悸、心绞痛或心力衰竭。

(3)心电图特点(图5-5):①持续而显著的窦性心动过缓(<50次/分)。②窦性停搏和/或窦房传导阻滞。③窦房传导阻滞与房室传导阻滞并存。④心动过缓-心动过速综合征,又称慢-快综合征,是指心动过缓与房性快速性心律失常(如房性心动过速、心房扑动、心房颤动)交替发作,房室交界区性逸搏心律。

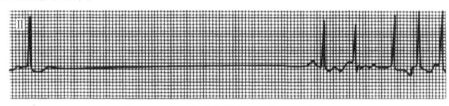

图5-5 病态窦房结综合征(慢-快综合征)

(4)积极治疗原发疾病。无症状者,不必给予治疗,仅定期随访观察;反复出现严重症状及心电图大于3秒长间歇者宜首选安装人工心脏起搏器。慢-快综合征应用起搏器治疗后,患者仍有心动过速发作,则可同时用药物控制快速性心律失常发作。

(二)期前收缩

期前收缩,是指窦房结以外的异位起搏点发出的过早冲动引起的心脏搏动。根据异位起搏点的部位不同可分为房性、房室交界性和室性。期前收缩可偶发或频发,如每个窦性搏动后出现一个期前收缩,称为二联律;每两个窦性搏动后出现一个期前收缩,称三联律。在同一导联上如室性期前收缩的形态不同,称为多源性室性期前收缩。

期前收缩可见于健康人,其发生与情绪激动、过度疲劳、过量饮酒或吸烟、饮浓茶、咖啡等有关。冠心病急性心肌梗死、风湿性心瓣膜病、心肌病、心肌炎等各种心脏病常可引起。此外,药物毒性作用,电解质紊乱,心脏手术或心导管检查均可引起期前收缩。

1.临床意义

偶发的期前收缩一般无症状,部分患者可有漏跳的感觉。频发的期前收缩由于影响心排血量,可引起头痛、乏力、晕厥等;原有心脏病者可诱发或加重心绞痛或心力衰竭。听诊心律不规则,期前收缩的第一心音增强,第二心音减弱或消失。脉搏触诊可发现脉搏脱落。

2.心电图特点

(1)房性期前收缩(图5-6):提前出现的房性异位P'波,其形态与同导联窦性P波不同;P'R间期>0.12秒;P'波后的QRS波群有三种可能:①与窦性心律的QRS波群相同。②因室内差异性传导出现宽大畸形的QRS波群。③提前出现的P'波后无QRS波群,称为未下传的房性期前收缩;多数为不完全性代偿间歇(即期前收缩前后窦性P波之间的时限常短于2个窦性PP间期)。

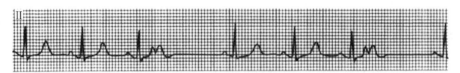

图 5-6　房性期前收缩

(2)房室交界区性期前收缩(图 5-7):提前出现的 QRS 波群,其形态与同导联窦性心律 QRS 波群相同,或因室内差异性传导而变形;逆行 P 波(Ⅰ、Ⅱ、aVF 导联倒置,aVR 导联直立)有三种可能:①P′波位于 QRS 波群之前,P′R 间期<0.12 秒。②P′波位于 QRS 波群之后,RP′间期<0.20 秒。③P′波埋于 QRS 波群中,QRS 波群之前后均看不见 P′波;多数为完全性代偿间期(即期前收缩前后窦性 P 波之间的时限等于 2 个窦性 PP 间期)。

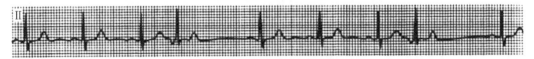

图 5-7　房室交界性期前收缩

(3)室性期前收缩(图 5-8):①提前出现的 QRS 波群宽大畸形,时限>0.12 秒。②QRS 波群前无相关的 P 波。③T 波方向与 QRS 波群主波方向相反。④多数为完全性代偿间歇。

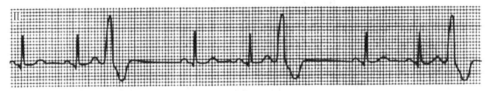

图 5-8　室性期前收缩

3.治疗要点

(1)病因治疗:积极治疗原发病,解除诱因。如改善心肌供血,控制心肌炎症,纠正电解质紊乱,避免情绪激动或过度疲劳等。

(2)药物治疗:无明显自觉症状或偶发的期前收缩者,一般无须抗心律失常药物治疗,可酌情使用镇静剂,如地西泮等。如频繁发作,症状明显或有器质性心脏病者,必须积极治疗。根据期前收缩的类型选用不同的药物。房性期前收缩、交界性期前收缩可选用维拉帕米、普罗帕酮、莫雷帕酮或 β 受体阻滞剂等药物。室性期前收缩选用 β 受体阻滞剂、美西律、普罗帕酮、莫雷帕酮等药物。

(3)其他:急性心肌梗死早期发生的室性期前收缩可选用利多卡因;洋地黄中毒引起的室性期前收缩者首选苯妥英钠。

(三)阵发性心动过速

阵发性心动过速是一种阵发性快速而规律的异位心律,是由三个或三个以上连续发生的期前收缩形成,根据异位起搏点的部位不同可分为房性、房室交界性和室性阵发性心动过速。由于房性、房室交界性阵发性心动过速在临床上难以区别,故统称为阵发性室上性心动过速(PSVT)。阵发性室上性心动过速常见于无器质性心脏病者,其发作与体位改变、情绪激动、过度疲劳、烟酒过量等有关。阵发性室性心动过速多见于心肌病变广泛而严重的患者,如冠心病发生急性心肌梗死时;其次是心肌病、心肌炎、二尖瓣脱垂、心瓣膜病等。

1.临床意义

(1)阵发性室上性心动过速突然发作、突然终止,持续时间长短不一。发作时患者常有心悸、焦虑、紧张、乏力,甚至诱发心绞痛、心功能不全、晕厥或休克。症状轻重取决于发作时的心率、持续时间和有无心脏病变等。听诊,心律规则,心率150~250次/分,心尖部第一心音强度不变。

(2)阵发性室性心动过速症状轻重取决于室速发作的频率、持续时间、有无器质性心脏病及心功能状况。非持续性室速(发作时间<30秒)患者通常无症状或仅有心悸;持续性室速患者常伴明显血流动力学障碍与心肌缺血,可出现低血压、晕厥、心绞痛、休克或急性肺水肿。听诊心律略不规则,心率常在100~250次/分。如发生完全性房室分离,则第一心音强度不一致。

2.心电图特点

(1)阵发性室上性心动过速(图5-9):①三个或三个以上连续而迅速地室上性期前收缩,频率范围达150~250次/秒,节律规则。②P波不易分辨。③绝大多数患者QRS波群形态与时限正常。

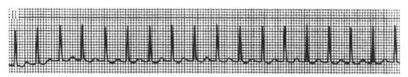

图 5-9　阵发性室上性心动过速

(2)阵发性室性心动过速(图5-10):①三个或三个以上连续而迅速地室性期前收缩,频率范围达100~250次/分,节律较规则或稍有不齐。②QRS波群形态畸形,时限>0.12秒,有继发ST-T改变。③如有P波,则P波与QRS波无关,且其频率比QRS频率缓慢。④常可见心室夺获与室性融合波。

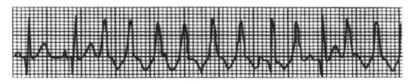

图 5-10　阵发性室性心动过速

3.治疗要点

(1)阵发性室上性心动过速。急性发作时治疗:①刺激迷走神经:可起到减慢心率、终止发作的作用。方法包括刺激悬雍垂诱发恶心、呕吐;深吸气后屏气,再用力做呼气动作(Valsalva动作);颈动脉窦按摩等。上述方法可重复多次使用。②药物终止发作:当刺激迷走神经无效时,可采用维拉帕米或三磷酸腺苷(ATP)静脉注射。

预防复发:除避免诱因外,发作频繁者可选用地高辛、长效钙通道阻滞剂、长效普萘洛尔等药物。

对于反复发作或药物治疗无效者,可考虑施行射频消融术。该方法具有安全、迅速、有效且能治愈心动过速的优点,可作为预防发作的首选方法。

(2)阵发性室性心动过速:由于室速多发生于器质性心脏病者,往往导致血流动力学障碍,甚至发展为心室颤动,应严密观察予以紧急处理,终止其发作。

一般遵循的原则:无器质性心脏病者发生的非持续性室速,如无症状,无需进行治疗;持续性室速发作,无论有无器质性心脏病,均应给予治疗;有器质性心脏病的非持续性室速亦应考虑治疗。药物首选利多卡因,静脉注射 100 mg,有效后可予静脉滴注维持。其他药物如普罗帕酮、胺碘酮也有疗效。如使用上述药物无法终止发作,且患者已出现低血压、休克、脑血流灌注不足等危险表现,应立即给予同步直流电复律。

(四)扑动与颤动

当自发性异位搏动的频率超过阵发性心动过速的范围时,形成扑动或颤动。根据异位起搏点的部位不同可分为心房扑动与心房颤动;心室扑动与心室颤动。心房颤动是成人最常见的心律失常之一,远较心房扑动多见,二者发病率之比为(10~20):1,绝大多数见于各种器质性心脏病,其中以风湿性心瓣膜病最为常见。心室扑动与心室颤动是最严重的致命性心律失常,心室扑动多为心室颤动的前奏,而心室颤动则是导致心源性猝死的常见心律失常,也是心脏病或其他疾病临终前的表现。

1.临床意义

(1)心房扑动与心房颤动:心房扑动和心房颤动的症状取决于有无器质性心脏病、基础心功能以及心室率的快慢。如心室率不快且无器质性心脏病者可无症状;心室率快者可有心悸、胸闷、头晕、乏力等。心房颤动时心房有效收缩消失,心排血量减少 25%~30%,加之心室率增快,对血流动力学影响较大,导致心排血量、冠状循环及脑部供血明显减少,引起心力衰竭、心绞痛或晕厥;还易引起心房内附壁血栓的形成,部分血栓脱落可引起体循环动脉栓塞,以脑栓塞最常见。体检时心房扑动的心室律可规则或不规则。心房颤动时,听诊第一心音强弱不等,心室律绝对不规则;心室率较快时,脉搏短绌(脉率慢于心率)明显。

(2)心室扑动与心室颤动:心室扑动和心室颤动对血流动力学的影响均等于心室停搏,其临床表现无差别,二者具有下列特点:意识突然丧失,常伴有全身抽搐,持续时间长短不一;心音消失,脉搏触不到,血压测不出;呼吸不规则或停止;瞳孔散大,对光反射消失。

2.心电图特点

(1)心房扑动心电图特征(图 5-11):①P 波消失,代之以 250~350 次/分,间隔均匀,形状相似的锯齿状心房扑动波(F 波)。②F 波与 QRS 波群成某种固定的比例,最常见的比例为2:1房室传导,有时比例关系不固定,则引起心室律不规则。③QRS 波群形态一般正常,伴有室内差异性传导者 QRS 波群可增宽、变形。

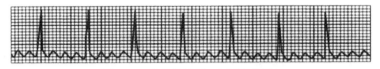

图 5-11　心房扑动(2:1房室传导)

(2)心房颤动心电图特征(图 5-12):①P 波消失,代之以大小不等、形态不一、间期不等的心房颤动波(f 波),频率为 350~600 次/分。②RR 间期绝对不等。③QRS 波群形态通常正常,当心室率过快,发生室内差异性传导时,QRS 波群增宽、变形。

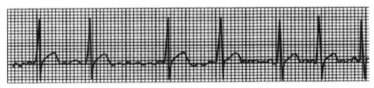

图 5-12　心房颤动

(3)心室扑动的心电图特点(图 5-13):P-QRS-T 波群消失,代之以 150～300 次/分波幅大而较规则的正弦波(室扑波)图形。

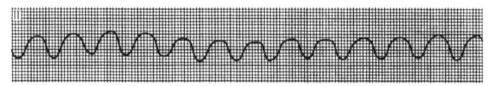

图 5-13　心室扑动

(4)心室颤动的心电图特点(图 5-14):P-QRS-T 波群消失,代之以形态、振幅与间隔绝对不规则的颤动波(室颤波),频率为 150～500 次/分。

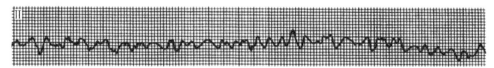

图 5-14　心室颤动

3.治疗要点

(1)心房扑动和颤动:心房扑动或心房颤动伴有较快心室率时,可使用洋地黄类药物减慢心室率,以保持血流动力学的稳定,此法可以使有些心房扑动或心房颤动转为窦性心律。其他药物如维拉帕米、地尔硫䓬等也能起到终止心房扑动、心房颤动的作用。对于持续性心房颤动的患者,符合条件者可采用药物如奎尼丁、胺碘酮等进行复律。无效时可使用电复律。

(2)心室扑动和颤动:心室扑动或心室颤动发生后,如果不迅速采取抢救措施,患者一般在 3～5 分钟内死亡,因此必须争分夺秒、尽快恢复有效心律。一旦心电监测确定为心室扑动或颤动时,立即采用除颤器进行非同步直流电除颤,同时配合胸部按压及人工呼吸等心肺复苏术,并经静脉注射利多卡因以及其他复苏药物如肾上腺素等。

(五)房室传导阻滞

房室传导阻滞(AVB)是指冲动从心房传到心室的过程中,冲动传导的延迟或中断。根据病因不同,其阻滞部位可发生在房室结、房室束以及束支系统内,按阻滞程度可分为三类。常见器质性心脏病,偶尔一度和二度Ⅰ型房室传导阻滞可见于健康人,与迷走神经张力过高有关。

1.临床意义

(1)一度房室传导阻滞:指传导时间延长(PR 间期延长);患者多无自觉症状,听诊时第一心音可略为减弱。

(2)二度房室传导阻滞:指心房冲动部分不能传入心室(心搏脱漏);心搏脱漏仅偶尔出现时,患者多无症状或偶有心悸,如心搏脱漏频繁心室率缓慢时,可有乏力、头晕甚至短暂晕厥;听诊有心音脱漏,触诊脉搏脱落,若为 2:1 传导阻滞,则可听到慢而规则的心室率。

(3)三度房室传导阻滞:指心房冲动全部不能传入心室;患者症状取决于心室率的快慢,如心室率过慢,心排血量减少,导致心脑供血不足,可出现头晕、疲乏、心绞痛、心力衰竭等,如心室搏动停顿超过 15 秒可引起晕厥、抽搐,即阿-斯综合征发生,严重者可猝死;听诊心律慢而规则,心室率多为 35～50 次/分,第一心音强弱不等,间或闻及心房音及响亮清晰的第一心音(大炮音)。

2.心电图特点

(1)一度房室传导阻滞心电图特征(图 5-15):①PR 间期延长,成人>0.20 秒(老年人

>0.21 秒);②每个 P 波后均有 QRS 波群。

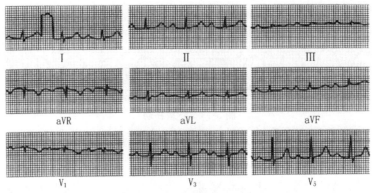

图 5-15　一度房室传导阻滞

（2）二度房室传导阻滞：按心电图表现可分为Ⅰ型和Ⅱ型。

二度Ⅰ型房室传导阻滞心电图特征（图 5-16）：①PR 间期在相继的心搏中逐渐延长，直至发生心室脱漏，脱漏后的第一个 PR 间期缩短，如此周而复始。②相邻的 RR 间期进行性缩短，直至 P 波后 QRS 波群脱漏。③心室脱漏造成的长 RR 间期小于两个 PP 间期之和。

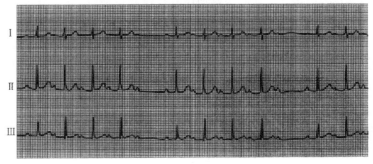

图 5-16　二度Ⅰ型房室传导阻滞

二度Ⅱ型房室传导阻滞心电图特征（图 5-17）：①PR 间期固定不变（可正常或延长）；②数个 P 波之后有一个 QRS 波群脱漏，形成 2：1、3：1、3：2 等不同比例房室传导阻滞；③QRS 波群形态一般正常，亦可有异常。

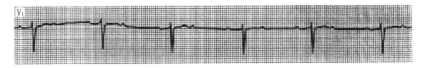

图 5-17　二度Ⅱ型房室传导阻滞

如果二度Ⅱ型房室传导阻滞下传比例≥3：1 时，称为高度房室传导阻滞。

（3）三度房室传导阻滞心电图特征（图 5-18）：①P 波与 QRS 波群各有自己的规律，互不相关，呈完全性房室分离。②心房率大于心室率。③QRS 波群形态和时限取决于阻滞部位，如阻滞位于希氏束及其附近，心室率为 40～60 次/分，QRS 波群正常。④如阻滞部位在希氏束分叉以下，心室率可在 40 次/分以下，QRS 波群宽大畸形。

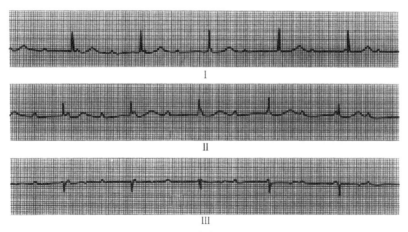

图 5-18 三度房室传导阻滞

3.治疗要点

(1)病因治疗:积极治疗引起房室传导阻滞的各种心脏病,纠正电解质紊乱,停用有关药物,解除迷走神经过高张力等。一度或二度Ⅰ型房室传导阻滞,心室率不太慢(＞50 次/分)且无症状者,仅需病因治疗,心律失常本身无需进行治疗。

(2)药物治疗:二度Ⅱ型或三度房室传导阻滞,心室率慢并影响血流动力学,应及时提高心室率以改善症状,防止发生阿-斯综合征。常用药物:①异丙肾上腺素持续静脉滴注,使心室率维持在60～70 次/分,对急性心肌梗死患者要慎用。②阿托品静脉注射,适用于阻滞部位位于房室结的患者。

(3)人工心脏起搏治疗:对心室率低于 40 次/分,症状严重者,特别是曾发生过阿-斯综合征者,应首选安装人工心脏起搏器。

五、常见护理诊断

(一)活动无耐力

与心律失常导致心排血量减少有关。

(二)焦虑

与心律失常致心跳不规则、停跳及反复发作、治疗效果不佳有关。

(三)潜在并发症

心力衰竭、猝死。

六、护理措施

(一)一般护理

1.体位与休息

当心律失常发作患者出现胸闷、心悸、头晕等不适时,应采取高枕卧位、半卧位或其他舒适体位,尽量避免左侧卧位。有头晕、晕厥发作或曾有跌倒病史者应卧床休息,加强生活护理。

2.饮食护理

给予清淡易消化、低脂和富于营养的饮食,且少量多餐,避免刺激性饮料。有心力衰竭患者应限制钠盐摄入,对服用利尿剂者应鼓励多进食富含钾盐的食物,避免出现低钾血症而诱发心律失常。

(二)病情观察

(1)评估心律失常可能引起的临床症状,如心悸、乏力、胸闷、头晕、晕厥等,注意观察和询问这些症状的程度、持续时间及给患者日常生活带来的影响。

(2)定期测量心率和心律,判断有无心动过速、心动过缓、期前收缩、心房颤动等心律失常发生。对于心房颤动患者,两名护士应同时测量患者心率和脉率1分钟,并记录,以观察脉短绌的变化发生情况。

(3)心电图检查是判断心律失常类型及检测心律失常病情变化的最重要的手段,护士应掌握心电图机的使用方法,在患者心律失常突然发作时及时描记心电图并表明日期和时间。行24小时动态心电图检查的患者,应嘱其保持平素的生活和活动,并记录症状出现的时间及当时所从事的活动,以利于发现病情及查找病因。

(4)对持续心电监测的患者,应注意观察是否出现心律失常及心律失常的类型、发作次数、持续时间、治疗效果等情况。当患者出现频发、多源性室性期前收缩、R-on-T现象、阵发性室性心动过速、二度Ⅱ型及三度房室传导阻滞时,应及时通知医师。

(三)用药护理

严格遵医嘱按时按量应用抗心律失常药物,静脉注射抗心律失常药物时速度应缓慢,静脉滴注速度严格按医嘱执行。用药期间严密监测脉率、心律、心率、血压及患者的反应,及时发现因用药而引起的新的心律失常和药物中毒,做好相应的护理。

1.奎尼丁

毒性反映较重,可致心力衰竭、窦性停搏、房室传导阻滞、室性心动过速等心脏毒性反应,故在给药前要测量血压、心率、心律,如有血压低于12.0/8.0 kPa(90/60 mmHg),心率慢于60次/分,或心律不规则时需告知医师。

2.普罗帕酮

可引起恶心、呕吐、眩晕、视物模糊、房室传导阻滞,诱发和加重心力衰竭等。餐时或餐后服用可减少胃肠道刺激。

3.利多卡因

有中枢抑制作用和心血管系统不良反应,剂量过大可引起震颤、抽搐,甚至呼吸抑制和心脏停搏等,应注意给药的剂量和速度。对心力衰竭、肝肾功能不全、酸中毒和老年人应减少剂量。

4.普萘洛尔

可引起低血压、心动过缓、心力衰竭等,并可加重哮喘与慢性阻塞性肺部疾病。在给药前应测量患者的心率,当心率低于50次/分时应及时停药。糖尿病患者可能引起低血糖、乏力。

5.胺碘酮

可致胃肠道反应、肝功能损害、心动过缓、房室传导阻滞,久服可影响甲状腺功能和引起角膜碘沉着,少数患者可出现肺纤维化,是其最严重的不良反应。

6.维拉帕米

可出现低血压、心动过缓、房室传导阻滞等。严重心力衰竭、高度房室传导阻滞及低血压者禁用。

7.腺苷

可出现面部潮红、胸闷、呼吸困难,通常持续时间小于1分钟。

（四）特殊护理

当患者发生较严重心律失常时应采取如下护理措施。

（1）嘱患者卧床休息,保持情绪稳定,以减少心肌耗氧量和对交感神经的刺激。

（2）给予鼻导管吸氧,改善因心律失常造成血流动力学改变而引起的机体缺氧。立即建立静脉通道,为用药、抢救做好准备。

（3）准备好纠正心律失常的药物、其他抢救药品及除颤器、临时起搏器等。对突然发生心室扑动或心室颤动的患者,应立即施行非同步直流电除颤。

（4）遵医嘱给予抗心律失常药物,注意药物的给药途径、剂量、给药速度,观察药物的作用效果和不良反应。用药期间严密监测心电图、血压,及时发现因用药而引起的新的心律失常。

（五）健康教育

1.疾病知识指导

向患者及家属讲解心律失常的常见病因、诱因及防治知识,使患者和家属能充分了解该疾病,而与医护人员配合共同控制疾病。

2.生活指导

快速心律失常患者应改变不良的生活习惯,如吸烟、饮酒、喝咖啡、浓茶等;避开造成精神紧张激动的环境,保持乐观稳定的情绪,分散注意力,不要过分注意心悸的感受。使患者和亲属明确无器质性心脏病的良性心律失常对人的影响主要是心理因素。帮助患者协调好活动与休息,根据心功能情况合理安排,注意劳逸结合。运动有诱发心律失常的危险,建议做较轻微的运动或最好在有家人陪同的条件下运动。心动过缓者应避免屏气用力的动作,以免兴奋迷走神经而加重心动过缓。

3.用药指导

让患者认识服药的重要性,按医嘱继续服用抗心律失常药物,不可自行减量或撤换药物。教会患者观察药物疗效和不良反应,必要时提供书面材料,嘱有异常时及时就医。对室上性阵发性心动过速的患者和家属,教会采用刺激迷走神经的方法,如刺激咽后壁诱发恶心;深吸气后屏气再用力呼气,上述方法可终止或缓解室上速。教会患者家属徒手心肺复苏的方法,以备紧急需要时应用。

4.自我监测指导

教会患者及家属测量脉搏的方法,每天至少一次,每次应在一分钟以上并做好记录。告诉患者和家属何时应来医院就诊:①脉搏过缓,少于 60 次/分,并有头晕、目眩或黑矇。②脉搏过快,超过100 次/分,休息及放松后仍不减慢。③脉搏节律不齐,出现漏搏、期前收缩超过5 次/分。④原本整齐的脉搏出现脉搏忽强忽弱、忽快忽慢的现象。⑤应用抗心律失常药物后出现不良反应。出现上述情形应及时就诊,并能按时随诊复查。

（王冠霞）

第三节　急性呼吸道感染

急性呼吸道感染通常包括急性上呼吸道感染和急性气管-支气管炎。急性上呼吸道感染是鼻腔、咽或喉部急性炎症的总称。常见病原体为病毒,仅有少数由细菌引起。本病全年皆可发病,但冬春季节多发,具有一定的传染性,有时引起严重的并发症,应积极防治。急性气管-支气管炎是指感染、物理、化学、过敏等因素引起的气管-支气管黏膜的急性炎症,可由急性上呼吸道感染蔓延而来。多见于寒冷季节或气候多变时,气候突变时多发。

一、护理评估

(一)病因及发病机制

1.急性上呼吸道感染

急性上呼吸道感染患者有70%～80%是由病毒引起的。其中主要包括流感病毒、副流感病毒、呼吸道合胞病毒、腺病毒、鼻病毒等。由于感染病毒类型较多,又无交叉免疫,人体产生的免疫力较弱且短暂,同时在健康人群中有病毒携带者,故一个人可有多次发病。细菌感染占20%～30%,可直接或继病毒感染之后发生,以溶血性链球菌最为多见,其次为流感嗜血杆菌、肺炎球菌和葡萄球菌等。偶见革兰阴性杆菌。当全身或呼吸道局部防御功能降低时,尤其是年老体弱或有慢性呼吸道疾病者更易患病,原先存在于上呼吸道或外界侵入的病毒和细菌迅速繁殖,引起本病。通过含有病毒的飞沫或被污染的用具传播,引起发病。

2.急性气管-支气管炎

(1)感染:由病毒、细菌直接感染,或急性上呼吸道病毒(如腺病毒、流感病毒)、细菌(如流感嗜血杆菌、肺炎链球菌)感染迁延而来,也可在病毒感染后继发细菌感染。亦可为衣原体和支原体感染。

(2)物理、化学性因素:过冷空气、粉尘、刺激性气体或烟雾的吸入使气管-支气管黏膜受到急性刺激和损伤,引起本病。

(3)变态反应:花粉、有机粉尘、真菌孢子等的吸入及对细菌蛋白质过敏等,均可引起气管-支气管的变态反应。寄生虫(如钩虫、蛔虫的幼虫)移行至肺,也可致病。

(二)健康史

有无受凉、淋雨、过度疲劳等使机体抵抗力降低等情况,应注意询问本次起病情况,既往健康情况,有无呼吸道慢性疾病史等。

(三)身体状况

1.急性上呼吸道感染

急性上呼吸道感染主要症状和体征个体差异大,根据病因不同可有不同类型,各型症状、体征之间无明显界定,也可互相转化。

(1)普通感冒:又称急性鼻炎或上呼吸道卡他,以鼻咽部卡他症状为主要表现,俗称"伤风"。成人多为鼻病毒所致,起病较急,初期有咽干、咽痒或咽痛,同时或数小时后有打喷嚏、鼻塞、流清水样鼻涕,2～3天后分泌物变稠,伴咽鼓管炎可引起听力减退,伴流泪、味觉迟钝、声嘶、少量咳嗽、低热不适、轻度畏寒和头痛。检查可见鼻腔黏膜充血、水肿、有分泌物,咽部轻度充血。如无并发症,一般经5～7天痊愈。

流行性感冒(简称流感)则由流感病毒引起,起病急,鼻咽部症状较轻,但全身症状较重,伴高热、全身酸痛和眼结膜炎症状。而且常有较大或大范围的流行。

流行性感冒应及早应用抗流感病毒药物:起病1～2天应用抗流感病毒药物治疗,才能取得最佳疗效。目前抗流感病毒药物包括离子通道M_2阻滞剂和神经氨酸酶抑制剂两类。离子通道

M_2阻滞剂:包括金刚烷胺和金刚乙胺,主要对甲型流感病毒有效。金刚烷胺类药物是治疗甲型流感的首选药物,有效率达$70\%\sim90\%$。金刚烷胺的不良反应有神经质、焦虑、注意力不集中和轻微头痛等中枢神经系统不良反应,一般在用药后几小时出现,金刚乙胺的毒副作用较小。胃肠道反应主要为恶心和呕吐,停药后可迅速消失。肾功能不全的患者需要调整金刚烷胺的剂量,对于老年人或肾功能不全者需要密切监测不良反应。神经氨酸酶抑制剂:奥司他韦(商品名达菲),作用机制是通过干扰病毒神经氨酸酶保守的唾液酸结合位点,从而抑制病毒的复制,对A(包括H5N1)和B不同亚型流感病毒均有效。奥司他韦成人每次口服75 mg,每天2次,连服5天,但须在症状出现2天内开始用药。奥司他韦不良反应少,一般为恶心、呕吐等消化道症状,也有腹痛、头痛、头晕、失眠、咳嗽、乏力等不良反应的报道。

(2)病毒性咽炎和喉炎:临床特征为咽部痒、不适和灼热感、声嘶、讲话困难、咳嗽、咳嗽时咽喉疼痛,无痰或痰呈黏液性,有发热和乏力,伴有咽下疼痛时,常提示有链球菌感染,体检发现咽部明显充血和水肿、局部淋巴结肿大且触痛,提示流感病毒和腺病毒感染,腺病毒咽炎可伴有眼结膜炎。

(3)疱疹性咽峡炎:主要由柯萨奇病毒A引起,夏季好发。有明显咽痛、常伴有发热,病程约一周。体检可见咽充血,软腭、腭垂、咽和扁桃体表面有灰白色疱疹及浅表溃疡,周围有红晕。多见儿童,偶见于成人。

(4)咽结膜热:常为柯萨奇病毒、腺病毒等引起。夏季好发,游泳传播为主,儿童多见。表现为发热、咽痛、畏光、流泪、咽及结膜明显充血。病程4~6天。

(5)细菌性咽-扁桃体炎多由溶血性链球菌感染所致,其次为流感嗜血杆菌、肺炎球菌、葡萄球菌等引起。起病急,咽痛明显、伴畏寒、发热,体温超过39 ℃。检查可见咽部明显充血,扁桃体充血肿大,其表面有黄色点状渗出物,颌下淋巴结肿大伴压痛,肺部无异常体征。

本病如不及时治疗可并发急性鼻窦炎、中耳炎、急性气管-支气管炎。部分患者可继发病毒性心肌炎、肾炎、风湿热等。

2.急性气管-支气管炎

急性气管-支气管炎起病较急,常先有急性上呼吸道感染的症状,继之出现干咳或少量黏液性痰,随后可转为黏液脓性或脓性痰液,痰量增多,咳嗽加剧,偶可痰中带血。全身症状一般较轻,可有发热,38 ℃左右,多于3~5天后消退。咳嗽、咳痰为最常见的症状,常为阵发性咳嗽,咳嗽、咳痰可延续2~3周才消失,如迁延不愈,则可演变为慢性支气管炎。呼吸音常正常或增粗,两肺可听到散在干、湿啰音。

(四)实验室及其他检查

1.血常规

病毒感染者白细胞正常或偏低,淋巴细胞比例升高;细菌感染者白细胞计数和中性粒细胞增高,可有核左移现象。

2.病原学检查

可做病毒分离和病毒抗原的血清学检查,确定病毒类型,以区别病毒和细菌感染。细菌培养及药物敏感试验,可判断细菌类型,并可指导临床用药。

3.X线检查

胸部X线摄片多无异常改变。

二、主要护理诊断及医护合作性问题

(一)舒适的改变
鼻塞、流涕、咽痛、头痛与病毒和/或细菌感染有关。

(二)潜在并发症
鼻窦炎、中耳炎、心肌炎、肾炎、风湿性关节炎。

三、护理目标

患者躯体不适缓解,日常生活不受影响;体温恢复正常;呼吸道通畅;睡眠改善;无并发症发生或并发症被及时控制。

四、护理措施

(一)一般护理

注意隔离患者,减少探视,避免交叉感染。患者咳嗽或打喷嚏时应避免对着他人。患者使用的餐具、痰盂等用具应按规定消毒,或用一次性器具,回收后焚烧弃去。多饮水,补充足够的热量,给予清淡易消化、高热量、丰富维生素、富含营养的食物。避免刺激性食物,戒烟、酒。患者以休息为主,特别是在发热期间。部分患者往往因剧烈咳嗽而影响正常的睡眠,可给患者提供容易入睡的休息环境,保持病室适宜温度、湿度和空气流通。保证周围环境安静,关闭门窗。指导患者运用促进睡眠的方式,如睡前泡脚、听音乐等。必要时可遵医嘱给予镇咳、祛痰或镇静药物。

(二)病情观察

关注疾病流行情况、鼻咽部发生的症状、体征及血常规和 X 线胸片改变。注意并发症,如耳痛、耳鸣、听力减退、外耳道流脓等提示中耳炎;如头痛剧烈、发热、伴脓涕、鼻窦有压痛等提示鼻窦炎;如在恢复期出现胸闷、心悸、眼睑水肿、腰酸和关节痛等提示心肌炎、肾炎或风湿性关节炎,应及时就诊。

(三)对症护理

1.高热护理

体温超过 37.5 ℃,应每 4 小时测体温 1 次,观察体温过高的早期症状和体征,体温突然升高或骤降时,应随时测量和记录,并及时报告医师。体温＞39 ℃时,要采取物理降温。降温效果不好可遵照医嘱选用适当的解热剂进行降温。患者出汗后应及时处理,保持皮肤的清洁和干燥,并注意保暖。鼓励多饮水。

2.保持呼吸道通畅

清除气管、支气管内分泌物,减少痰液在气管、支气管内的聚积。指导患者采取舒适的体位进行有效咳嗽。观察咳痰情况,如痰液较多且黏稠,可嘱患者多饮水,或遵照医嘱给予雾化吸入治疗,以湿润气道、利于痰液排出。

(四)用药护理

1.对症治疗

选用抗感冒复合剂或中成药减轻发热、头痛,减少鼻、咽充血和分泌物,如对乙酰氨基酚(扑热息痛)、银翘解毒片等。干咳者可选用右美沙芬、喷托维林(咳必清)等;咳嗽有痰可选用复方氯化铵合剂、溴己新(必嗽平),或雾化祛痰。咽痛者可含服喉片或草珊瑚片等。气喘者可用平喘药,如特布他林、氨茶碱等。

2.抗病毒药物

早期应用抗病毒药有一定疗效,可选用利巴韦林、奥司他韦、金刚烷胺、吗啉胍和抗病毒中成药等。

3.抗菌药物

如有细菌感染,最好根据药物敏感试验选择有效抗菌药物治疗,常可选用大环内酯类、青霉素类、氟喹诺酮类及头孢菌素类。

根据医嘱选用药物,告知患者药物的作用、可能发生的不良反应和服药的注意事项,如按时服药;应用抗生素者,注意观察有无迟发性变态反应发生;对于应用解热镇痛药者注意避免大量出汗引起虚脱等。发现异常及时就诊等。

(五)心理护理

急性呼吸道感染预后良好,多数患者于一周内康复,仅少数患者可因咳嗽迁延不愈而发展为慢性支气管炎,患者一般无明显心理负担。但如果咳嗽较剧烈,加之伴有发热,可能会影响患者的休息、睡眠,进而影响工作和学习,个别患者产生急于缓解咳嗽等症状的焦虑情绪。护理人员应与患者进行耐心、细致的沟通,通过对病情的客观评价,解除患者的心理顾虑,建立治疗疾病的信心。

(六)健康指导

1.疾病知识指导

帮助患者和家属掌握急性呼吸道感染的诱发因素及本病的相关知识,避免受凉、过度疲劳,注意保暖;外出时可戴口罩,避免寒冷空气对气管、支气管的刺激。积极预防和治疗上呼吸道感染,症状改变或加重时应及时就诊。

2.生活指导

平时应加强耐寒锻炼,增强体质,提高机体免疫力。有规律生活,避免过度劳累。室内空气保持新鲜、阳光充足。少去人群密集的公共场所。戒烟、酒。

五、护理评价

患者舒适度改善;睡眠质量提高;未发生并发症或发生后被及时控制。

(王冠霞)

第四节 胃 炎

胃炎是不同病因所致的胃黏膜慢性炎症,常伴有上皮损伤和细胞再生。按发病的缓急和病程长短可分为急性胃炎和慢性胃炎。发病率在胃病中居首位。最常引起胃黏膜炎症的药物是非甾体抗炎药(阿司匹林、吲哚美辛等),与幽门螺杆菌感染密切相关。

一、临床表现

(一)急性胃炎

急性胃炎常由服用非甾体抗炎药引起。以突发的呕血和/或黑便、上腹不适或隐痛为症状而就诊。内镜检查多数可发现胃黏膜急性糜烂出血的表现。

(二)慢性胃炎

慢性胃炎多由幽门螺杆菌感染引起。无特异性症状,部分患者有上腹痛或不适、食欲缺乏、反酸、嗳气、恶心等消化不良表现。

二、治疗

(一)急性胃炎

针对原发疾病和病因采取防治措施。积极抑制胃酸分泌,保护胃黏膜。

(二)慢性胃炎

根除幽门螺杆菌,对症用药。并抑酸或抗酸治疗,增强胃黏膜防御、动力促进剂等。

三、护理

(一)护理评估

1.生活习惯

了解患者是否饮食不规律,是否长期服用非甾体抗炎药,嗜好烟酒及刺激性食物。

2.消化道症状

了解腹部不适与进食的关系。有无反酸、胃灼热、腹胀等症状。

(二)护理措施

1.营养失调的护理

(1)急性发作期:有消化道出血症状者暂时禁食,由静脉补充足够的水分、能量以及电解质。症状稍缓解后,可给予清淡流质饮食,如米汤、藕粉、薄面汤等。

(2)病情缓解期:给予易消化及无刺激的少渣半流质饮食,如大米粥、皮蛋肉末粥、蒸蛋羹。当病情进一步缓解时,可用少渣软食,如米饭、汤面等。

(3)恢复期:注意增加营养,可挑选一些富含生物价值高的蛋白质和维生素的食物,防止贫血和营养不良的发生,如猪肝、蛋黄、动物全血等富含血红素铁的食品,注意维生素 C 和 B 族维生素的补充,适量增加新鲜蔬菜和水果,促进铁吸收。注意培养良好的饮食习惯,少食多餐,定时定量,细嚼慢咽,避免暴饮暴食,忌吃油炸食品,少用咖啡、酒、辣椒、芥末、胡椒等刺激性调味品,食物要加工得细、碎、软、烂,烹调方法多采用蒸、煮、炖。

2.舒适度改变的护理

(1)病情观察:观察消化道症状如呕血、黑便的颜色、性质、量;观察腹痛或腹部不适的部位、持续时间和性质;观察用药后患者症状的改善情况。

(2)休息与活动:急性期卧床休息。病情缓解期合理安排休息与工作,生活规律,劳逸结合。

3.用药指导及效果观察

(1)质子泵抑制剂:埃索美拉唑、奥美拉唑、泮托拉唑等,应餐前服药,偶有胃肠道反应及头晕、嗜睡等中枢神经症状,用药期间避免开车或高空作业。

(2)抗幽门螺杆菌药:遵医嘱口服抗菌药物,根治幽门螺杆菌,达治愈标准。餐后口服,以减少对胃黏膜的损害。

(3)输注质子泵抑制剂、抗菌药物及营养药物时注意保护静脉和观察上述不良反应。

4.健康教育

(1)禁用或慎用阿司匹林等对胃黏膜有刺激作用的药物;应限制盐的摄入并补充新鲜的水果及蔬菜;长期饮用浓茶、咖啡、过冷、过热食物可损伤胃黏膜,应注意避免。

(2)加强饮食卫生和饮食营养。

(3)生活规律,避免劳累,适当锻炼,增强抵抗力。

(4)遵医嘱规律用药,不能私自减量或停用,根除幽门螺杆菌。

(5)定期复查,预防癌变。

(三)护理效果评估

(1)消化道症状减轻或消失。

(2)营养状况良好。

(3)知晓疾病诱因,远离不良因素。

(王冠霞)

第五节 上消化道出血

一、疾病概述

(一)概念和特点

上消化道出血是指屈氏韧带以上的消化道,包括食管、胃、十二指肠、胰腺、胆管等病变引起的出血,以及胃空肠吻合术的空肠病变引起的出血。上消化道大出血是指数小时内失血量超过1 000 mL或循环血容量的20%,主要表现为呕血和/或黑便,常伴有血容量减少而引起急性周围循环衰竭,是临床的急症,严重者可导致失血性休克而危及生命。

近年来,本病的诊断和治疗水平有很大的提高,临床资料统计显示,80%～85%的急性上消化道大出血患者短期内能自行停止,仅15%～20%的患者出血不止或反复出血,最终死于出血并发症,其中急性非静脉曲张性上消化道出血的发病率在我国仍居高不下,严重威胁人民的生命健康。

(二)相关病理生理

上消化道出血多起因于消化性溃疡侵蚀胃基底血管导致其破裂而引发出血。出血后逐渐影响周围血液循环量,如因出血量多引起有效循环血量减少,进而引发血液循环系统代偿,以致血压降低、心悸、出汗,急需即刻处理。出血处可能因血块形成而自动止血,但也可能再次出血。

(三)上消化道出血的病因

上消化道出血的病因包括溃疡性疾病、炎症、门静脉高压、肿瘤、全身性疾病等。临床上最常见的病因是消化性溃疡,其他依次为急性糜烂出血性胃炎、食管胃底静脉曲张破裂和胃癌。现将病因归纳列述如下。

1.上消化道疾病

(1)食管疾病、食管物理性损伤、食管化学性损伤。

(2)胃、十二指肠疾病:消化性溃疡、佐林格-埃利森(Zollinger-Ellison)综合征、胃癌等。

(3)空肠疾病:胃肠吻合术后空肠溃疡、空肠克罗恩病。

2.门静脉高压引起的食管胃底静脉曲张破裂出血

(1)各种病因引起的肝硬化。

(2)门静脉阻塞:门静脉炎、门静脉血栓形成、门静脉受邻近肿块压迫。

(3)肝静脉阻塞:如巴德-基亚里(Budd-Chiari)综合征。

3.上消化道邻近器官或组织的疾病

(1)胆管出血:胆囊或胆管结石、胆管蛔虫、胆管癌、肝癌、肝脓肿或肝血管瘤破入胆管等。

(2)胰腺疾病:急慢性胰腺炎、胰腺癌、胰腺假性囊肿、胰腺脓肿等。

(3)其他:纵隔肿瘤或囊肿破入食管、主动脉瘤、肝或脾动脉瘤破入食管等。

4.全身性疾病

(1)血液病:白血病、血友病、再生障碍性贫血、DIC 等。

(2)急性感染:脓毒症、肾综合征出血热、钩端螺旋体病、重症肝炎等。

(3)脏器衰竭:尿毒症、呼吸衰竭、肝衰竭等。

(4)结缔组织病:系统性红斑狼疮、结节性多动脉炎、皮肌炎等。

5.诱因

(1)服用水杨酸类或其他非甾体抗炎药或大量饮酒。

(2)应激相关胃黏膜损伤:严重感染、休克、大面积烧伤、大手术、脑血管意外等应激状态下,会引起应激相关胃黏膜损伤。应激性溃疡可引起大出血。

(四)临床表现

上消化道大量出血的临床表现主要取决于出血量及出血速度。

1.呕血与黑便

呕血与黑便是上消化道出血的特征性表现。上消化道出血之后,均有黑便。出血部位在幽门以上者常有呕血。若出血量较少、速度慢亦可无呕血。反之,幽门以下出血如出血量大,速度快,可因血反流入胃腔引起恶心、呕吐而表现为呕血。

呕血多棕褐色呈咖啡渣样,如出血量大,未经胃酸充分混合即呕出,则为鲜红色或有血块。黑便呈柏油样,黏稠而发亮,当出血量大,血液在肠内推进快,粪便可呈暗红甚至鲜红色。

2.失血性周围循环衰竭

急性大量失血由于循环血容量迅速减少而导致周围循环衰竭。一般表现为头昏、心慌、乏力,突然起立发生晕厥、肢体冷感、心率加快、血压偏低等。严重者呈休克状态。

3.发热

大量出血后,多数患者在 24 小时内出现低热,持续 3~5 天后降至正常。发热原因可能与循环血量减少和周围循环衰竭导致体温调节中枢功能紊乱等因素有关。

4.氮质血症

上消化道大量出血后,由于大量血液蛋白质的消化产物在肠道被吸收,血中 BUN 浓度可暂时增高,称为肠源性氮质血症。一般于一次出血后数小时血尿素氮开始上升,24~48 小时达到高峰,一般不超过 14.3 mmol/L(40 mg/dL),3~4 天后降至正常。

5.贫血和血常规

急性大量出血后均有失血性贫血。但在出血的早期,血红蛋白浓度、红细胞计数与血细胞比容可无明显变化。在出血后,组织液渗入血管内,使血液稀释,一般经 3~4 小时以上才出现贫血,出血后 24～72 小时血液稀释到最大限度。贫血程度取决于失血量外,还和出血前有无贫血、出血后液体平衡状态等因素相关。

急性出血患者为正细胞正色素性贫血,在出血后骨髓有明显代偿性增生,可暂时出现大细胞性贫血,慢性失血则呈小细胞低色素性贫血。出血 24 小时内网织红细胞即见增高,出血停止后逐渐降至正常。白细胞计数在出血后 2～5 小时轻至中度升高,血止后 2～3 天才恢复正常。但在肝硬化患者中,如同时有脾功能亢进,则白细胞计数可不升高。

(五)辅助检查

1.实验室检查

测定红细胞、白细胞和血小板计数,血红蛋白浓度、血细胞比容、肝肾功能、大便潜血检查等(以了解其病因、诱因及潜在的护理问题)。

2.内镜检查

出血后 24～48 小时内行急诊内镜检查,可以直接观察出血部位,明确出血的病因,同时对出血灶进行止血治疗是上消化道出血病因诊断的首选检查方法。

3.X 线钡餐检查

对明确病因亦有价值。主要适用于不宜或不愿进行内镜检查者,或胃镜检查未能发现出血原因,需排除十二指肠降段以下的小肠段有无出血病灶者。

4.其他

放射性核素扫描或选择性动脉造影如腹腔动脉、肠系膜上动脉造影帮助确定出血部位,适用于内镜及 X 线钡剂造影未能确诊而又反复出血者。不能耐受 X 线、内镜或动脉造影检查的患者,可作吞线试验,根据棉线有无沾染血迹及其部位,可以估计活动性出血部位。

(六)治疗原则

上消化道大量出血为临床急症,应采取积极措施进行抢救。迅速补充血容量,纠正水电解质失衡,预防和治疗失血性休克,给予止血治疗,同时积极进行病因诊断和治疗。

药物治疗:包括局部用药和全身用药两部分。

1.局部用药

经口或胃管注入消化道内,对病灶局部进行止血,主要如下。

(1)8～16 mg 去甲肾上腺素溶于 100～200 mL 冰盐水口服,强烈收缩出血的小动脉而止血,适用于胃、十二指肠出血。

(2)口服凝血酶,经接触性止血,促使纤维蛋白原转变为纤维蛋白,加速血液凝固,近年来被广泛应用于局部止血。

2.全身用药

经静脉进入体内,发挥止血作用。

(1)抑制胃酸分泌药:对消化性溃疡和急性胃黏膜损伤引起的出血,常规给予 H_2 受体拮抗剂或质子泵抑制剂,以提高和保持胃内较高的 pH,有利于血小板聚集及血浆凝血功能所诱导的止血过程。常用药物:西咪替丁 200～400 mg,每 6 小时 1 次;雷尼替丁 50 mg,每 6 小时 1 次;法莫替丁 20 mg,12 小时 1 次;奥美拉唑 40 mg,每 12 小时 1 次。急性出血期均为静脉用药。

(2)降低门静脉压力药。①血管升压素及其拟似物:为常用药物,其机制是收缩内脏血管,从而减少门静脉血流量,降低门静脉及其侧支循环的压力。用法为血管升压素 0.2 U/min 持续静脉滴注,视治疗反应,可逐渐加至 0.4 U/min。同时用硝酸甘油静脉滴注或含服,以减轻大剂量用血管升压素的不良反应,并且硝酸甘油有协同降低门静脉压力的作用;②生长抑素及其拟似物:止血效果好,可明显减少内脏血流量,并减少奇静脉血流量,而奇静脉血流量是食管静脉血流量的标志。14肽天然生长抑素,用法为首剂250 μg缓慢静脉注射,继以250 μg/h持续静脉滴注。人工合成剂奥曲肽,常用首剂100 μg缓慢静脉注射,继以25~50 μg/h持续静脉滴注。

(3)促进凝血和抗纤溶药物:补充凝血因子如静脉注入纤维蛋白原和凝血酶原复合物对凝血功能异常引起出血者有明显疗效。抗血纤溶芳酸和6-氨基己酸有对抗或抑制纤维蛋白溶解的作用。

二、护理评估

(一)一般评估

1.生命体征

大量出血患者因血容量不足,外周血管收缩,体温可能偏低,出血后2天内多有发热,一般不超过38.5 ℃,持续3~5天;脉搏增快(>120次/分)或细速;呼吸急促、浅快;血压降低,收缩压降至10.7 kPa(80 mmHg)以下,甚至可持续下降至测不出,脉压减少,小于3.3 kPa(30 mmHg)。

2.患者主诉

有无头晕、乏力、心慌、气促、冷、口干口渴等症状。

3.相关记录

呕血颜色、量,皮肤、尿量、出入量、黑便颜色和量等记录结果。

(二)身体评估

1.头颈部

上消化道大量出血,有效循环血容量急剧减少,患者可出现精神萎靡、嗜睡、表情淡漠、烦躁不安、意识模糊甚至昏迷。

2.腹部

(1)有无肝脾大,如果脾大、蜘蛛痣、腹壁静脉曲张或有腹水者,提示肝硬化门静脉高压食管静脉破裂出血;肝大、质地硬、表面凹凸不平或有结节,提示肝癌。

(2)腹部肿块的质地软硬度、如果质地硬、表面凹凸不平或有结节应考虑胃、胰腺、肝胆肿瘤。

(3)中等量以上的腹水可有移动性浊音。

(4)肠鸣音活跃,肠蠕动增强,肠鸣音达10次/分以上,但音调不特别高调,提示有活动性出血。

(5)直肠和肛门有无结节、触痛和肿块、狭窄等异常情况。

3.其他

(1)出血部位与出血性质的评估:上消化道出血不包括口、鼻、咽喉等部位出血及咯血,应注意鉴别。出血部位在幽门以上,呕血及黑便可同时发生,而幽门以下部位出血,多以黑便为主。下消化道出血较少时,易被误认为是上消化道出血。下消化道出血仅有便血,无呕血,粪便鲜红、暗红或有血块,患者常感下腹部疼痛等不适感。进食动物血、肝,服用骨炭、铁剂、铋剂或中药也可使粪便发黑,但黑而无光泽。

(2)出血量的评估:粪便潜血试验阳性,表示每天出血量大于5 mL;出现黑便时表示每天出血量在50~70 mL,胃内积血量达250~300 mL,可引起呕血;急性出血量<400 mL时,组织液及脾脏贮血补充失血量,可无临床表现,若大量出血数小时内失血量超过1 000 mL或循环血容

量的 20%,引起急性周围循环衰竭,导致急性失血性休克而危及患者生命。

(3)失血程度的评估:失血程度除按出血量评估外,还应根据全身状况来判断。失血的表现多伴有全身症状,表现:①轻度失血,失血量达全身总血量 10%～15%,患者表现为皮肤苍白、头晕、怕冷,血压可正常但有波动,脉搏稍快,尿量减少;②中度失血:失血量达全身总血量 20%以上,患者表现为口干、眩晕、心悸,血压波动、脉压变小,脉搏细数,尿量减少;③重度失血,失血量达全身总血量 30%以上,患者表现为烦躁不安、意识模糊、出冷汗、四肢厥冷、血压显著下降、脉搏细数超过 120 次/分,尿少或尿闭,重者失血性休克。

(4)出血是否停止的评估。①反复呕血,呕吐物由咖啡色转为鲜红色,黑便次数增多且粪便稀薄色泽转为暗红色,伴肠鸣音亢进;②周围循环衰竭的表现经充分补液、输血仍未见明显改善,或暂时好转后又恶化,血压不稳,中心静脉压不稳定;③红细胞计数、血细胞比容、血红蛋白测定不断下降,网织红细胞计数持续增高;④在补液足够、尿量正常时,血尿素氮升高;⑤门静脉高压患者的脾脏大,因出血而暂时缩小,如不见脾脏恢复肿大,提示出血未止。

(三)心理-社会评估

患者发生呕血与黑便时都可导致患者紧张、烦躁不安、恐惧、焦虑等反应。病情危重者,患者可出现濒死感,而此时其家属表现伤心状态,使患者出现较强烈的紧张及恐惧感。慢性疾病或全身性疾病致反复呕血与黑便者,易使患者对治疗和护理失去信心,表现为护理工作上不合作。患者及其家庭对疾病的认识态度影响患者的生活质量,影响其工作、学习、社交等活动。

(四)辅助检查结果评估

1.血常规

上消化道出血后均有急性失血性贫血;出血后 6～12 小时红细胞计数、血红蛋白浓度及血细胞比容下降;在出血后 2～5 小时白细胞数开始增高,血止后 2～3 天降至正常。

2.血尿素氮测定

呕血的同时因部分血液进入肠道,血红蛋白的分解产物在肠道被吸收,故在出血数小时后BUN 开始不升,24～48 小时可达高峰,持续时间不等,与出血时间长短有关。

3.粪便检查

潜血试验(OBT)阳性,但检查前需禁止食动物血、肝、绿色蔬菜等 3～4 天。

4.内镜检查

直接观察出血的原因和部位,黏膜皱襞迂曲可提示胃底静脉曲张曲张。

(五)常用药物治疗效果的评估

1.输血

输血前评估患者的肝功能,肝功能受损宜输新鲜血,因库存血含氨量高易诱发肝性脑病。同时要评估患者年龄、病情、周围循环动力学及贫血状况,注意因输液、输血过快、过多导致肺水肿,原有心脏病或老年患者必要时可根据中心静脉压调节输液量。

2.血管升压素

滴注速度应准确,并严密观察有无出现腹痛、血压升高、心律失常、心肌缺血,甚至发生心肌梗死等不良反应。评估是否药液外溢,一旦外溢用 50%硫酸镁湿敷,因该药有抗利尿作用,突然停用血管升压素会引起反射性尿液增多,故应观察尿量并向家属做好解释工作。同时,孕妇、冠心病、高血压禁用血管升压素。

3.凝血酶

口服凝血酶时评估有无有恶心、头晕等不良反应,并指导患者更换体位。此药不能与酸碱及重金属等药物配伍,应现用现配,若出现变态反应应立即停药。

4.镇静剂

评估患者的肝功能,肝病患者忌用吗啡、巴比妥类等强镇静药物。

三、主要护理诊断/问题

(一)体液不足

与上消化道大量出血有关。

(二)活动无耐力

与上消化道出血所致周围循环衰竭有关。

(三)营养失调,低于机体需要量

与急性期禁食及贫血有关。

(四)恐惧

与急性上消化道大量出血有关。

(五)知识缺乏

缺乏有关出血的知识及防治的知识。

(六)潜在并发症

休克、急性肾衰竭。

四、护理措施

(一)一般护理

1.休息与体位

少量出血者应卧床休息,大出血时绝对卧床休息,取平卧位并将下肢略抬高,以保证脑部供血。呕吐时头偏向一侧,防止窒息或误吸。指导患者坐起、站起时动作要缓慢,出现头晕、心慌、出汗时立即卧床休息并告知护士。病情稳定后,逐渐增加活动量。

2.饮食护理

急性大出血伴恶心、呕吐者应禁食。少量出血无呕吐者,可进食温凉、清淡流质食物。出血停止后改为营养丰富、易消化、无刺激性半流质、软食,少量多餐逐渐过渡到正常饮食。食管胃底静脉曲张破裂出血者避免粗糙、坚硬、刺激性食物,且应细嚼慢咽。防止损伤曲张静脉而再次出血。

3.安全护理

轻症患者可起身稍做活动,可上厕所大小便。但应注意有活动性出血时,患者常因有便意而至厕所,在排便时或便后起立时晕厥,因此必要时由护士陪同如厕或暂时改为在床上排泄。重症患者应多巡视,用床栏加以保护。

(二)病情观察

上消化道大量出血时,有效循环血容量急剧减少,可导致休克或死亡,所以要严密监测。①精神和意识状态:是否精神萎靡、嗜睡、表情淡漠、烦躁不安、意识模糊甚至昏迷;②生命体征:

体温不升或发热,呼吸急促,脉搏细弱、血压降低、脉压变小、必要时行心电监护;③周围循环状况:观察皮肤和甲床色泽,肢体温暖或是湿冷,周围静脉特别是颈静脉充盈情况;④准确记录24小时出入量,测每小时尿量,应保持尿量大于每小时30 mL,并记录呕吐物和粪便的性质、颜色及量;⑤定期复查红细胞计数、血细胞比容、血红蛋白、网织红细胞计数、血尿素氮、粪潜血,以了解贫血程度、出血是否停止。

(三)用药护理

立即建立静脉通道,遵医嘱迅速、准确地实施输血、输液、各种止血治疗及用药等抢救措施,并观察治疗效果及不良反应。血管升压素可引起腹痛、血压升高、心律失常、心肌缺血,甚至发生心肌梗死,故滴注速度应准确,并严密观察不良反应。同时,孕妇、冠心病、高血压禁用血管升压素。肝病患者忌用吗啡、巴比妥类药物,宜输新鲜血,因库存血含氨量高,易诱发肝性脑病。

(四)三腔两囊管护理

插管前应仔细检查,确保三腔气囊管通畅,无漏气,并分别做好标记,以防混淆,备用。插管后检查管道是否在胃内,抽取胃液,确定管道在胃内分别向胃囊和食管囊注气,将食管引流管、胃管连接负压吸引器,定时抽吸,观察出血是否停止,记录引流液的性状及量,并做好留置于腔气囊管期间的护理和拔管出血停止后的观察及拔管。

(五)心理护理

护理人员应关心、安慰患者尤其是反复出血者。解释各项检查、治疗措施,耐心细致地解答患者或家属的提问,消除他们的疑虑。同时,经常巡视,大出血时陪伴患者,以减轻患者的紧张情绪。抢救工作应迅速而不忙乱,使其产生安全感、信任,保持稳定情绪,帮助患者消除紧张恐惧心理,更好地配合治疗及护理。

(六)健康教育

1.疾病知识指导

应帮助患者和家属掌握有关疾病的病因和诱因,以及预防、治疗和护理知识,以减少再度出血的危险。并且指导患者及家属学会早期识别出血征象及应急措施。

2.饮食指导

合理饮食是避免诱发上消化道出血的重要措施。注意饮食卫生和规律饮食;进食营养丰富、易消化的食物,避免粗糙、刺激性食物,或过冷、过热、产气多的食物、饮料,禁烟、浓茶、咖啡等对胃有刺激的食物。

3.生活指导

生活起居要有规律,劳逸结合,情绪乐观,保证身心愉悦,避免长期精神紧张。应在医师指导下用药,同时,慢性病者应定期门诊随访。

4.自我观察

教会患者出院后早期识别出血征象及应急措施:出现头晕、心悸等不适,或呕血、黑便时,立即卧床休息,保持安静,减少身体活动;呕吐时取侧卧位以免误吸;立即送医院治疗。

5.及时就诊的指标

(1)有呕血和黑便。

(2)出现血压降低、头晕、心悸等不适。

五、护理效果评估

(1)患者呕血和黑便停止,生命体征正常。

(2)患者活动耐受力增加,活动时无晕厥、跌倒危险。

(3)患者置管期间患者无窒息、意外吸入、食管胃底黏膜无溃烂、坏死。

(4)患者体重逐渐恢复正常,营养状态良好。

(王冠霞)

第六章　外科护理

第一节　单纯性甲状腺肿

单纯性甲状腺肿又称非毒性甲状腺肿,是由非炎症和非肿瘤因素阻碍甲状腺激素合成而导致的甲状腺代偿性肿大。一般不伴有明显的甲状腺功能改变。病变早期,甲状腺为单纯弥漫性肿大,至后期呈多结节性肿大。

一、病因

单纯性甲状腺肿根据病因可分为以下三类。

(1)由于碘摄入不足,无法合成足够量的甲状腺素,反馈性地引起垂体促甲状腺激素分泌增高,导致甲状腺代偿性肿大。

(2)甲状腺素需要量增高:由于对甲状腺素的需要量增高,可发生轻度弥漫性甲状腺肿,叫作生理性甲状腺肿。

(3)甲状腺素合成和分泌的障碍:可由某些食物、药物引起,或先天性缺乏合成甲状腺素的酶导致甲状腺肿大,大多数患者甲状腺功能和基础代谢率正常。肿大的甲状腺和结节可对周围器官引起压迫。

二、病理

血中甲状腺素减少可反馈性引起垂体促甲状腺激素分泌增加,并刺激甲状腺增生和代偿性肿大。初期滤泡呈均匀性增生,形成弥漫性甲状腺肿,补碘后可恢复;病变若继续发展,腺体因不规则的增生或再生,逐渐形成单个或多个结节,称为结节性甲状腺肿,补碘后多不可恢复;至后期,腺体结节发生退行性病变,形成囊肿和局部纤维化或钙化、出血,甚至可出现自主功能性结节、继发性甲状腺功能亢进症或恶变。

三、临床表现

本病多见于女性。一般无全身症状,主要表现为甲状腺不同程度的肿大和对周围器官引起的压迫症状。部分患者可继发甲状腺功能亢进症,也可发生恶变。

（一）甲状腺肿大

腺体肿大为渐进性,开始为弥漫性、对称性肿大,腺体表面平滑,质地柔软。此后一侧叶或双侧叶出现单个或多个大小不一、质地不一的无痛性结节,生长缓慢,可随吞咽上下活动。合并钙化者质地较硬。囊性变的结节可并发囊内出血,结节在短期内迅速增大,并出现疼痛。

（二）压迫症状

随着腺体增大,可出现对周围组织的压迫症状。

1.气管受压

气管受压可出现堵塞感、憋气及呼吸不畅,甚至出现呼吸困难。气管可狭窄、弯曲移位或软化。

2.食管受压

巨大的甲状腺可伸入气管和食管之间,压迫食管造成吞咽困难。

3.喉返神经受压

早期为声音嘶哑、痉挛性咳嗽,晚期可失声。此外静脉受压,引起喉黏膜水肿,也可使发声沙哑。

4.颈交感神经受压

同侧瞳孔扩大,严重者出现霍纳综合征（Horner 综合征）,即眼球下陷、瞳孔变小、眼睑下垂。

5.静脉受压

腔静脉受压可引起上腔静脉综合征（单侧面部、颈部或上肢水肿）;胸廓入口处狭窄可影响头、颈和上肢的静脉回流,当患者上臂举起时,阻塞表现加重,可发生晕厥;胸骨后甲状腺肿可压迫颈内静脉或上腔静脉,造成胸壁静脉怒张或皮肤瘀点,挤压肺部,造成肺扩张不全。

（三）继发甲状腺功能亢进症

部分患者可继发甲状腺功能亢进症,出现甲状腺功能亢进症的相关症状。

（四）恶变

部分结节可发生恶变,短期内出现无痛性增大,甚至出现颈淋巴结肿大。

四、诊断与鉴别诊断

（一）诊断

除通过临床表现外,还可结合相关辅助检查进行诊断。

1.实验室检查

（1）甲状腺功能基本正常,部分患者促甲状腺激素可略高。合并甲状腺功能亢进症者可出现三碘甲状腺原氨酸（T_3）、甲状腺素（T_4）增高。

（2）甲状腺球蛋白增高,为衡量碘缺乏的敏感指标。

（3）尿碘减少,一般低于 $100\ \mu g/L$。

2.影像学检查

（1）B超:结节性甲状腺肿多表现为甲状腺两侧叶不规则增大,可见大小不等的结节,结节多无包膜,内部回声不均。部分结节内可见囊性变、片状钙化灶等改变。

（2）放射性核素扫描:可评估甲状腺的功能状态,并对异位甲状腺肿的诊断也有帮助。结节性甲状腺肿多表现为温或凉结节,自主功能性结节表现为热结节。

（3）CT、MRI:有助于了解胸骨后甲状腺肿与邻近组织的关系及其与颈部甲状腺的延续情况。

3.细针穿刺细胞学检查

对可触及的甲状腺结节均可行穿刺细胞学检查,尤其是对疑为恶变者,必要时也可在 B 超引导下进行。

(二)鉴别诊断

主要考虑与以下疾病的鉴别。

1.甲状腺癌

甲状腺癌多表现为甲状腺内突然出现肿块或已存在的肿块突然增大,质硬而固定,表面不光滑。必要时行细针穿刺细胞学检查进行鉴别。

2.甲状舌骨囊肿

甲状舌骨囊肿易与甲状腺峡部的结节相混,其特征为张口伸舌时可觉肿块回缩上提。

3.胸骨后甲状腺肿

有时不易与纵隔肿瘤鉴别,CT、MRI 及放射性核素扫描对诊断有帮助。

五、预防

在流行地区,最常用、有效的方法是使用碘盐,常用剂量为每 10～20 kg 食盐中加入碘化钾或碘化钠 1.0 g。碘盐无法普及地区也可使用碘油肌内注射,有效期约为 3 年。

六、治疗

(1)青春发育期或妊娠期的生理性甲状腺肿,可以不给予药物治疗,也不需手术治疗,应多食含碘食物。

(2)对于 20 岁以前年轻人的弥漫性甲状腺肿者,可给予小剂量甲状腺素,以抑制促甲状腺激素的分泌。常用剂量为甲状腺素片每天 60～120 mg 或左甲状腺素每天 50～100 μg,持续 3～6 个月。

(3)手术治疗:手术方式应根据结节多少、大小、分布而决定,一般可行甲状腺叶次全切除术或全切除术,也可行近全甲状腺切除术。

七、护理评估

(一)健康史

评估患者的年龄、性别、病因、症状、治疗用药情况、既往疾病史、家族史,居住环境及周围有无类似疾病者。

(二)身体状况

患者一般无明显症状,查体可见甲状腺轻度、中度肿大,表面平滑,质软,无压痛。重度肿大的甲状腺可出现压迫症状,如压迫气管可出现咳嗽、呼吸困难;压迫食管可引起吞咽困难;压迫喉返神经引起声音嘶哑;胸骨后甲状腺肿压迫上腔静脉可出现面部青紫、水肿、颈部与胸部浅静脉扩张。

(三)心理、社会评估

患者可因颈部增粗而出现自卑心理及挫折感;由于缺乏疾病的相关知识,而怀疑肿瘤或癌变产生焦虑,甚至恐惧心理。注意评估患者有无焦虑、抑郁、自卑、恐惧等不良心理反应,能否积极配合治疗。

八、主要护理诊断(问题)

(一)自身形象紊乱

自身形象紊乱与甲状腺肿大致颈部增粗有关。

(二)潜在并发症

呼吸困难、声音嘶哑、吞咽困难等。

九、护理目标

(1)患者的身体外观逐渐恢复正常。

(2)没有并发症的发生或发生后及时得到处理。

十、护理措施

(一)一般护理

适当休息,劳逸结合。指导患者多进食海带、紫菜等含碘丰富的食物,避免过多食用花生、萝卜等抑制甲状腺激素合成的食物。

(二)病情观察

观察患者甲状腺肿大的程度、质地,有无结节及压痛,颈部增粗的进展情况及有无局部压迫的表现。

(三)用药护理

1.补充碘剂

由于碘缺乏所致,应补充碘剂,世界卫生组织推荐的成年人每天碘摄入量为 $150~\mu g$。在地方性甲状腺肿流行地区可采用碘化食盐防治。成年人,特别是结节性甲状腺肿患者,应避免大剂量碘治疗,以免诱发碘致性甲状腺功能亢进症。由于摄入致甲状腺肿物质所致者,停用后甲状腺肿一般可自行消失。碘剂补充应适量,以免碘过量引起自身免疫性甲状腺炎和甲状腺功能减退症。

2.甲状腺肿的护理

甲状腺肿大明显的患者,可采用干甲状腺片口服。指导患者遵医嘱准确服药,不能随意增减量。观察甲状腺素治疗的效果和不良反应。如患者出现心动过速、呼吸急促、怕热多汗、食欲亢进、腹泻等甲状腺功能亢进症表现时,应及时通知医师并进行相应的处理。

(四)手术护理

有甲状腺肿压迫症状时,应积极配合医师进行手术治疗。

1.术前护理

(1)心理护理:多与患者沟通,了解患者对所患甲状腺疾病的感知和认识。

(2)饮食护理:给予患者高热量、高蛋白和富含维生素的食物,并保证足够的液体入量。避免饮用浓茶、咖啡等刺激性饮料,戒烟、酒。

(3)完善术前检查:除全面的体格检查和必要的实验室检查外,还包括颈部 X 线及喉镜等,以了解气管是否受压软化及声带功能是否受损。

2.术后护理

(1)病情观察:密切监测患者生命体征的变化,观察伤口渗血情况。如伤口渗血,及时更换浸湿的敷料,估计并记录出血量。有颈部引流管者,观察引流液的量和颜色,固定好引流管,避免其受压、打折和脱出。监测患者体温,如有发热,协助医师查明原因,并遵照医嘱采用物理或药物降温。

(2)体位:全麻清醒后可取半坐卧位,利于呼吸和切口引流。24小时内减少颈部活动,减少出血。变更体位时,用手扶持头部,减轻疼痛。

(3)活动和咳痰:指导患者起身活动时可用手置于颈后以支撑头部。指导患者深呼吸、有效咳嗽。咳嗽时可护住伤口两侧,以减轻咳嗽时伤口的压力,减轻疼痛。

(4)饮食:麻醉清醒后,可选用冷流质饮食,减少局部充血,避免过热食物引起血管扩张出血,以后逐步过渡到半流食和软食。

(五)心理护理

患者可因颈部增粗而有自卑心理及挫折感;由于疾病相关知识的缺乏,而怀疑肿瘤或癌变产生焦虑、恐惧的心理。护理中应向患者阐明单纯性甲状腺肿的病因和防治知识,与患者一起讨论引起甲状腺肿大的原因,使患者认识到经补碘等治疗后甲状腺肿可逐渐缩小或消失,消除患者的自卑与挫折感,正确认识疾病;帮助患者进行恰当的修饰打扮,改善其自我形象,树立战胜疾病的信心;积极与患者家属沟通,使家属能够给予患者心理支持。

(六)健康指导

1.饮食指导

指导患者摄取含碘丰富的食物,并适当使用碘盐,以预防缺碘所致地方性甲状腺肿;避免摄入阻碍甲状腺激素合成的食物,如花生、菠菜、卷心菜、萝卜等。

2.用药指导

指导患者按医嘱服药,每天碘摄入量适当,必要时可用尿碘监测碘营养水平。当尿碘中位数为$100\sim200\ \mu g/L$时,是最适当的碘营养状态,当尿碘中位数大于$300\ \mu g/L$为碘过量。对需长期使用甲状腺制剂的患者,应告知其要坚持长期服药,以免停药后复发。教会患者观察药物疗效及不良反应。避免摄入阻碍甲状腺激素合成的药物,如碳酸锂、硫氰酸盐、保泰松等。

3.防治指导

在地方性甲状腺肿流行地区,开展宣传教育工作,指导患者补充碘盐,这是预防缺碘性地方性甲状腺肿最有效的措施。对青春发育期、妊娠期、哺乳期人群,应适当增加碘的摄入量。

十一、护理评价

(1)患者身体外观能逐渐恢复正常。

(2)没有并发症的发生或发生后及时得到处理。

十二、健康指导

(1)在甲状腺肿流行地区推广加碘食盐;告知患者碘的作用。

(2)拆线后适度练习颈部活动,防止瘢痕收缩。

(3)请按照医师开具的出院证明书上的要求进行复诊,如果出现伤口红、肿、热、痛,体温升高,抽搐等情况,及时到医院就诊。若发现颈部结节、肿块,及时治疗。

(李维红)

第二节　甲状腺肿瘤

一、概念

甲状腺肿瘤主要包括甲状腺腺瘤和甲状腺癌。甲状腺腺瘤是最常见的甲状腺良性肿瘤，多见于 40 岁以下的女性。按形态学可分为滤泡状和乳头状囊性腺瘤两种。滤泡状甲状腺腺瘤较常见，腺瘤有完整的包膜。甲状腺癌是最常见的甲状腺恶性肿瘤，约占全身恶性肿瘤的 1%。

二、相关病理生理

甲状腺是人体最大的内分泌腺体，位于甲状软骨下方、气管两旁，分左、右两叶，中央为峡部。甲状腺由两层被膜包裹：内层被膜叫甲状腺固有被膜，很薄，紧贴腺体并形成纤维束伸入到腺实质内；外层包绕并固定于气管和环状软骨上，可随吞咽动作上、下移动。两层被膜之间有疏松的结缔组织，甲状腺动、静脉，淋巴，神经和甲状旁腺。

甲状腺的血液供应十分丰富，主要来自两侧的甲状腺上、下动脉。甲状腺上、下动脉的分支之间，及其分支与咽喉部、气管和食管动脉的分支间，都有广泛的吻合、沟通，故手术结扎两侧甲状腺上、下动脉后，残留的腺体及甲状旁腺仍有足够的血液供应。甲状腺有三条主要的静脉，即甲状腺上、中、下静脉。甲状腺上、中静脉流入颈内静脉，甲状腺下静脉流入无名静脉。甲状腺的淋巴液汇入颈深部淋巴结。支配甲状腺的神经来自迷走神经，主要有喉返神经和喉上神经。喉返神经位于甲状腺背侧的气管食管沟内，支配声带运动；喉上神经的内支（感觉支）分布于喉黏膜上，外支（运动支）支配环甲肌，使声带紧张。

甲状腺的主要功能是合成、贮存和分泌甲状腺素。甲状腺素的主要作用是参与人体的物质和能量代谢，促进蛋白质、脂肪和碳水化合物的分解，促进人体生长发育和组织分化等。甲状腺功能的调节主要依靠丘脑-垂体-甲状腺轴控制系统和甲状腺自身进行调节。

甲状腺癌除髓样癌来源于滤泡旁降钙素分泌细胞外，其他均起源于滤泡上皮细胞。按肿瘤的病理类型可分为以下几种。①乳头状腺癌：约占成人甲状腺癌的 70% 和儿童甲状腺癌的全部，30～45 岁女性多见，属低度恶性，可较早出现颈部淋巴结转移，但预后较好。②滤泡状腺癌：约占甲状腺癌的 15%，50 岁左右中年人多见，属中度恶性，可经血运转移至肺和骨，预后不如乳头状腺癌。③未分化癌：占甲状腺癌的 5%～10%，多见于 70 岁左右老年人，属高度恶性，可早期发生颈部淋巴结转移，或侵犯喉返神经、气管、食管，并常经血液转移至肺、骨等处，预后很差。④髓样癌：仅占甲状腺癌的 7%，常有家族史，中度恶性，较早出现淋巴结转移，也可经血行转移至肺和骨，预后不如乳头状腺癌，但较未分化癌好。

三、病因与诱因

甲状腺肿瘤的病因与诱因尚不完全清楚，有研究表明与甲状腺的功能失调及患者的情绪有关。

四、临床表现

(一)甲状腺腺瘤

大多数患者常在无意中或体检时发现颈部有圆形或椭圆形结节,多为单发。质稍硬,表面光滑,边界清楚,随吞咽可上下移动。腺瘤生长缓慢,当乳头状囊性腺瘤发生囊内出血时肿瘤可迅速增大,并伴有局部胀痛。

(二)甲状腺癌

腺体内出现单个、固定、表面凹凸不平、质硬的肿块是各型甲状腺癌的共同表现。随着肿物逐渐增大,肿块随吞咽上下移动度减少。晚期常压迫气管、食管或喉返神经而出现呼吸困难、吞咽困难和声音嘶哑;压迫颈交感神经节引起 Horner 综合征;颈丛浅支受侵时可有耳、枕、肩等部位的疼痛。髓样癌组织可产生激素样活性物质,如 5-羟色胺和降钙素,患者可出现腹泻、心悸、颜面潮红和血钙降低等症状。局部转移常在颈部出现硬而固定的淋巴结,远处转移多见于扁骨(颅骨、胸骨、椎骨、骨盆)和肺。

五、辅助检查

(一)实验室检查

除常规生化和三大常规外,测定甲状腺功能和血清降钙素有助于髓样癌的诊断。

(二)放射性^{131}I 或^{99m}Tc 扫描

甲状腺腺瘤多为温结节,若伴有囊内出血时可为冷结节或凉结节,边缘一般较清晰。甲状腺癌为冷结节,边缘一般较模糊。

(三)细胞学检查

细针穿刺结节并抽吸、涂片行病理学检查,确诊率可高达 80%。

(四)B 超检查

B 超可显示结节位置、大小、数量及与邻近组织的关系。

(五)X 线检查

颈部正侧位片,可了解有无气管移位或狭窄、肿块钙化及上纵隔增宽等。胸部及骨骼摄片可了解有无肺及骨转移。

六、治疗原则

(一)非手术治疗

未分化癌一般采用放疗。

(二)手术治疗

(1)因甲状腺腺瘤有 20% 引起甲状腺功能亢进症和 10% 发生恶变的可能,故原则上应早期手术治疗,即包括腺瘤的患侧甲状腺大部或部分切除术,术中行快速冰冻切片病理检查。

(2)除未分化癌外,其他类型甲状腺癌均应行甲状腺癌根治术,手术范围包括患侧甲状腺及峡部全切除、对侧大部切除,有淋巴结转移时应行同侧颈淋巴结清扫,并辅以核素、甲状腺素和外放射等治疗。

七、护理评估

(一)一般评估

1.健康史

患者一般资料,如年龄、性别;询问患者是否曾患有结节性甲状腺肿或伴有其他免疫系统疾病;了解有无家族史及既往史等。

2.生命体征(T、P、R、BP)

一般体温、脉搏、血压正常。少数患者有呼吸困难。

3.患者主诉

包块有无疼痛,睡眠状况,有无疲倦、乏力、咳嗽与心慌气短等症状。

4.相关记录

甲状腺肿块的大小、形状、质地、活动度;颈部淋巴结的情况;体重、饮食、皮肤等记录结果。

(二)身体评估

1.术前评估

了解甲状腺肿块的大小、形状、质地、活动度;肿块生长速度;颈部有无肿大淋巴结;患者有无呼吸困难、声音嘶哑、吞咽困难、Horner综合征等;有无远处转移,如骨和肺的转移征象;腹泻、心悸、颜面潮红和血钙降低等症状。

2.术后评估

了解麻醉和手术方法、手术经过是否顺利、术中出血情况;了解术后生命体征、切口及引流情况等;观察是否出现呼吸困难和窒息、喉返神经损伤、喉上神经损伤和手足抽搐等并发症。

(三)心理、社会评估

(1)术前患者情绪是否稳定。

(2)患者是否了解甲状腺疾病的相关知识。

(3)患者能否掌握康复知识。

(4)了解患者的家庭经济承受能力等。

(四)辅助检查阳性结果评估

(1)了解放射性^{131}I或^{99m}Tc扫描结果,以判断温结节和冷结节。

(2)了解生化和三大常规、甲状腺功能和血清降钙素、B超、X线、心电图、细胞学等结果,判断是否有影响手术效果的因素存在。

(五)治疗效果的评估

1.非手术治疗评估要点

放疗后是否出现并发症,如放射性皮炎、骨髓抑制引起的白细胞计数减少等。

2.手术治疗评估要点

(1)术后患者的生命体征是否平稳;切口及引流情况;有无急性呼吸困难,以及喉上神经或喉返神经损伤;有无甲状旁腺损伤等。

(2)根据病情、手术情况及术后病理检查结果,评估预后状况。

八、主要护理诊断(问题)

(一)焦虑

焦虑与担心肿瘤的性质、手术及预后有关。

(二)疼痛

疼痛与手术创伤、肿块压迫或肿块囊内出血有关。

(三)清理呼吸道无效

清理呼吸道无效与全麻未醒、手术刺激分泌物增多及切口疼痛有关。

(四)潜在并发症

1.窒息

窒息与全麻未醒、手术刺激分泌物增多误入气管有关。

2.呼吸困难

呼吸困难与术后出血压迫气管有关。

3.手足抽搐

手足抽搐与术中误切甲状旁腺,术后出现低血钙有关。

4.神经损伤

神经损伤与手术操作误伤神经有关。

九、主要护理措施

(一)术前护理

1.术前准备

(1)指导、督促患者练习手术时的体位:将软枕垫于肩部,保持头低位(过仰后伸位)。

(2)术前晚给予镇静类药物,保证患者充分休息和睡眠。

(3)若患者行颈部淋巴结清扫术,术前1天剃去其耳后毛发。

2.心理护理

让患者及家属了解所患肿瘤的性质,讲解有关知识,帮助患者以平和的心态接受手术。

3.床旁准备气管切开包

甲状腺手术,尤其行颈淋巴结清扫术者,床旁必须备气管切开包。肿块较大、长期压迫气管的患者,术后可能出现气管软化塌陷而引起窒息,或因术后出血引流不畅而淤积颈部,局部迅速肿胀,患者呼吸困难等都需立即配合医师行气管切开及床旁抢救或拆除切口缝线,清除血肿。

(二)术后护理

1.体位

取平卧位,血压平稳后给予半卧位。

2.饮食

麻醉清醒、病情平稳后,协助患者主动饮少量温水,若无不适,鼓励其进食流质,但不可过热,逐步过渡为半流质及软食。

3.病情观察

术后密切监测患者的生命体征,尤其是呼吸、脉搏变化;观察患者有无声音嘶哑、误吸、呛咳等症状;妥善固定颈部引流管,保持引流通畅,观察并记录引流液的量、颜色及性状;保持创面敷料清洁干燥,注意渗液流向肩背部,及时通知医师并配合处理。

(三)术后并发症的观察及护理

1.呼吸困难和窒息

呼吸困难和窒息多发生于术后 48 小时内,是术后最危急的并发症。表现为进行性呼吸困难、烦躁、发绀,甚至窒息;可有颈周肿胀、切口渗出鲜血等。常见原因和处理如下。

(1)切口内血肿压迫气管:立即拆线,敞开切口,清除血肿,如呼吸仍无改善则吸氧、气管切开,再急送手术室止血。

(2)喉头水肿:由于手术创伤、气管插管引起。先用激素静脉滴注,无效者行气管切开。

(3)痰液阻塞气道:有效吸痰。

(4)气管塌陷:气管壁长期受肿大的甲状腺压迫,气管软化所致。行气管切开术。

(5)双侧喉返神经损伤:气管切开。

2.喉返神经损伤

大多数是由于术中不慎将喉返神经切断、缝扎、钳夹或牵拉过度而致永久性或暂时性损伤;少数由于血肿或瘢痕组织压迫或牵拉而致。前者在术中立即出现症状,后者在术后数小时或数天才出现症状。切断、缝扎会引起永久性损伤,钳夹、牵拉过度、血肿压迫所引起的多数为暂时性,一般经 3～6 个月理疗可恢复或好转。单侧喉返神经损伤引起声音嘶哑,可由健侧声带过度地向患侧内收而代偿。双侧喉返神经损伤导致双侧声带麻痹,可引起失声、呼吸困难,甚至窒息,应立即行气管切开。

3.喉上神经损伤

喉上神经外支损伤可使环甲肌瘫痪,引起声带松弛、声调降低;内支损伤可使喉部黏膜感觉丧失,患者进食、特别是饮水时容易发生误咽、呛咳。应协助患者取坐位进半流质饮食,一般于术后数天可恢复正常。

4.手足抽搐

术中甲状旁腺被误切、挫伤或其血液供应受累可引起甲状旁腺功能低下,血钙降低,神经肌肉的应激性提高。症状一般出现在术后 1～2 天内,轻者面部、口唇或手足部针刺感、麻木感或强直感,2～3 周后症状消失。严重者面肌和手足持续性痉挛、疼痛,频繁发作,每次持续 10～20 分钟或更长,甚至可发生喉和膈肌痉挛,引起窒息死亡。

护理措施:①抽搐发作时,立即静脉注射 10％葡萄糖酸钙或 5％氯化钙 10～20 mL。②症状轻者,可口服葡萄糖酸钙或乳酸钙;症状重或长期不恢复者,加服维生素 D_3,以促进钙在肠道内的吸收。③每周测血钙和尿钙 1 次。④限制肉类、乳类和蛋类等高磷食品,多吃绿叶蔬菜、豆制品和海味等高钙低磷食物。

(四)健康教育

(1)指导患者头颈部活动练习,如头后仰及左右旋转运动,以促进颈部的功能恢复,防止切口瘢痕牵缩。颈淋巴结清扫术者,斜方肌可有不同程度损伤,切口愈合后还需进行肩关节的功能锻炼,持续至出院后 3 个月。

(2)指导患者遵医嘱服用甲状腺素片等药物替代治疗,以满足机体对甲状腺素的需要,抑制促甲状腺激素的分泌,预防肿瘤复发。

(3)出院后定期复诊,学会自行检查颈部。若出现颈部肿块或淋巴结肿大等应及时就诊。

十、护理效果评估

(1)患者焦虑程度是否减轻,情绪是否稳定。

(2)患者疼痛是否得到有效控制。

(3)患者生命体征平稳,有无发生并发症,或已发生的并发症是否得到及时诊治。

(4)患者能否保持呼吸道通畅。

(李维红)

第三节　甲状腺功能亢进症

一、概念

甲状腺功能亢进症简称甲亢,是由于各种原因导致甲状腺素分泌过多而引起的以全身代谢亢进为主要特征的内分泌疾病。根据发病原因可分为以下几种。

(一)原发性甲亢

原发性甲亢最常见,腺体呈弥漫性肿大,两侧对称,常伴有突眼,又称为"突眼性甲状腺肿"。患者年龄多在 20～40 岁,男女之比约为 1:4。

(二)继发性甲亢

继发性甲亢较少见,患者先有结节性甲状腺肿多年,以后才出现甲状腺功能亢进症状。腺体肿大呈结节状,两侧多不对称,无突眼,容易发生心肌损害,患者年龄多在 40 岁以上。

(三)高功能腺瘤

高功能腺瘤少见,腺体内有单个自主性高功能结节,其周围的甲状腺组织萎缩。

二、相关病理生理

甲亢的病理学改变为甲状腺腺体内血管增多、扩张,淋巴细胞浸润。滤泡壁细胞多呈高柱状并发生增生,形成突入滤泡腔内的乳头状体,滤泡腔内的胶体含量减少。

三、病因与诱因

原发性甲亢的病因迄今尚未完全阐明。目前多数认为原发性甲亢是一种自身免疫性疾病,患者血中有两类刺激甲状腺的自身抗体:一类抗体的作用与促甲状腺激素相似,能刺激甲状腺功能活动,但作用时间较促甲状腺激素持久,称为"长效甲状腺激素";另一类为"甲状腺刺激免疫球蛋白"。两类物质均属 G 类免疫球蛋白,都能抑制促甲状腺激素,且与促甲状腺激素受体结合,从而增强甲状腺细胞的功能,分泌大量甲状腺激素,即 T_3 和 T_4。

四、临床表现

典型的表现有高代谢群、甲状腺肿及眼征三大主要症状。

（一）甲状腺激素分泌过多症候群

（1）患者性情急躁、容易激动、失眠、双手颤动、怕热、多汗。

（2）食欲亢进但消瘦、体重减轻。

（3）心悸、脉快有力，脉率常在 100 次/分以上，休息及睡眠时仍快，脉压增大。

（4）可出现内分泌功能紊乱，如月经失调、停经、易疲劳等。

其中脉率增快及脉压增大尤为重要，常可作为判断病情严重程度和治疗效果的重要标志。

（二）甲状腺肿

甲状腺多呈对称性、弥漫性肿大；由于腺体内血管扩张、血流加速，触诊可扪及震颤，听诊可闻及杂音。

（三）眼征

突眼是眼征中重要且较特异的体征之一，可见双侧眼裂增宽、眼球突出、内聚困难、瞬目减少等突眼征。

五、辅助检查

（一）基础代谢率测定

用基础代谢率测定器测定，较可靠。也可根据脉压和脉率计算。计算公式：基础代谢率（％）＝（脉率＋脉压）－111。基础代谢率正常值为±10％，增高至 20％～30％为轻度甲亢，30％～60％为中度甲亢，60％以上为重度甲亢。注意此计算方法不适用于心律不齐者。

（二）甲状腺摄^{131}I 率测定

正常甲状腺 24 小时内摄取^{131}I 的量为进入人体总量的 30％～40％，吸^{131}I 高峰在 24 小时后。如果 2 小时内甲状腺摄^{131}I 量超过进入人体总量的 25％，或在 24 小时内超过进入人体总量的 50％，且摄^{131}I 高峰提前出现，都提示有甲亢。

（三）血清中 T_3 和 T_4 含量测定

甲亢时血清 T_3 可高于正常值 4 倍，而血清 T_4 仅为正常值的 2.5 倍，所以 T_3 的增高对甲亢的诊断较 T_4 更为敏感。

六、治疗原则

（一）非手术治疗

严格按医嘱服药治疗。

（二）手术治疗

甲状腺大部切除术仍是目前治疗中度以上甲亢最常用而有效的方法。

（1）手术适应证：①继发性甲亢或高功能腺瘤；②中度以上的原发性甲亢，经内科治疗无明显疗效；③腺体较大伴有压迫症状，或胸骨后甲状腺肿伴甲亢；④抗甲状腺药物或^{131}I 治疗后复发者；⑤坚持长期用药有困难者。另外，甲亢可引起妊娠患者流产、早产，而妊娠又可加重甲亢；因此，凡妊娠早、中期的甲亢患者具有上述指征者，仍应考虑手术治疗。

（2）手术禁忌证：①青少年患者；②症状较轻者；③老年患者或有严重器质性疾病不能耐受手术者。

七、护理评估

(一)一般评估

1.健康史

患者一般资料,如年龄、性别;询问患者是否曾患有结节性甲状腺肿或其他免疫系统的疾病;有无甲状腺疾病的用药或手术史并了解患者发病的过程及治疗经过;有无甲亢疾病的家族史。

2.生命体征(T、P、R、BP)

患者心悸、脉快有力,脉率常在100次/分以上,休息及睡眠时仍快,脉压增大。

3.患者主诉

睡眠状况,有无疲倦、乏力、咳嗽、心慌、气短等症状。

4.相关记录

甲状腺肿大的情况;体重;饮食、皮肤、情绪等记录结果。

(二)身体评估

1.术前评估

(1)患者有无自觉乏力、多食、消瘦、怕热、多汗、急躁易怒及排便次数增多等异常改变。

(2)甲状腺多呈弥漫性肿大,可有震颤或血管杂音。

(3)伴有眼征者眼球可向前突出。

(4)病情严重变化时可出现甲亢危象。

2.术后评估

了解麻醉和手术方法、手术经过是否顺利、术中出血情况;了解术后生命体征、切口及引流情况等;观察是否出现甲状腺危象、呼吸困难和窒息、喉返神经损伤、喉上神经损伤和手足抽搐等并发症。

(三)心理、社会评估

患者主要表现为敏感、急躁易怒、焦虑,处理日常生活事件能力下降,家庭人际关系紧张。患者也可因甲亢所致突眼、甲状腺肿大等外形改变,产生自卑心理。部分老年患者可表现为抑郁、淡漠,重者可有自杀行为。

(四)辅助检查阳性结果评估

辅助检查结果包括基础代谢率测定、甲状腺摄^{131}I率测定及血清中 T_3 和 T_4 含量测定的结果,以助判断病情。

(五)治疗效果的评估

1.非手术治疗评估要点

评估患者服药治疗后的效果,如心率、基础代谢的变化等。

2.手术治疗评估要点

监测患者生命体征、切口、引流等,观察是否出现甲状腺危象、呼吸困难和窒息、喉返神经损伤、喉上神经损伤和手足抽搐等并发症。根据病情、手术情况及术后病理检查结果,评估预后状况。

八、主要护理诊断(问题)

(一)营养失调

营养低于机体需要量与基础代谢率增高有关。

(二)有受伤危险

受伤与突眼造成眼角不能闭合、有潜在的角膜溃疡、感染而致失明的可能有关。

(三)潜在并发症

1.窒息与呼吸困难

窒息与呼吸困难与全麻未醒、手术刺激分泌物增多误入气管,术后出血压迫气管有关。

2.甲状腺危象

甲状腺危象与术前准备不充分、甲亢症状未能很好控制及手术应激有关。

3.手足抽搐

手足抽搐与术中误切甲状旁腺,术后出现低血钙有关。

4.神经损伤

神经损伤与手术操作误伤神经有关。

九、主要护理措施

(一)术前护理

1.完善各项术前检查

对甲亢或甲状腺巨大肿块患者应行颈部透视或摄片、心脏检查、喉镜检查和基础代谢率测定等,了解气管受压或移位情况及心血管、声带功能和甲亢的程度。

2.提供安静舒适的环境

保持环境安静、舒适,减少活动,避免体力消耗,尽可能限制会客,避免过多外来刺激,对精神紧张或失眠者遵医嘱给予镇静剂,保证患者充足的睡眠。

3.加强营养,满足机体代谢需要

给予高热量、高蛋白、富含维生素的食物;鼓励多饮水以补充出汗等丢失的水分。忌用对中枢神经有兴奋作用的咖啡、浓茶等刺激性饮料。每周测体重 1 次。

4.术前药物准备的护理

通过药物降低基础代谢率,以满足手术的必备条件,是甲亢患者术前准备的重要环节。常用的方法如下。

(1)碘剂:术前准备开始即可服用,碘剂能抑制甲状腺素的释放,使腺体充血减少而缩小变硬,有利于手术。常用复方碘化钾溶液,每天 3 次,口服,第 1 天每次 3 滴,第 2 天每次 4 滴,以后每天逐次增加 1 滴至每次 16 滴,然后维持此剂量至手术。

(2)抗甲状腺药物:先用硫脲类药物,通过抑制甲状腺素的合成,以控制甲亢症状;待甲亢症状基本控制后,再改服碘剂 1～2 周,然后行手术治疗。少数患者服用碘剂 2 周后症状改善不明显,可同时服用硫脲类药物,待甲亢症状基本控制后,再继续单独服用碘剂 1～2 周后手术。

(3)普萘洛尔:为缩短术前准备时间,可单独使用或与碘剂合用,每 6 小时口服 1 次,每次20～60 mg,连服 4～7 天脉率降至正常水平时,即可施行手术。最后一次服应在术前 1～2 小时,术后继续口服 4～7 天。此外,术前禁用阿托品,以免引起心动过速。

术前准备成功的标准:患者情绪稳定,睡眠好转,体重增加,脉率稳定在每分钟 90 次以下,脉压恢复正常,基础代谢率在 20% 以下,腺体缩小变硬。

5.突眼护理

对于原发性甲亢突眼患者要注意保护眼睛,卧床时头部垫高,减轻眼部肿胀;眼睑闭合不全者,可戴眼罩,睡眠前用抗生素眼膏涂眼,防止角膜干燥、溃疡。

6.颈部术前常规准备

术前戒烟,教会患者深呼吸、有效咳嗽及咳痰方法;对患者进行颈过伸体位训练,以适应手术时体位改变;术前 12 小时禁食,4 小时禁水。床旁备引流装置、无菌手套、拆线包及气管切开包等急救物品。

(二)术后护理

1.体位

取平卧位,血压平稳后给予半卧位。

2.饮食

麻醉清醒病情平稳后,协助患者主动饮少量温水,若无不适,鼓励其进食流质,但不可过热,逐步过渡为半流质及软食。

3.病情观察

(1)术后密切监测患者的生命体征,尤其是呼吸、脉搏变化。

(2)观察患者有无声音嘶哑、误吸、呛咳等症状。

(3)妥善固定颈部引流管,保持引流通畅,观察并记录引流液的量、颜色及性状。

(4)保持创面敷料清洁干燥,注意渗液流向肩背部,及时通知医师并配合处理。

4.用药护理

继续服用碘剂,每天 3 次,每次 10 滴,共 1 周左右;或由每天 3 次,每次 16 滴开始,逐天每次减少 1 滴,至每次 3～5 滴为止。年轻患者术后常规口服甲状腺素,每天 30～60 mg,连服 6～12 个月,预防复发。

5.颈部活动指导

术后床上变换体位时注意保护颈部;术后第 2 天床上坐起,或弯曲颈部时,将手放于颈后支撑头部重量,并保持头颈部于舒适位置,减少因震动而引起的疼痛;手术 2～4 天后,进行点头、仰头、伸展和左右旋转等颈部活动,防止切口挛缩。逐渐增加活动范围和活动量。

(三)术后并发症的观察及护理

(1)呼吸困难和窒息:同甲状腺肿瘤护理方法。

(2)喉返神经损伤:同甲状腺肿瘤护理方法。

(3)喉上神经损伤:同甲状腺肿瘤护理方法。

(4)手足抽搐:同甲状腺肿瘤护理方法。

(5)甲状腺危象:甲状腺危象是甲亢的严重并发症,死亡率为 20%～30%。其发生可能与术前准备不充分、甲亢症状未能很好控制及手术应激有关。主要表现为术后 12～36 小时内高热(>39 ℃)、脉搏细速(>120 次/分)、大汗、烦躁不安、谵妄甚至昏迷,常伴有呕吐、腹泻。若处理不及时或不当可迅速发展为昏迷、虚脱、休克甚至死亡。甲亢患者基础代谢率降至正常范围再实施手术,是预防甲状腺危象的关键。

护理措施:①碘剂。口服复方碘化钾溶液 3～5 mL,紧急时将 10%碘化钠 5～10 mL 加入 10%葡萄糖溶液 500 mL 中静脉滴注,以降低血液中甲状腺素水平。②激素治疗。给予氢化可的松每天 200～400 mg,分次静脉滴注,以拮抗过量甲状腺素的反应。③镇静剂。常用苯巴比妥钠 100 mg 或冬眠Ⅱ号半量,6～8 小时肌内注射一次。④肾上腺素能阻滞剂。可用利血平 1～2 mg 肌内注射或胍乙啶 10～20 mg 口服,还可用普萘洛尔 5 mg 加入 5%～10%葡萄糖溶液

100 mL中静脉滴注,以降低周围组织对肾上腺素的反应。⑤降温。采用物理或药物降温,使患者体温维持在 37 ℃左右。⑥静脉滴注大量葡萄糖溶液补充能量。⑦吸氧。以减轻组织缺氧。⑧心力衰竭者,遵医嘱应用洋地黄类制剂。⑨保持病室安静,避免刺激。

(四)心理护理

有针对性与患者沟通,了解其心理状态,满足患者需要,消除其顾虑和恐惧心理,避免情绪激动。

(五)健康教育

(1)鼓励患者早期下床活动,但注意保护头颈部。拆线后教会患者做颈部活动,促进功能恢复,防止瘢痕挛缩;声音嘶哑者,指导患者做发音训练。讲解有关甲状腺术后并发症的临床表现和预防措施。

(2)用药指导:讲解甲亢术后继续服药的重要性并督促执行。如将碘剂滴在饼干、面包等固体食物上同服,既能保证剂量准确,又能避免口腔黏膜损伤。

(3)出院康复指导:注意休息,保持心情愉快;加强颈部活动,防止瘢痕粘连;定期门诊复查,术后第 3、6、12 个月复诊,以后每年 1 次,共 3 年;若出现心悸、手足震颤、抽搐等情况及时就诊。

十、护理效果评估

(1)患者是否出现甲状腺危象,或已发生的危象能否得到及时发现和处理。

(2)患者营养需要是否得到满足。

(3)患者术后能否有效咳嗽,保持呼吸道通畅。

(4)患者术后生命体征是否平稳,是否出现各种并发症;一旦发生,能否及时发现和处理。

(李维红)

第四节　原发性甲状旁腺功能亢进症

原发性甲状旁腺功能亢进症(原发性甲旁亢)是指由甲状旁腺激素过度分泌引起的钙、磷和骨代谢紊乱的一种全身性疾病,表现为骨吸收增加的骨骼病变、泌尿系统结石、高钙血症和低磷血症等。原发性甲状旁腺功能亢进症在欧美多见,仅次于糖尿病和甲亢,占内分泌疾病的第三位,我国较少见。近 20 年来,随着临床医学中开展多种甲状旁腺功能亢进的筛选检查,特别是血清离子钙浓度和甲状旁腺激素测定的推广应用,其发生率明显提高。采用血钙筛查后本病的发病率较前增加 4 倍。女性多于男性,为(2~4):1。本病发病率为就诊人数的 0.1%~0.25%。最常见于成年人,发病高峰在 30~50 岁,但也可见于幼儿和老年人,以 60 岁以上的女性较多见。目前我国报道的主要是症状型原发性甲状旁腺功能亢进症,而无症状型原发性甲状旁腺功能亢进症并不多见。

一、病理

在经手术证实的原发性甲状旁腺功能亢进症患者中,绝大多数是由甲状旁腺腺瘤引起,其次是甲状旁腺增生。4 个腺体都增生的甲状旁腺功能亢进常伴发有家族性发病的多发性内分泌肿瘤。

(一)甲状旁腺增生

原发性甲状旁腺增生约占原发性甲状旁腺功能亢进症的15%,病变常累及多个腺体。分为主细胞增生和透明细胞增生两类,前者最为常见。另外还有一种少见类型,为增生性慢性甲状旁腺炎,病变除主细胞增生外,还伴有淋巴细胞性甲状旁腺炎,无甲状旁腺功能亢进的表现,酷似桥本氏甲状腺炎的改变。可能是一种自身免疫反应,刺激实质细胞增生,导致甲状旁腺的增生。

由于维生素D缺乏、肾脏疾病等所致的继发性甲状旁腺功能亢进症患者的甲状旁腺增生均呈均匀性,增生细胞以主细胞为主,但亦可见过渡型及成熟型嗜酸性粒细胞增生。

(二)甲状旁腺腺瘤

甲状旁腺腺瘤为甲状旁腺亢进的主要病因,可单发或多发。腺瘤可有三种类型,即主细胞腺瘤、嗜酸性粒细胞腺瘤和混合性腺瘤。甲状旁腺腺瘤多为有功能性,占30%～90%,也可为非功能性的。肿瘤可发生于任何一个腺体,但以下一对甲状旁腺多发,为上一对的2～4倍。甲状旁腺瘤的部位随胚胎时正常甲状旁腺的位置而异,可从颈动脉分叉处到心包,从甲状腺的前面到胸骨后或食管后,有时可位于甲状腺包膜内,甚至被结节性甲状腺肿的结节所包裹。异位腺瘤占10%～20%,其中70%见于纵隔,20%见于甲状腺(表6-1)。

表6-1　甲状旁腺增生与甲状旁腺瘤的鉴别

病变	增生	腺瘤
累及腺体	累及4个腺体	累及1个,偶尔2个腺体
病变部位	常为双侧腺体病变	多见于下部腺体
包膜	被膜薄,不完整	包膜完整,无粘连
镜下改变	常为多种成分混合性增生	主要为主细胞
	脂肪间质存在	脂肪间质缺乏
	被膜旁无挤压的甲状旁腺	膜旁见挤压的甲状旁腺
锇酸染色	大量细胞内脂质	部分含少量细胞内脂质
功能亢进症状	有	有,少数无症状

(三)甲状旁腺癌

甲状旁腺癌很少见,占原发性甲状旁腺功能亢进症病例的2%～4%。临床诊断甲状旁腺癌的可靠依据是周围组织浸润、局部淋巴结和远处脏器如肺、胸膜、心包、肝脏、骨等转移。病理上有人认为最有价值的诊断指标是核分裂。甲状旁腺癌的诊断标准:①甲状旁腺功能亢进表现显著;②血甲状旁腺激素值高于正常2～4倍,血钙大于3.2 mmol/L;③颈部触诊或B超检查发现肿块;④术中发现肿块与周围粘连;⑤病理见核分裂象,或侵犯包膜、血管,或证明有颈部淋巴结转移(表6-2)。

(四)骨骼病理

早期仅有骨量减少,以后骨吸收日渐加重,可出现畸形、骨囊性变和多发性病理性骨折,易累及颅骨、四肢长骨和锁骨等部位。镜下见骨内膜和骨外膜的骨吸收部位增多,破骨细胞数量增加,骨皮质明显变薄。

表 6-2　甲状旁腺腺瘤与甲状旁腺癌的鉴别

病变	腺瘤	腺癌
累及范围	1个,偶尔2个腺体	1个腺体
生长速度	缓慢	较快
肿瘤大小	大多小于3 cm	多数大于3 cm
包膜	完整,无粘连	厚,有粘连
浸润	无	邻近组织和/或脏器浸润
转移	无	局部淋巴结和/或远处转移
血管瘤栓	无	有
细胞异型性	不明显	明显
核分裂象	很少	较多

骨形成部位也增多,矿化骨体积减小,但矿化沉积速率仅轻度下降。病程长和/或病情重者,在破坏的旧骨和膨大的新骨处形成囊肿状改变,囊腔内充满纤维细胞,钙化不良的新骨及大量的毛细血管,巨大多核的破骨细胞衬于囊壁,形成纤维囊性骨炎,较大的囊肿常有陈旧性出血而呈棕黄色(棕色瘤)。

二、临床表现

临床症状可分为高钙血症、骨骼病变和泌尿系统三组,可单独出现或合并存在。进展缓慢,常数月或数年才引起患者的注意,往往不能叙述正确的发病时间。少数情况下,可突然发病,表现为明显的脱水和昏迷(高钙血症性甲状旁腺危象)。

(一)高钙血症

原发性甲状旁腺功能亢进症时甲状旁腺激素升高,但血钙也高。血钙增高所引起的症状可影响多个系统。中枢神经系统有淡漠、烦躁、消沉、性格改变、反应迟钝、记忆力减退、失眠、情绪不稳定及衰老加速等。高血钙可导致神经肌肉激惹性降低,胃肠道平滑肌张力降低,蠕动缓慢,引起食欲缺乏、腹胀、便秘、恶心呕吐、反酸、上腹痛。高血钙可刺激胃泌素分泌,使胃酸增多,导致消化性溃疡。钙离子易沉着于有碱性胰液的胰管和胰腺内,激活胰蛋白酶原和胰蛋白酶,5%~10%的患者有急性或慢性胰腺炎。高血钙还可引起心血管症状,如心悸、气促、心律失常、心力衰竭及眼部病变等。

(二)骨骼系统

骨密度呈进行性降低,可伴广泛脱钙、纤维囊性骨炎、囊肿形成、病理性骨折和骨畸形。青少年患者可引起骨骺变形、脱位或碎裂。纤维囊性骨炎是骨受累较特有的表现,其病理特点为骨小梁数目减少,骨表面扇形区中巨大的多核破骨细胞增多,正常的细胞和骨髓成分被纤维组织所替代。

骨骼受累的主要表现为广泛的骨关节疼痛,伴明显压痛。绝大多数有脱钙,骨密度低。起初症状为腰腿痛,逐渐发展为全身骨及关节,活动受限,严重时不能起床,不能触碰,表现为难以忍受的全身性疼痛。易发生病理性骨折。囊样改变的骨骼常呈局限性膨隆并有压痛,好发于颌骨、肋骨、锁骨外1/3端及长骨。80%以骨骼病变表现为主或与泌尿系统结石同时存在,但亦可以骨量减少和骨质疏松为主要表现。可通过骨密度的测定发现是否存在进行性骨质减少。

(三)泌尿系统

长期高钙血症可影响肾小管的浓缩功能,同时尿钙和磷排量增多,因此患者常有烦渴、多饮和多尿。可反复发生肾脏或输尿管结石,表现为肾绞痛或输尿管痉挛的症状,血尿或砂石尿等,也可有肾钙盐沉积症。结石反复发生或大结石形成可引起尿路梗阻和感染,一般手术后可恢复正常,少数可发展为肾功能不全和尿毒症。

多数患者无特殊体征,10%～30%在颈部可触及肿块者骨骼有压痛、畸形、局部隆起和身材缩短等。体检可见身高变矮、头颅变形、鸡胸、驼背、四肢骨弯曲,呈 O 型或 X 型腿,髋内翻,骨囊肿部位膨大变形。

按症状可将甲状旁腺功能亢进分为三型:Ⅰ型以骨病为主,血清钙平均 3.3 mmol/L,肿瘤平均 5.9 g,平均症状期 3.6 年;Ⅱ型以肾结石为主,血清钙平均 2.88 mmol/L,肿瘤平均 1.05 g,平均症状期 6.8 年;Ⅲ型为两者兼有。

三、诊断及鉴别诊断

甲状旁腺功能亢进的诊断主要依靠临床和实验室资料。出现以下情况时应怀疑本病:①经常复发的、活动性泌尿系统结石或肾钙盐沉积者;②原因未明的骨质疏松,尤其伴有骨膜下骨皮质吸收和/或牙槽骨板吸收及骨囊肿形成者;③长骨骨干、肋骨、颌骨或锁骨巨细胞瘤,特别是多发者;④原因不明的恶心、呕吐,久治不愈的消化性溃疡,顽固性便秘和复发性胰腺炎者;⑤无法解释的精神神经症状,尤其伴有口渴、多尿和骨痛者;⑥阳性家族史者及新生儿手足抽搐症者的母亲;⑦长期应用抗惊厥药或噻嗪类利尿剂而发生较明显的高血钙症者;⑧高尿钙伴或不伴高钙血症者。

原发性甲状旁腺功能亢进症的诊断要点:①高血钙(正常值为 2.1～2.6 mmol/L),低血磷,尿钙增高。血清甲状旁腺素增高(正常值为 9～55 pg/mL)。②肾石病、钙化性肾功能不全、多尿、烦渴、高血压、尿毒症、难治性胃十二指肠溃疡、便秘。③骨痛、囊肿性病变和较少见的病理性骨折。④血清和尿钙增高,尿磷酸盐增高伴血清磷酸盐降低或正常,碱性磷酸酶正常至增高。⑤眼裂隙灯检查显示"带状角膜病变"。⑥X 线检查示骨膜下吸收、牙齿硬板损耗、肾实质钙化或结石、骨囊肿。

(一)定位诊断

原发性甲状旁腺功能亢进症的治疗主要是手术治疗,而手术治疗的术前定位是非常重要的。定位诊断的主要方法包括 B 超、CT、MRI、数字减影血管造影和核素扫描等。

1.颈部 B 超

B 超(10 Hz)可显示较大的病变腺体。B 超定位的敏感性达 89%,阳性正确率达 94%。假阴性的原因是位置太高或太低,或藏在超声暗区,腺体太小、异位甲状旁腺等。B 超检查作为术前的常规检查,对鉴别腺瘤和增生有一定的价值。

2.放射性核素甲状旁腺显像

放射性核素甲状旁腺显像是诊断甲状旁腺疾病的重要方法和途径,近年来应用广泛。正常甲状旁腺组织和功能亢进的甲状旁腺组织均可摄取放射性核素[201]Tl 和[99m]Tc-MIBI([99m]锝-异丁基异氰)。但前者的摄取量较低,且清除较快。利用计算机减影,即可得到功能亢进的甲状旁腺影像。常用的显像方法有三种:①[201]Tl/[99m]Tc 双核素减影法;②[99m]Tc-MIBI/[99m]Tc 双核素减影法;③[99m]Tc-MIBI 双时相法。前面两种检查,患者必须在两次注药显像时完全保持体位不动,才能保证减影后甲状旁腺影像的正确性,否则可出现明显误差。根据^{99m}Tc-MIBI在正常甲状腺组织内清除快,在功能亢进的甲状旁腺组织内清除慢的原理建立双时相法。

甲状旁腺功能正常时不显影,对于功能亢进的甲状旁腺组织术前定位及术后追踪。^{201}Tl/^{99m}Tc双核素减影法灵敏度为$80\%\sim90\%$,^{99m}Tc-MIBI/^{99m}Tc双核素减影法更高。异位甲状旁腺腺瘤的灵敏度最高。甲状旁腺瘤重量超过1 500 mg时阳性率达100%。^{99m}Tc-MIBI显像对原发性甲状旁腺功能亢进症定位的诊断敏感性(91%)高于继发性甲状旁腺功能亢进(83%)。

3.颈部和纵隔CT

颈部和纵隔CT可发现纵隔内病变,对位于前上纵隔腺瘤的诊断符合率达67%,可检出直径>1 cm的病变。

通过上述三种检查有3/4以上的旁腺瘤可以通过这些常规检查而发现。

4.血清甲状旁腺素

血清甲状旁腺素的峰值点反映病变甲状旁腺的位置,增生和位于纵隔的病变则可选用上腔、颈外和甲状腺静脉分段抽血,测定甲状旁腺激素,在甲状旁腺激素偏高的静脉旁探查,寻找甲状旁腺有一定的意义。

5.选择性甲状腺动脉造影

其肿瘤染色的定位诊断率为$50\%\sim70\%$。其主要目的是显示异位的甲状旁腺腺瘤。选择性动脉造影至少需要包括甲状颈干、颈总动脉及内乳动脉造影。导管插入上述血管后,经导管注入少量稀释的造影剂,确认导管的位置,注入造影剂。若以上造影均为阴性,则需行其他动脉造影,如支气管动脉、主动脉弓或无名动脉造影,以显示异位的甲状旁腺腺瘤。甲状旁腺腺瘤具有特征性的血管造影表现,表现为丰富血管的、圆形或卵圆形的肿块影,边缘光滑锐利,呈均匀血管染色。数字减影血管造影较常规血管造影能更好地显示甲状旁腺腺瘤。

(二)鉴别诊断

1.高钙血症的鉴别

多发性骨髓瘤可有局部和全身性骨痛、骨质破坏及高钙血症。通常球蛋白、特异性免疫球蛋白增高、血沉增快、尿中本-周蛋白阳性,骨髓可见瘤细胞。血碱性磷酸酶正常或轻度增高,血甲状旁腺激素正常或降低。

恶性肿瘤性高钙血症常见于:①肺、肝、甲状腺、肾、肾上腺、前列腺、乳腺和卵巢肿瘤的溶骨性转移。骨骼受损部位很少在肘和膝关节以下,血磷正常,血甲状旁腺激素正常或降低。临床上有原发性肿瘤的特征性表现。②假性甲状旁腺功能亢进患者不存在溶骨性的骨转移癌,但肿瘤(非甲状旁腺)能分泌体液因素引起高血钙。假性甲状旁腺功能亢进的病情进展快、症状严重、常有贫血。体液因素包括甲状旁腺激素类物质、前列腺和破骨性细胞因子等。

2.代谢性骨病的鉴别

主要与骨质疏松症、骨质软化症、肾性骨营养不良及骨纤维异常增殖症等鉴别。

四、治疗

手术是治疗原发性甲状旁腺功能亢进症的有效措施。

(一)术前准备

对已确诊者,可按一般术前处理。血钙明显升高者,应将血钙降至正常范围内,因高血钙症易导致严重的心律失常。

（二）术前定位

采用 B 超及同位素扫描相结合的方法，术前可以确定甲状旁腺腺瘤的位置。必要时，可以行有创性的定位检查如动脉造影、颈静脉插管分段取样检测血清甲状旁腺素浓度，主要用于初次探查因肿瘤异位等特殊困难而失败的再次探查术。

（三）手术方法

术前明确定位的腺瘤可直接切除，但应行术中冰冻切片予以证实。若无明确定位者探查时，必须详细寻找四枚腺体，以免手术失败。如属腺瘤，应予以切除，但需保留 1 枚正常腺体。如属增生，则应切除 3 枚，第 4 枚腺体切除 50% 左右。也可将全部增生的甲状旁腺切下，将其中一个做成小薄片行自体移植，移植于前臂内侧，术后若仍有高血钙症则切开植入的部位取出其中一部分的薄片。异位的腺体，多数位于纵隔，可顺沿甲状腺下动脉分支寻找，不必常规打开胸骨。若仍未能探查到则加胸骨正中纵行切口，暴露纵隔，探察胸腺周围及纵隔的脂肪组织。有时异位甲状旁腺包理在甲状腺中，应避免遗漏。

手术成功时，血清甲状旁腺素常迅速恢复正常，血钙和血磷多在术后 1 周内降至正常。伴有明显骨病者，由于术后钙、磷大量沉积于脱钙的骨组织，故术后数天内可发生手足抽搐症。有时血钙迅速下降，可造成意外，必须定期检查血生化指标，并适当静脉补充钙剂。

如术后症状无缓解，血钙于 1 周后仍未能纠正，提示手术失败。常见原因：①腺瘤为多发性，探查中遗漏了能自主分泌甲状旁腺激素的腺瘤，被遗漏的腺瘤可能在甲状腺、食管旁、颈动脉附近甚至纵隔。②甲状旁腺有 5 枚以上，腺体切除相对不足。③甲状旁腺腺癌复发或已有远处转移。④非甲状旁腺来源的异位甲状旁腺激素综合征。

对于无症状型甲状旁腺功能亢进是否需要手术目前还有分歧，赞成者认为 30% 无症状型甲状旁腺功能亢进会发生一种或多种代谢性疾病。1992 年，美国国立卫生研究院研究讨论会提出，无症状患者具有客观的原发性甲状旁腺功能亢进症表现者，宜于手术治疗。无症状而仅有轻度高钙血症的甲状旁腺功能亢进病例需随访观察，如有以下情况需手术治疗：①骨吸收病变的 X 线表现；②肾功能减退；③活动性尿路结石；④血钙水平大于 3 mmol/L；⑤血清甲状旁腺素较正常增高 2 倍以上；⑥严重精神病、溃疡病、胰腺炎和高血压等。

近几年来开展的新技术射线引导下的微创性甲状旁腺切除术，可在局麻下进行。其优点是切口小、手术时间短、治愈率高、甲旁减的机会低。但适应证只是扫描证实为单个腺瘤的原发性甲状旁腺功能亢进症患者。

五、临床护理

（一）术前护理

（1）给低钙高磷饮食，多饮水，以利于尿钙排出，降低血钙。

（2）根据病情不同程度地限制患者活动，以防发生病理性骨折。已有骨折的患者，应卧床并做外固定，注意患肢末梢血运。

（3）卧床患者应定时翻身，防止发生压疮，翻身时动作要轻，以防发生骨折。

（4）正确留取血、尿标本，及时送检，了解检查结果。若血钙等于或大于 3.75 mmol/L，即为甲旁亢危象，需遵医嘱立即静脉输液，静脉推注呋塞米 20～40 mg，肌内或皮下注射降钙素，依据病情重复使用，降低血钙水平。

（5）颈部常规备皮及术前准备，按时进手术室。

（二）术后护理

（1）进行生命体征监测，通常每 30 分钟 1 次，血压平稳后取半卧位，观察伤口有无渗血及渗液等。

（2）术后 6 小时可进流质饮食，如无呛咳应改半流质，与营养室联系给高钙、低磷饮食。

（3）术后 24～48 小时拔除橡皮引流条。

（4）密切观察病情，注意有无感觉异常、四肢麻木、手足搐搦等低血钙临床表现，一旦出现应立即报告医师进行处理。

（5）隔天复查 1 次血清钙和磷，如出现低钙血症，应及时补充钙剂。症状轻者可口服葡萄糖酸钙 1～2 g，每天 3 次，症状重者宜静脉补钙。

（三）术后并发症的观察与护理

甲旁亢术后的主要并发症是低钙血症，一般在术后 24～48 小时出现，1 周内最明显，表现为四肢麻木、感觉异常、手足抽搐，严重者可发生喉、膈肌和肠平滑肌痉挛。血清钙常在 2.0 mmol/L 以下，由于患者神经肌肉兴奋性增高，即使轻微刺激，如寒冷、心情不好即可诱发其发作，必须注意加强护理。

首先应善于发现患者的心理问题，进行心理疏导，使其心情愉快，避免各种不良刺激。控制因低钙血症所致的症状，若出现手足抽搐，应立即静脉缓推 10% 葡萄糖酸钙或氯化钙 10～20 mL，每天 1～3 次，必要时可加用镇静剂。如 2～3 天仍不能控制症状，可加用钙化醇 0.5～1.0 μg/d。伴有低血镁的患者可给 10% 硫酸镁 10 mL 肌内注射，每天 2～4 次，有利于纠正低钙血症。术后永久性甲状旁腺功能不足的患者，应长期口服钙剂和维生素 D 治疗，有条件者可做甲状旁腺移植术。

（李维红）

第五节　急性乳腺炎

一、疾病概述

（一）概念

急性乳腺炎是乳腺的急性化脓性感染。多发生于产后 3～4 周的哺乳期妇女，以初产妇最常见。主要致病菌为金黄色葡萄球菌，少数为链球菌。

（二）相关病理生理

急性乳腺炎开始时局部出现炎性肿块，数天后可形成单房或多房性的脓肿。表浅脓肿可向外破溃或破入乳管自乳头流出；深部脓肿不仅可向外破溃，也可向深穿至乳房与胸肌间的疏松组织中，形成乳房后脓肿。感染严重者，还可并发脓毒血症。

（三）病因与诱因

1.乳汁淤积

乳汁是细菌繁殖的理想培养基，引起乳汁淤积的主要原因如下：①乳头发育不良（过小或凹陷）妨碍哺乳；②乳汁过多或婴儿吸乳过少导致乳汁不能完全排空；③乳管不通（脱落上皮或衣服纤维堵塞),影响乳汁排出。

2.细菌入侵

当乳头破损时,细菌沿淋巴管入侵是感染的主要途径。细菌也可直接侵入乳管,上行至腺小叶而致感染。细菌主要来自婴儿口腔、母亲乳头或周围皮肤。多数发生于初产妇,因其缺乏哺乳经验;也可发生于断奶时,6个月以后的婴儿已经长牙,易致乳头损伤。

(四)临床表现

1.局部表现

初期患侧乳房红、肿、胀、痛,可有压痛性肿块,随病情发展症状进行性加重,数天后可形成单房或多房性的脓肿。脓肿表浅时局部皮肤可有波动感和疼痛,脓肿向深部发展可穿至乳房与胸肌间的疏松组织中,形成乳房后脓肿和腋窝脓肿,并出现患侧腋窝淋巴结肿大、压痛。局部表现可有个体差异,应用抗生素治疗的患者,局部症状可被掩盖。

2.全身表现

感染严重者,可并发败血症,出现寒战、高热、脉快、食欲减退、全身不适、白细胞计数上升等症状。

(五)辅助检查

1.实验室检查

白细胞计数及中性粒细胞比例增多。

2.B超检查

确定有无脓肿及脓肿的大小和位置。

3.诊断性穿刺

在乳房肿块波动最明显处或压痛最明显的区域穿刺,抽出脓液可确诊脓肿已经形成。脓液应做细菌培养和药敏试验。

(六)治疗原则

主要治疗原则为控制感染,排空乳汁。脓肿形成以前以抗菌药治疗为主,脓肿形成后,需及时切开引流。

1.非手术治疗

(1)一般处理:①患乳停止哺乳,定时排空乳汁,消除乳汁淤积。②局部外敷,用25%硫酸镁湿敷,或采用中药蒲公英外敷,也可用物理疗法促进炎症吸收。

(2)全身抗菌治疗:原则为早期、足量应用抗生素。针对革兰阳性球菌有效的药物,如青霉素、头孢菌素等。由于抗生素可被分泌至乳汁,故避免使用对婴儿有不良影响的抗菌药,如四环素、氨基苷类、磺胺类和甲硝唑。如治疗后病情无明显改善,则应重复穿刺以了解有无脓肿形成,或根据脓液的细菌培养和药敏试验结果选用抗生素。

(3)中止乳汁分泌:患者治疗期间一般不停止哺乳,因停止哺乳不仅影响婴儿的喂养,且提供了乳汁淤积的机会。但患侧乳房应停止哺乳,并以吸乳器或手法按摩排出乳汁,局部热敷。若感染严重或脓肿引流后并发乳瘘(切口常出现乳汁)需回乳。

常用方法:①口服溴隐亭1.25 mg,每天2次,服用7~14天;或口服己烯雌酚1~2 mg,每天3次,2~3天。②肌内注射苯甲酸雌二醇,每次2 mg,每天1次,至乳汁分泌停止。③中药炒麦芽,每天60 mg,分2次煎服或芒硝外敷。

2.手术治疗

脓肿形成后切开引流。于压痛、波动最明显处先穿刺抽吸取得脓液后,于该处切开放置引流,脓液做细菌培养及药物敏感试验。脓肿切开引流时注意:①切口一般呈放射状,避免损伤乳管引起乳瘘;乳晕部脓肿沿乳晕边缘做弧形切口;乳房深部较大脓肿或乳房后脓肿,沿乳房下缘做弧形切口,经乳房后间隙引流。②分离多房脓肿的房间隔以利引流。③为保证引流通畅,引流条应放在脓腔最低部位,必要时另加切口做对口引流。

二、护理评估

(一)一般评估

1.生命体征

评估是否有体温升高,脉搏加快。急性乳腺炎患者通常有发热,可有低热或高热;发热时呼吸、脉搏加快。

2.患者主诉

询问患者是否为初产妇,有无乳腺炎、乳房肿块、乳头异常溢液等病史;询问有无乳头内陷;评估有无不良哺乳习惯,如婴儿含乳睡觉、乳头未每天清洁等;询问有无乳房胀痛,浑身发热、无力、寒战等症状。

3.相关记录

体温、脉搏、皮肤异常等记录结果。

(二)身体评估

1.视诊

乳房皮肤有无红、肿、破溃、流脓等异常情况;乳房皮肤红肿的开始时间、位置、范围、进展情况。

2.触诊

评估乳房乳汁淤积的位置、范围、程度及进展情况;乳房有无肿块,乳房皮下有无波动感,脓肿是否形成,脓肿形成的位置、大小。

(三)心理、社会评估

评估患者心理状况,是否担心婴儿喂养与发育、乳房功能及形态改变。

(四)辅助检查阳性结果评估

患者血常规检查示血白细胞计数及中性粒细胞比例升高提示有炎症的存在;根据 B 超检查的结果判断脓肿的大小及位置,诊断性穿刺后方可确诊脓肿形成;根据脓液的药物敏感试验选择抗生素。

(五)治疗效果的评估

1.非手术治疗评估要点

应用抗生素是否有效果,乳腺炎症是否得到控制,患者体温是否恢复正常;回乳措施是否起效,乳汁淤积情况有无改善,患者乳房肿胀疼痛有无减轻或加重;患者是否了解哺乳卫生和预防乳腺炎的知识,情绪是否稳定。

2.手术治疗评估要点

手术切开排脓是否彻底;伤口愈合情况是否良好。

三、主要护理诊断(问题)

(一)疼痛

疼痛与乳汁淤积、乳房急性炎症使乳房压力显著增加有关。

(二)体温过高

体温过高与乳腺急性化脓性感染有关。

(三)知识缺乏

知识缺乏与不了解乳房保健和正确哺乳知识有关。

(四)潜在并发症

乳瘘。

四、主要护理措施

(一)对症处理

定时测患者体温、脉搏、呼吸、血压,监测白细胞计数及分类变化,必要时做血培养及药物敏感试验。密切观察患者伤口敷料引流、渗液情况。

1.高热者

给予冰袋、酒精擦浴等物理降温措施,必要时遵医嘱应用解热镇痛药;脓肿切开引流后,保持引流通畅,定时更换切口敷料。

2.缓解疼痛

(1)患乳暂停哺乳,定时用吸乳器吸空乳汁。若乳房肿胀过大,不能使用吸乳器,应每天坚持用手揉挤乳房以排空乳汁,防止乳汁淤积。

(2)用乳罩托起肿大的乳房以减轻疼痛。

(3)疼痛严重时遵医嘱给予止痛药。

3.炎症已经发生

(1)消除乳汁淤积用吸乳器吸出乳汁或用手顺乳管方向加压按摩,使乳管通畅。

(2)局部热敷:每次 20~30 分钟,促进血液循环,利于炎症消散。

(二)饮食与运动

给予高蛋白、高维生素、低脂肪食物,保证足量水分摄入。注意休息,适当运动,劳逸结合。

(三)用药护理

遵医嘱早期使用抗菌药,根据药物敏感试验选择合适的抗菌药,注意评估患者有无药物不良反应。

(四)心理护理

观察了解患者心理状况,给予必要的疾病有关的知识宣教,抚慰其紧张急躁情绪。

(五)健康教育

1.保持乳头和乳晕清洁

每次哺乳前后清洁乳头,保持局部干燥清洁。

2.纠正乳头内陷

妊娠期每天挤捏、提拉乳头。

3.养成良好的哺乳习惯

定时哺乳,每次哺乳时让婴儿吸净乳汁,如有淤积及时用吸乳器或手法按摩排出乳汁;培养婴儿不含乳头睡眠的习惯;注意婴儿口腔卫生,及时治疗婴儿口腔炎症。

4.及时处理乳头破损

乳晕破损或皲裂时暂停哺乳,用吸乳器吸出乳汁哺乳婴儿;局部用温水清洁后涂以抗菌药软膏,待愈合后再行哺乳;症状严重时及时诊治。

五、护理效果评估

（1）患者的乳汁淤积情况有无改善,是否学会正确排出淤积乳汁的方法,是否坚持每天挤出已经淤积的乳汁,回乳措施是否产生效果,乳房胀痛有无逐渐减轻。

（2）患者乳房皮肤的红肿情况有无好转,乳房皮肤有无溃烂,乳房肿块有无消失或增大。

（3）患者应用抗生素后体温有无恢复正常,炎症有无消退,炎症有无进一步发展为脓肿。

（4）患者脓肿有无及时切开引流,伤口愈合情况是否良好。

（5）患者是否了解哺乳卫生和预防乳腺炎的知识,焦虑情绪是否改善。

（李维红）

第六节　乳腺纤维腺瘤

乳腺纤维腺瘤是由纤维组织和上皮组织异常增生所致的良性肿瘤,是青年女性中最常见的乳腺良性肿瘤,约占乳腺良性肿瘤的 3/4,多发生在卵巢处于功能活跃时期的 20～35 岁青年女性,绝经后女性少见。

一、病因及病理

乳腺纤维腺瘤的发生与机体雌激素水平过高及局部乳腺组织对内分泌激素（雌激素）反应过于敏感有关,故常伴有乳腺小叶的其他增生性变化。大体观察:肿瘤多呈圆形或椭圆形,有完整包膜。直径 1～3 cm,也可大于 10 cm。表面光滑、结节状、中等硬度、质韧、与周围乳腺组织分界清楚。切面质地均匀,灰白或淡粉色,稍外突。当其上皮成分丰富时,切面呈淡粉红色,质地偏软;镜下观察,根据肿瘤中纤维组织和腺管结构之间的关系,一般将乳腺纤维腺瘤病理类型分为以下 5 型。

（1）向管型（管内型）:主要为腺管上皮下结缔组织增生形成的肿瘤,上皮下平滑肌组织也参与肿瘤的形成,但无弹性纤维成分。

（2）围管型（管周型）:病变主要为腺管周围弹力纤维层外的管周结缔组织增生,弹力纤维参与肿瘤形成,但无平滑肌成分。

（3）混合型:同时存在向管型及围管型两种病变者。

（4）囊性增生型:腺管上皮和上皮下或弹力层外结缔组织增生而形成。

（5）分叶型:基本结构似向管型纤维腺瘤,上皮下纤维组织从多点突入高度扩张的管腔,但不完全充满,因此无论用肉眼观察及镜下检查均呈明显分叶状。

二、临床表现

患者常无意中发现乳房肿块,无疼痛、压痛及乳头异常分泌物。肿块好发于乳腺外上象限。常为单发,亦有多发者。肿块多成圆形、卵圆形或扁形,表面光滑,质地坚韧,边界清楚,与表皮或胸肌无粘连,活动度大,触之有滑动感。腋下淋巴结无肿大。肿瘤增长速度很慢,数年或数十余年无变化。如果静止多年后肿瘤突然迅速增大,出现疼痛及腋窝淋巴结肿大,要高度怀疑恶变。根据肿瘤临床表现又可分为以下几种。

(一)普通型纤维腺瘤

此型最多见,瘤体小,生长缓慢,一般在 3 cm 以下。可发生于乳腺各个部位,以外上象限为主。大多为单发,也可多发。

(二)巨纤维腺瘤

此型多见于青春期和 40 岁以上女性。特点是生长迅速,短时间可占据整个乳房。肿块直径一般超过 5 cm,最大可达 20 cm,边界清,表面光滑,活动度良好,与表皮无粘连。乳房皮肤紧张,发红。

(三)青春型纤维腺瘤

此型临床上较少见。发病于月经初潮前,在初潮后数月及 1~2 年瘤体迅速增大,病程约1 年瘤体即可占满全乳房,肿块最大径为 1~13 cm。

由于瘤体快速膨胀生长,使乳房皮肤高度紧张,致使乳房表浅静脉曲张,此体征易被误诊为恶性肿瘤。

三、诊断

本病有典型的临床表现,并结合辅助检查即可作出诊断。辅助检查如下。

(一)乳腺彩超

瘤体多为圆形或卵圆形暗区,边界清晰,形态规则,包膜回声完整,呈均匀的中低回升。彩色多普勒表现为以周边性为主的血流信号,体积较大者,血流信号较丰富。频谱多普勒表现为RI≤0.7 作为纤维腺瘤的诊断标准。

(二)乳腺钼靶 X 线摄影

X 线下肿块表现为等密度,边缘光滑,边界清楚的肿块,有时伴有良性钙化灶,但比较少见。

(三)针吸细胞学检测

针感介于韧与脆之间,针吸细胞量较多。涂片常见 3 种成分:导管上皮细胞片段、裸核细胞和间质细胞片段,诊断符合率达 90% 以上。

四、鉴别诊断

(一)乳腺囊性增生病

乳腺囊性增生病好发于 30~50 岁。表现为单侧或双侧乳腺腺体增厚,肿块以双侧多发者较为常见,可呈结节状、片块状或颗粒状。肿块常有明显压痛,双侧或单侧乳房疼痛,且与月经有明显关系。经前整个乳房常有胀感,经后可缓解。必要时可行有关辅助检查予以鉴别,如钼靶X 线摄片等。病理检查可确诊。

(二)乳腺癌

乳癌肿块可呈圆形、卵圆形或不规则形,质地较硬,表面欠光滑,活动度差,易与皮肤及周围组织发生粘连,肿块生长迅速,同侧腋窝淋巴结常有肿大。乳癌肿块介于 0.5～1.0 cm 时,临床酷似纤维腺瘤。如发现肿瘤与表皮或深部组织有部分粘连者,应首先考虑乳腺癌。必要时行针吸细胞学检查及病理检查可提供组织学证据进行鉴别。

(三)乳腺囊肿

乳腺囊肿多见于绝经前后的中老年女性。乳腺囊肿的肿块较纤维腺瘤有囊性感,活动度不似纤维腺瘤那样大。此外,可行肿块穿刺予以鉴别,腺瘤为实性肿块,无液体,而囊肿则可抽出乳汁样或浆液性的液体。

五、治疗

(一)药物治疗

药物治疗纤维腺瘤效果不好。因此临床主张"一旦确诊,均应手术"的治疗原则。未婚女性一旦发现此病,应在婚前,至少妊娠前切除肿瘤。孕后发现肿瘤,可在妊娠 3～4 月时切除肿瘤。乳腺纤维腺瘤虽属良性肿瘤,但少数也有恶变可能,因此术后均应将切除的组织标本送病理检查,以明确肿块性质。

(二)开放手术

开放手术多采用以乳头为中心的放射状切口,不致损伤乳管;切口应尽量小而美观,使愈合后的瘢痕能缩小到最小程度。当肿瘤位于乳晕旁时,可在乳晕边缘做一弧形切口。当肿瘤位置较深、较大或多发时,可在乳腺下方作弧形切口,经乳腺后间隙切除肿瘤。由于该病有时包膜不完整,应做包括肿瘤及其周围至少 0.5 cm 正常组织在内的局部切除术。

(三)超声引导下 Mammotome 微创旋切术

超声引导下 Mammotome 微创旋切术适用于小于 2.5 cm 的乳腺良性肿物,以及病理性质不明、需要进行切除活检的乳房肿物。对可疑乳腺癌患者可进行活检,但应避免行肿块旋切手术。有出血倾向、血管瘤及糖尿病患者为手术的禁忌证。对于肿块较大且血流丰富及肿块位于乳晕且直径＞2.5 cm 者,仍然选择外科手术传统切除。与传统手术相比,超声引导下的 Mammotome 微创旋切技术的优点如下:精确定位,准确切除病灶。传统手术方式为凭手感盲切,Mammotome 微创旋切术在高频 B 超精确定位下完整切除病灶,其过程为实时监控,因此其精确度较高。切口微小,美容效果好。传统开放手术,切口较多、术后瘢痕明显。Mammotome 微创旋切术手术切口只有 3～5 mm,无需缝合、不留瘢痕。而且同一侧乳房多个病灶,可以通过一个切口切除,避免了切开皮肤、皮下组织和正常腺体。组织损伤小,恢复快。

六、临床护理

(一)术前护理

常规术前准备,如疑有恶变的可能时,按乳癌手术范围备皮,同时与病理科联系术中做冰冻切片,以便根据病理性质决定手术方式。

(二)术后护理

良性病变在局麻下将肿块切除,创伤较小,不影响术后患者的饮食和活动。术后 3 天换药,观察切口,如正常术后 7～8 天可拆线。如有恶变,按乳癌术后护理。

（三）康复护理

乳房纤维瘤术后患者能很快康复出院,进行正常的工作和生活。因乳房肿瘤早期无任何不适,易被忽视。故患者出院时要向其宣传卫生知识,教会患者经常进行乳房的自我检查。其方法是四指并拢,用手指的掌面上下、左右轻轻按摩,以左手检查右侧乳房,以右手检查左侧乳房,发现异常及时去医院诊治。

（李维红）

第七节　胆囊结石

一、概述

胆囊结石是指原发于胆囊的结石,是胆石症中最多的一种疾病。近年来随着卫生条件的改善及饮食结构的变化,胆囊结石的发病率呈升高趋势,已高于胆管结石。胆囊结石以女性多见,男女之比为1：3～1：4;其以胆固醇结石或以胆固醇为主要成分的混合性结石为主。少数结石可经胆囊管排入胆总管,大多数存留于胆囊内,且结石越聚越大,可呈多颗小米粒状,在胆囊内可存在数百粒小结石,也可呈单个巨大结石;有些终身无症状而在尸检中发现(静止性胆囊结石),大多数反复发作腹痛症状,一般小结石容易嵌入胆囊管发生阻塞引起胆绞痛症状,发生急性胆囊炎。

二、诊断

（一）症状

1.胆绞痛

胆绞痛是胆囊结石并发急性胆囊炎时的典型表现,多在进油腻食物后胆囊收缩,结合移位并嵌顿于胆囊颈部,胆囊压力升高后强力收缩而发生绞痛。小结石通过胆囊管或胆总管时可发生典型的胆绞痛,疼痛位于右上腹,呈阵发性,可向右肩背部放射,伴恶心、呕吐,呕吐物为胃内容物,吐后症状并不减轻。存留在胆囊内的大结石堵塞胆囊腔时并不引起典型的胆绞痛,故胆绞痛常反映结石在胆管内的移动。急性发作特别是坏疽性胆囊炎时还可出现高热、畏寒等显著的感染症状,严重病例由于炎性渗出或胆囊穿孔可引起局限性腹膜炎,从而出现腹膜刺激症状。胆囊结石一般无黄疸,但30%的患者因伴有胆管炎或肿大的胆囊压迫胆管,肝细胞损害时也可有一过性黄疸。

2.胃肠道症状

大多数慢性胆囊炎患者有不同程度的胃肠道功能紊乱,表现为右上腹隐痛不适、厌油、进食后上腹饱胀感,常被误认为"胃病"。有近半数的患者早期无症状,称为静止性胆囊结石,此类患者在长期随访中仍有部分出现腹痛等症状。

（二）体征

1.一般情况

无症状期间患者大多一般情况良好,少数急性胆囊炎患者在发作期可有黄疸,症状重时可有感染中毒症状。

2.腹部情况

如无急性发作,患者腹部常无明显异常体征,部分患者右上腹可有深压痛;急性胆囊炎患者可有右上腹饱满、呼吸运动受限、右上腹触痛及肌紧张等局限性腹膜炎体征,Murphy 征阳性。有1/3～1/2的急性胆囊炎患者,在右上腹可扪及肿大的胆囊或由胆囊与大网膜粘连形成的炎性肿块。

(三)检查

1.化验检查

胆囊结石合并急性胆囊炎有血液白细胞升高,少数患者谷丙转氨酶也升高。

2.B 超检查

B 超检查简单易行,价格低廉,且不受胆囊大小、功能、胆管梗阻或结石含钙多少的影响,诊断正确率可达 96% 以上,是首选的检查手段。典型声像特征是胆囊腔内有强回声光团并伴声影,改变体位时光团可移动。

3.胆囊造影

能显示胆囊的大小及形态并了解胆囊收缩功能,但易受胃肠道功能、肝功能及胆囊管梗阻的影响,应用很少。

4.X 线检查

腹部 X 线平片对胆囊结石的显示率为 10%～15%。

5.十二指肠引流

通过十二指肠引流有无胆汁可确定是否有胆囊管梗阻,胆汁中出现胆固醇结晶提示结石存在,但此项检查目前已很少用。

6.CT、MRI、ERCP、PTC 检查

在 B 超不能确诊或者怀疑有肝内胆管、肝外胆管结石或胆囊结石术后多年复发又疑有胆管结石者,可酌情选用其中某一项或几项诊断方法。

(四)诊断要点

1.症状

20%～40%的胆囊结石可终生无症状,称"静止性胆囊结石"。有症状的胆囊结石的主要临床表现:进食后,特别是进油腻食物后,出现上腹部或右上腹部隐痛不适、饱胀,伴嗳气、呃逆等。

2.胆绞痛

胆囊结石的典型表现,疼痛位于上腹部或右上腹部,呈阵发性,可向肩胛部和背部放射,多伴恶心、呕吐。

3.Mirizzi 综合征

持续嵌顿和压迫胆囊壶腹部和颈部的较大结石,可引起肝总管狭窄或胆囊管瘘,及反复发作的胆囊炎、胆管炎及梗阻性黄疸,称"Mirizzi 综合征"。

4.Murphy 征

右上腹部局限性压痛、肌紧张,阳性。

5.B 超检查

胆囊暗区一个或多个强回声光团,并伴声影。

（五）鉴别诊断

1.肾绞痛

胆绞痛需与肾绞痛相鉴别，后者疼痛部位在腰部，疼痛向外生殖器放射，伴有血尿，可有尿路刺激症状。

2.胆囊非结石性疾病

胆囊良、恶性肿瘤，胆囊息肉样病变等，B超、CT等影像学检查可提供鉴别线索。

3.胆总管结石

患者可表现为高热、黄疸、腹痛，超声等影像学检查可以鉴别，但有时胆囊结石可与胆总管结石并存。

4.消化性溃疡性穿孔

患者多有溃疡病史，腹痛发作突然并很快波及全腹，腹壁呈板状强直，腹部X线平片可见膈下游离气体。较小的十二指肠穿孔，或穿孔后很快被网膜包裹，形成一个局限性炎性病灶时，易与急性胆囊炎混淆。

5.内科疾病

一些内科疾病如肾盂肾炎、右侧胸膜炎、肺炎等，亦可发生右上腹疼痛症状，若注意分析不难获得正确的诊断。

三、治疗

（一）一般治疗

饮食宜清淡，防止急性发作，对无症状的胆囊结石应定期B超随诊；伴急性炎症者宜进食，注意维持水、电解质平衡，并静脉应用抗生素。

（二）药物治疗

溶石疗法服用鹅去氧胆酸或熊去氧胆酸对胆固醇结石有一定溶解效果，主要用于胆固醇结石。但此种药物有肝毒性，服药时间长，反应大，价格贵，停药后结石易复发。其适应证：胆囊结石直径在2 cm以下；结石为含钙少的X线能够透过的结石；胆囊管通畅；患者的肝脏功能正常，无明显的慢性腹泻史。目前多主张采取熊去氧胆酸单用或与鹅去氧胆酸合用，不主张单用鹅去氧胆酸。鹅去氧胆酸总量为15 mg/(kg·d)，分次口服。熊去氧胆酸为8～10 mg/(kg·d)，分餐后或晚餐后2次口服。疗程1～2年。

（三）手术治疗

对于无症状的静止胆囊结石，一般认为无需施行手术切除胆囊。但有下列情况时，应进行手术治疗：①胆囊造影胆囊不显影；②结石直径超过3 cm；③并发糖尿病且在糖尿病已控制时；④老年人或有心肺功能障碍者。

腹腔镜胆囊切除术适于无上腹创伤及手术史者，无急性胆管炎、胰腺炎和腹膜炎及腹腔脓肿的患者。对并发胆总管结石的患者应同时行胆总管探查术。

1.术前准备

择期胆囊切除术后引起死亡的最常见原因是心血管疾病。这强调了详细询问病史发现心绞痛和仔细进行心电图检查注意有无心肌缺血或以往心肌梗死证据的重要性。此外还应寻找脑血管疾病特别是一过性缺血发作的症状。若病史阳性或有问题时应做非侵入性颈动脉血流检查。此时对择期胆囊切除术应当延期，按照指征在冠状动脉架桥或颈动脉重新恢复血流流通后施行。

除心血管病外,引起择期胆囊切除术后第2位的死亡原因是肝胆疾病,主要是肝硬化。除术中出血外,还可发生肝功能衰竭和败血症。自从在特别挑选的患者中应用预防性措施以来,择期胆囊切除术后感染中毒性并发症的发生率已有显著下降。慢性胆囊炎患者胆汁内的细菌滋生率占10%～15%;而在急性胆囊炎消退期患者中则高达50%。细菌菌种为肠道菌如大肠埃希菌、产气克雷伯菌和粪链球菌,其次也可见到产气荚膜杆菌、类杆菌和变形杆菌等。胆管内细菌的发生率随年龄而增长,故主张年龄在60岁以上、曾有过急性胆囊炎发作刚恢复的患者,术前应预防性使用抗生素。

2.手术治疗

对有症状胆石症已成定论的治疗是腹腔镜胆囊切除术。虽然此技术的常规应用时间尚短,但是其结果十分突出,以致仅在不能施行腹腔镜手术或手术不安全时,才选用开腹胆囊切除术,包括无法安全地进入腹腔完成气腹,或者由于腹内粘连,或者解剖异常不能安全地暴露胆囊等。外科医师在遇到胆囊和胆管解剖不清及遇到止血或胆汁渗漏而不能满意地控制时,应当及时中转开腹。目前,中转开腹率在5%以下。

(四)其他治疗

体外震波碎石适用于胆囊内胆固醇结石,直径不超过3 cm,且胆囊具收缩功能。治疗后部分患者可发生急性胆囊炎或结石碎片进入胆总管而引起胆绞痛和急性胆管炎,此外碎石后仍不能防止结石的复发。因并发症多,疗效差,现已基本不用。

四、护理

(一)术前护理

1.饮食

指导患者选用低脂肪、高蛋白质、高糖饮食。因为脂肪饮食可促进胆囊收缩排出胆汁,加剧疼痛。

2.术前用药

严重的胆石症发作性疼痛可使用镇痛剂和解痉剂,但应避免使用吗啡,因吗啡有收缩胆总管的作用,可加重病情。

3.病情观察

应注意观察胆石症急性发作患者的体温、脉搏、呼吸、血压、尿量及腹痛情况,及时发现有无感染性休克征兆。注意患者皮肤有无黄染及粪便颜色变化,以确定有无胆管梗阻。

(二)术后护理

1.症状观察及护理

定时监测患者生命体征的变化,注意有无血压下降、体温升高及尿量减少等全身中毒症状,及时补充液体,保持出入量平衡。

2.“T”管护理

胆总管切开放置“T”管的目的是为了引流胆汁,使胆管减压:①“T”管应妥善固定,防止扭曲、脱落;②保持“T”管无菌,每天更换引流袋,下地活动时引流袋应低于胆囊水平,避免胆汁回流;③观察并记录每天胆汁引流量、颜色及性质,防止胆汁淤积引起感染;④拔管:如果“T”管引流通畅,胆汁色淡黄、清澄、无沉渣且无腹痛无发热等症状,术后10～14天可夹闭管道。开始每天夹闭2～3小时,无不适可逐渐延长时间,直至全日夹管。在此过程中要观察患者有无体温增高、腹痛、恶心、呕吐及黄疸等。经"T"管造影显示胆管通畅后,再引流 2～3 天,及时排出造影剂。经观察无特殊反应,可拔除"T"管。

(三)健康指导

(1)给予少油腻、高维生素、低脂饮食。烹调方式以蒸煮为宜,少吃油炸类的食物。

(2)适当体育锻炼,提高机体抵抗力。

(李维红)

第八节 胆道蛔虫症

胆道蛔虫症是由于饥饿、胃酸降低、驱虫不当等因素致肠道内环境改变,肠道蛔虫上行钻入胆道所致的一系列临床症状,是常见的外科急腹症之一,多见于农村儿童和青少年。随着生活环境、卫生条件、饮食习惯的改善及防治工作的开展,本病的发病率已明显下降,但不发达地区仍是常见病。胆道蛔虫症的发病特点为突发性剑突下钻顶样剧烈绞痛与较轻的腹部体征不相称,所谓"症与征不符"。首选 B 超检查,可见平行强光带或蛔虫影。处理原则以非手术治疗为主,主要包括解痉镇痛、利胆驱虫、控制胆道感染、ERCP 驱虫;在非手术治疗无效或合并胆管结石或有急性重症胆管炎、肝脓肿、重症胰腺炎等并发症者,可行胆总管切开探查、T 管引流术。

一、常见护理诊断/问题

(一)急性疼痛

与蛔虫进入胆管引起奥迪括约肌痉挛有关。

(二)知识缺乏

缺乏预防胆道蛔虫症、饮食卫生保健知识。

二、护理措施

(一)非手术治疗的护理

1.缓解疼痛

(1)卧床休息:将患者安置于安静、整洁的病室,协助患者采取舒适体位;指导患者做深呼吸、放松以减轻疼痛。

(2)解痉止痛:疼痛发作时,给予床档保护,专人床旁守护,保证患者安全;遵医嘱给予阿托品、山莨菪碱等药物;疼痛剧烈时可用哌替啶。

(3)心理护理:主动关心、体贴患者,尤其在疼痛发作时,帮助其缓解紧张、恐惧心理。

2.对症处理

患者呕吐时应及时清除口腔呕吐物,防止误吸,保持皮肤清洁;大量出汗时应及时协助患者更衣,并保持床单元清洁干燥。疼痛间歇期指导患者进食清淡、易消化饮食,保证足量水分摄入,忌油腻食物。

(二)手术治疗的护理

见胆石症的相关内容。

三、健康教育

(一)胆道蛔虫症的预防

1.养成良好饮食卫生习惯

饭前便后洗手,不饮生水,不食生冷不洁食物;蔬菜应洗净煮熟,水果应洗净或削皮后食用;切生食、熟食的刀、板应分开。

2.注意个人卫生

勤剪指甲,不吮手指,防止病从口入。

(二)饮食指导

给予低脂、易消化的流质或半流质饮食,如面条、菜粥等;驱虫期间不宜进食过多油腻食物,避免进食甜、冷、生、辣食物,以免激惹蛔虫。

(三)用药指导

遵医嘱正确服用驱虫药。应选择清晨空腹或晚上临睡前服用,服药后注意观察大便中是否有蛔虫排出,并复查大便是否有蛔虫卵。

(四)复查

指导患者定期来院复查,必要时定期行驱虫治疗。当出现恶心、呕吐、腹痛等症状时,及时就诊。

（郎金香）

第九节　胆道肿瘤

胆道肿瘤包括胆囊肿瘤和胆管癌。胆囊肿瘤多见,包括胆囊息肉样病变和胆囊癌。胆囊息肉样病变多为良性,常无特殊临床表现,部分患者有右上腹部疼痛或不适,偶有恶心、呕吐、食欲减退等消化道症状。胆囊癌是发生在胆囊的癌性病变,发病隐匿,预后较差,早期无典型、特异性症状或仅有慢性胆囊炎的表现,晚期可在右上腹触及肿块,并出现腹胀、黄疸、腹水及全身衰竭等。胆管癌的临床表现主要为进行性无痛性黄疸,尿色深黄、大便陶土色、皮肤巩膜黄染等;少数无黄疸者有上腹部饱胀不适、隐痛或绞痛,可伴厌食、乏力、消瘦、贫血等。辅助检查主要包括实验室检查和影像学检查。胆道肿瘤首选手术切除,包括单纯胆囊切除术、胆管癌根治术、扩大根治术、姑息性手术等。

一、常见护理诊断/问题

(一)焦虑、恐惧

与担心肿瘤预后和病后家庭、社会地位改变有关。

(二)疼痛

与肿瘤浸润、局部压迫及手术创伤有关。

(三)营养失调:低于机体需要量

与肿瘤所致的高代谢状态、摄入减少及吸收障碍有关。

（四）潜在并发症

出血、胆瘘及感染等。

二、护理措施

（一）非手术治疗的护理

1.心理护理

运用心理沟通技巧，主动关心患者，取得患者信任；讲解胆道肿瘤手术目的、重要性及手术方案，介绍手术成功的案例；提供有利于患者治疗和康复的信息；强化家庭功能和社会支持，使患者感受到被关心和重视。

2.缓解疼痛

协助患者采取舒适体位，保证足够的睡眠；指导有节律地深呼吸，通过共同讨论患者感兴趣的问题、听音乐、做放松操等分散患者注意力。对诊断明确而剧烈疼痛者，遵医嘱给予镇痛药物。

3.饮食指导

（1）合理饮食：营造良好、舒适进餐环境；提供低脂、清淡、易消化饮食，少量多餐。

（2）对症处理：因疼痛、恶心、呕吐而影响食欲者，餐前可适当用药控制症状，保持口腔清洁，鼓励患者尽可能经口进食；不能进食或摄入不足者，给予肠内、肠外营养支持。

（二）手术治疗的护理

1.术前护理/术后护理

见胆石症的相关内容。

2.术后并发症的观察与护理

（1）出血：术后早期易出现，可能与动脉血管扩张或凝血功能障碍有关。应严密观察患者的面色、意识、生命体征及腹腔引流液情况。发现异常，及时报告医师，遵医嘱输血、应用止血药，出血严重者应剖腹探查。

（2）胆瘘：可能由于胆道损伤、引流管脱出、吻合口渗漏等原因引起。应观察患者有无腹膜炎体征，监测体温，加强营养，促进漏口愈合。

（3）感染：胆道肿瘤切除术后，由于肝断面胆汁漏出、吻合口漏、引流不畅等可引起感染，应根据药物敏感试验和引流液细菌培养合理使用抗菌药物，并保持引流通畅。

三、健康教育

（一）合理饮食

注意营养宜保持低脂、低胆固醇及高蛋白质的膳食结构。

（1）不吃肥肉、动物内脏、蛋黄、油炸食物，尽量减少脂肪、特别是动物脂肪的食用量，尽可能地以植物油代替动物油。

（2）增加鱼、瘦肉、豆制品及新鲜蔬菜和水果等富含优质蛋白和碳水化合物的摄入量。

（3）烹调食品以蒸、煮、炖、烩为佳，忌大量食用炒、炸、烧、烤、熏、腌制食品。

（4）禁饮浓茶、咖啡，戒烟酒，少食辛辣刺激性食物。

（二）合理休息

胆道肿瘤患者应保持良好心态，避免精神紧张、情绪刺激；养成良好的工作、休息规律；合理安排作息时间，劳逸结合，避免过度劳累。

(三)带引流管的出院指导

带管出院者告知出院注意事项,定期更换引流袋;若发现引流液异常或出现腹痛、寒战、高热、黄疸等,应及时就诊。

(四)复查

规律随访,可早期发现复发或转移征象;遵医嘱按时来院复查,检查肝功能、肾功能、胆红素、肿瘤标志物等。

(郎金香)

第十节 肝 脓 肿

一、细菌性肝脓肿患者的护理

当全身性细菌感染,特别是腹腔内感染时,细菌侵入肝脏,如果患者抵抗力弱,可发生细菌性肝脓肿。细菌可以从下列途径进入肝脏。①胆道:细菌沿着胆管上行,是引起细菌性肝脓肿的主要原因,包括胆石、胆囊炎、胆道蛔虫、其他原因所致胆管狭窄与阻塞等。②肝动脉:体内任何部位的化脓性病变,细菌可经肝动脉进入肝脏,如败血症、化脓性骨髓炎、痈、疖等。③门静脉:已较少见,如坏疽性阑尾炎、细菌性痢疾等,细菌可经门静脉入肝。④肝开放性损伤:细菌可直接经伤口进入肝,引起感染而形成脓肿。细菌性肝脓肿的致病菌多为大肠埃希菌、金黄色葡萄球菌、厌氧链球菌等。肝脓肿可以是单个脓肿,也可以是多个小脓肿,数个小脓肿可以融合成为一个大脓肿。

(一)护理评估

1.健康史

注意询问有无胆道感染和胆道疾病、全身其他部位的化脓性感染特别是肠道的化脓性感染、肝脏外伤病史。是否有肝脓肿病史,是否进行过系统治疗。

2.身体状况

通常继发于某种感染性先驱疾病,起病急,主要症状为骤起寒战、高热、肝区疼痛和肝大。体温可高达 39~40 ℃,多表现为弛张热,伴有大汗、恶心、呕吐、食欲缺乏。肝区疼痛多为持续性钝痛或胀痛,有时可伴有右肩牵涉痛,右下胸及肝区叩击痛,增大的肝有压痛。肝前下缘比较表浅的脓肿,可有右上腹肌紧张和局部明显触痛。巨大的肝脓肿可使右季肋区呈饱满状态,甚至可见局限性隆起,局部皮肤可出现凹陷性水肿。严重时或并发胆道梗阻者,可出现黄疸。

3.心理、社会状况

细菌性肝脓肿起病急剧,症状重,如果治疗不彻底容易反复发作转为慢性,并且细菌性肝脓肿极易引起严重的全身性感染,导致感染性休克,患者产生焦虑。

4.辅助检查

(1)血液检查:化验检查白细胞计数及中性粒细胞增多,有时出现贫血。肝功能检查可出现不同程度的损害和低蛋白血症。

(2)X 线胸腹部检查:右叶脓肿可见右膈肌升高,运动受限;肝影增大或局限性隆起;有时伴有反应性胸膜炎或胸腔积液。

(3)B超:在肝内可显示液平段,可明确其部位和大小,阳性诊断率在96%以上,为首选的检查方法。必要时可进行CT检查。

(4)诊断性穿刺:抽出脓液即可证实本病。

(5)细菌培养:脓液细菌培养有助于明确致病菌,选择敏感的抗生素,并与阿米巴性肝脓肿相鉴别。

5.治疗要点

(1)全身支持疗法:给予充分营养,纠正水、电解质及酸碱平衡失调,必要时少量多次输血和血浆以纠正低蛋白血症,增强机体抵抗力。

(2)抗生素治疗:应使用大剂量抗生素。由于肝脓肿的致病菌以大肠埃希菌、金黄色葡萄球菌和厌氧性细菌最为常见,在未确定病原菌之前,可首选对此类细菌有效的抗生素,然后根据细菌培养和抗生素敏感试验结果选用有效的抗生素。

(3)经皮肝穿刺脓肿置管引流术:适用于单个较大的脓肿。在B超引导下进行穿刺。

(4)手术治疗:对于较大的单个脓肿,估计有穿破可能,或已经穿破胸腹腔;胆源性肝脓肿;位于肝左外叶脓肿,穿刺易污染腹腔;慢性肝脓肿,应施行经腹切开引流。病程长的慢性局限性厚壁脓肿,也可行肝叶切除或部分肝切除术。多发性小脓肿不宜行手术治疗,但对其中较大的脓肿,也可行切开引流。

(二)护理诊断及合作性问题

1.营养失调

低于机体需要量,与高代谢消耗或慢性消耗病程有关。

2.体温过高

与感染有关。

3.急性疼痛

与感染及脓肿内压力过高有关。

4.潜在并发症

急性腹膜炎、上消化道出血、感染性休克。

(三)护理目标

患者能维持适当营养,维持体温正常,疼痛减轻;无急性腹膜炎休克等并发症发生。

(四)护理措施

1.术前护理

(1)病情观察,配合抢救中毒性休克。

(2)高热护理:保持病室空气新鲜、通风、温湿度合适,物理降温。衣着适量,及时更换汗湿衣。

(3)维持适当营养:对于非手术治疗和术前的患者,给予高蛋白、高热量饮食,纠正水、电解质平衡失调和低蛋白血症。

(4)遵医嘱正确应用抗生素。

2.术后护理

(1)经皮肝穿刺脓肿置管引流术术后护理:术前做术区皮肤准备,协助医师进行穿刺部位的准确定位。术后向医师询问术中情况及术后有无特殊观察和护理要求。患者返回病房后,观察引流管固定是否牢固,引流液性状,引流管道是否密闭。术后第 2 天或数天开始进行脓腔冲洗,冲洗液选用等渗盐水(或遵医嘱加用抗生素)。冲洗时速度缓慢,压力不宜过高,估算注入液与引出液的量。每次冲洗结束后,可遵医嘱向脓腔内注入抗生素。待到引流出或冲洗出的液体变清澈,B 超检查脓腔直径小于 2 cm 即可拔管。

(2)切开引流术术后护理:切开引流术术后护理遵循腹部手术术后护理的一般要求。除此之外,每天用生理盐水冲洗脓腔,记录引流液量,少于 10 mL 或脓腔容积小于 15 mL,即考虑拔除引流管,改凡士林纱布引流,致脓腔闭合。

3.健康指导

为了预防肝脓肿疾病的发生,应教育人们积极预防和治疗胆道疾病,及时处理身体其他部位的化脓性感染。告知患者应用抗生素和放置引流管的目的和注意事项,取得患者的信任和配合。术后患者应加强营养和提高抵抗力,定期复查。

(五)护理评价

患者是否能维持适当营养,体温是否正常;疼痛是否减轻,有无急性腹膜炎、上消化道出血、感染性休克等并发症发生。

二、阿米巴性肝脓肿患者的护理

阿米巴性肝脓肿是阿米巴肠病的并发症,阿米巴原虫从结肠溃疡处经门静脉血液或淋巴管侵入肝内并发脓肿。常见于肝右叶顶部,多数为单发性。原虫产生溶组织酶,导致肝细胞坏死、液化组织和血液、渗液组成脓肿。

(一)护理评估

1.健康史

注意询问有无阿米巴痢疾病史。

2.身体状况

阿米巴性肝脓肿有着跟细菌性肝脓肿相似的表现,两者的区别详见表 6-3。

表 6-3 细菌性肝脓肿与阿米巴性肝脓肿的鉴别

鉴别要点	细菌性肝脓肿	阿米巴性肝脓肿
病史	继发于胆道感染或其他化脓性疾病	继发于阿米巴痢疾后
症状	病情急骤严重,全身中毒症状明显,有寒战、高热	起病较缓慢,病程较长,可有高热,或不规则发热、盗汗
血液化验	白细胞计数及中性粒细胞可明显增加。血液细菌培养可阳性	白细胞计数可增加,如无继发细菌感染液细菌培养阴性。血清学阿米巴抗体检查阳性
粪便检查	无特殊表现	部分患者可找到阿米巴滋养体或结肠溃面(乙状结肠镜检)黏液或刮取涂片可找阿米巴滋养体或包囊
脓液	多为黄白色脓液,涂片和培养可发现细菌	大多为棕褐色脓液,无臭味,镜检有时可到阿米巴滋养体。若无混合感染,涂片和培养无细菌
诊断性治疗	抗阿米巴药物治疗无效	抗阿米巴药物治疗有好转
脓肿	较小,常为多发性	较大,多为单发,多见于肝右叶

3.心理、社会状况

由于病程长,忍受较重的痛苦,担忧预后或经济拮据等原因,患者常有焦虑、悲伤或恐惧心理。

4.辅助检查

基本同细菌性肝脓肿。

5.治疗要点

阿米巴性肝脓肿以非手术治疗为主。应用抗阿米巴药物,加强支持疗法纠正低蛋白、贫血等,无效者穿刺置管闭式引流或手术切开引流,多可获得良好的疗效。

(二)护理诊断及合作性问题

1.营养失调

低于机体需要量与高代谢消耗或慢性消耗病程有关。

2.急性疼痛

急性疼痛与脓肿内压力过高有关。

3.潜在并发症

合并细菌感染。

(三)护理措施

1.非手术疗法和术前护理

(1)加强支持疗法:给予高蛋白、高热量和高维生素饮食必要时少量多次输新鲜血、补充丙种球蛋白,增强抵抗力。

(2)正确使用抗阿米巴药物,注意观察药物的不良反应。

2.术后护理

除继续做好非手术疗法护理外,重点做好引流的护理。宜用无菌水封瓶闭式引流,每天更换消毒瓶,接口处保持无菌,防止继发细菌感染。如继发细菌感染需使用抗生素。

(郎金香)

第十一节 胃 癌

一、概念

胃癌是消化道最常见的恶性肿瘤,占我国消化道肿瘤的第一位。发病年龄以 40～60 岁为多见,但 40 岁以下仍占 15％～20％。男多于女,男女比例约为 3：1。早期胃癌因症状不明显,易被忽视,若有胃不适症状出现而经诊断为胃癌者,往往多为进展期胃癌。胃癌多见于胃窦,其次为胃体小弯、贲门。胃癌分为早期胃癌和进展期胃癌:①早期胃癌,指所有局限于黏膜或黏膜下层的胃癌,胃镜检查直径在 6～10 mm 的癌灶为小胃癌,直径小于等于 5 mm 的癌灶为微小胃癌;②进展期胃癌在临床上又分为块状型、溃疡型和弥漫型癌三种。从组织学上看,胃癌分为腺癌、腺鳞癌、鳞状细胞癌、未分化癌和未分化类癌。其转移途径有直接蔓延、淋巴转移、血行转移及腹腔种植转移。

胃癌的发生原因目前尚未明确,但与以下因素有关。

(一)饮食形态

(1)从全球来看,胃癌的发病率差距大,中国、日本等发病率高,而美国、马来西亚发病率低,有人学习这些发病率低的国家的饮食形态后,胃癌发生率显著下降。

(2)食物或添加物内含有致癌物质。

(3)烹煮过程不当,如烟熏及腌制鱼肉,烤过的食物等。

(二)遗传因素

(1)胃癌常见于近亲中。双胞胎中,若有一人患胃癌,则另一人患病的概率也较高。

(2)调查发现,A 型血人的胃癌发病率较其他血型高 20%。

(三)其他

环境、土壤等;体质、种族、职业;恶性贫血、胃溃疡、萎缩性胃炎、胃酸缺乏症等患者的胃癌发病率比一般人高。近年发现胃幽门螺杆菌是胃癌发生的重要因素之一。某些疾病,如胃息肉、萎缩性胃炎、恶性贫血等胃癌发病率高。

二、临床表现

(1)胃癌早期临床症状多不明显,也不典型,表现为模糊的上腹不适、隐痛,食欲减退、嗳气、反酸、轻度贫血等。

(2)随着病情发展,上述症状加重,出现体重减轻症状。胃窦部癌可致幽门部分性或完全性梗阻,出现幽门梗阻症状。

(3)癌肿破溃或侵袭血管可导致出血,通常为隐血和黑便,也可突发上消化道大出血。

(4)胃癌也可能发生急性穿孔,尤其是溃疡型胃癌发生穿孔者较多见。

(5)晚期患者消瘦,贫血更明显或呈恶病质,查体可有上腹部肿块、肝大、腹水、锁骨上淋巴结肿大。直肠指检在直肠前壁可摸到肿块。

三、辅助检查

(一)胃液分析

患者胃酸减低或缺乏。

(二)血常规检查

血常规显示血红蛋白、红细胞计数均下降,部分患者可有缺铁性贫血。

(三)粪便隐血试验

粪便隐血试验为阳性。

(四)X 线钡餐检查

X 线钡餐检查以观察胃的形态和黏膜变化、胃蠕动功能和排空时间,可发现不规则充盈缺损或腔内壁龛影,气钡双重造影更有助于发现早期胃癌,早期确诊率可达 90%。

(五)纤维胃镜检查

胃镜检查对胃癌诊断有重要价值,可直接观察病变部位,并可做活检确定诊断,是一种安全、有效、痛苦少的检查方法。

(六)细胞学检查

可采用一般冲洗法或采用纤维胃镜直接冲洗法,通过收集冲洗液查找癌细胞。

四、护理措施

到目前为止,胃癌治疗仍采取以手术治疗为主的综合治疗。早期胃癌的有效治疗方法是胃癌根治术,根治手术的原则是按癌肿位置整块地切除胃的全部或大部,以及大、小网膜和区域淋巴结,并重建消化道。如癌肿已有远处转移,无根治之可能,而原发肿瘤可切除者,可行包括原发肿瘤在内的胃部分切除术,又称姑息性切除。对于癌肿不能切除而又有幽门梗阻者,可行胃空肠吻合术,以解除梗阻。化学疗法是胃癌治疗的重要手段之一,根据不同的患者选择不同的治疗方案。护理措施如下。

(1)热情接待患者,耐心解答患者的问题,讲解有关疾病知识,消除患者不良心理,增强患者对手术的信心,使患者及家属能积极配合治疗。

(2)给予高蛋白、高热量、富含维生素、易消化饮食,注意少量多餐。术前一天进流质饮食。

(3)营养状况较差的患者,术前应予以纠正,必要时静脉补充血浆或全血,以提高患者手术耐受力。

(4)术前 12 小时禁食,4 小时禁饮,术晨安置胃管,必要时放置尿管。

(5)术后护理:对于全胃切除者,除行胃大部分切除术后护理措施外,还应注意肺部并发症的预防及营养支持。如经胸全胃切除者,要注意胸腔闭式引流的护理。

(6)观察术后化疗期间出现的不良反应,如恶心、呕吐等消化道症状,也可出现脱发、口腔溃疡等,应给予对症处理;同时注意患者血常规变化,若白细胞总数低于 $3\times10^9/L$,血小板计数低于 $100\times10^9/L$,此时应酌情停药,给予相应的处理;有时可出现腹泻、便血,如患者出现持续腹泻等应引起高度重视,及时处理。

(郎金香)

第十二节　结直肠息肉

凡从黏膜表面突出到肠腔的息肉状病变,在未确定病理性质前均称为息肉。分为腺瘤性息肉和非腺瘤性息肉两类,腺瘤性息肉上皮增生活跃,多伴有上皮内瘤变,可以恶变成腺癌;非腺瘤性息肉一般不恶变,但如伴有上皮内瘤变也可恶变。结直肠息肉是一种癌前病变,近年来随着生活条件和饮食结构的改变,结直肠息肉发展为癌性病变的发病率也呈增高趋势。其发生率随年龄增加而上升,男性多见。临床上以结肠和直肠息肉为最多,小肠息肉较少,可分为单个或多个。小息肉一般无症状,大的息肉可有出血、黏液便及直肠刺激症状。息肉可采用经肠镜下切除,经腹或经肛门切除等多种方法进行治疗。

一、病因与发病机制

(一)感染
炎性息肉与肠道慢性炎症有关,腺瘤性息肉的发生可能与病毒感染有关。

(二)年龄
结直肠息肉的发病率随年龄增大而增高。

(三)胚胎异常

幼年性息肉病多为错构瘤,可能与胚胎发育异常有关。

(四)生活习惯

低食物纤维饮食与结直肠息肉有关,吸烟与腺瘤性息肉有密切关系。

(五)遗传

某些息肉病的发生与遗传有关,如家族性腺瘤性息肉病(FAP)。

二、临床表现

根据息肉生长的部位、大小、数量多少,临床表现不同。

(1)多数结直肠息肉患者无明显症状,部分患者可有间断性便血或大便表面带血,多为鲜红色;继发炎症感染可伴多量黏液或黏液血便;可有里急后重;便秘或便次增多。长蒂息肉较大时可引致肠套叠;息肉巨大或多发者可发生肠梗阻;长蒂且位置近肛门者息肉可脱出肛门。

(2)少数患者可有腹部闷胀不适、隐痛或腹痛症状。

(3)伴发出血者可出现贫血,出血量较大时可出现休克状态。

三、辅助检查

(1)直肠指诊可触及低位息肉。

(2)肛镜、直肠镜或纤维结肠镜可直视到息肉。

(3)钡灌肠可显示充盈缺损。

(4)病理检查明确息肉性质,排除癌变。

四、治疗要点

结直肠息肉是临床常见的、多发的一种疾病,因为其极易引起癌变,在临床诊疗过程中,一旦确诊就应及时切除。结直肠息肉完整的治疗方案应该包括正确选择首次治疗方法,确定是否需要追加肠切除,以及术后随访等三部分连续的过程。

(一)微创治疗(内镜摘除)

随着现代医疗技术的不断发展和进步,结肠镜检查和治疗结直肠息肉已经成为一种常见的诊疗手段,由于其方便、安全、有效,被越来越多的医护工作者和患者所接受。但内镜下治疗结直肠息肉依然存在着术后病情复发及穿孔、出血等手术并发症。符合内镜下治疗指征的息肉可行内镜下切除,并将切除标本送病理检查。直径<2 cm 的结直肠息肉,外观无恶性表现者,一律予以切除;<0.3 cm 息肉,以电凝器凝除;对于>0.3 cm 且<2 cm 的结直肠息肉,或息肉体积较大,但蒂部<2 cm 者可行圈套器高频电凝电切除术。

(二)手术治疗

息肉有恶变倾向或不符合内镜下治疗指征,或内镜切除后病理发现有残留病变或癌变,则需手术治疗。距肛门缘 8 cm 以下且直径≥2 cm 的单发直肠息肉可以经肛门摘除;距肛门缘 8 cm 以上盆腹膜反折以下的直径≥2 cm 单发直肠息肉者可以经切断肛门括约肌入路或经骶尾入路直肠切开行息肉局部切除术;息肉直径≥2 cm 的长蒂、亚蒂或广基息肉,经结肠镜切除风险大,需行经腹息肉切除,术前钛夹定位或术中结肠镜定位。

（三）药物治疗

如有出血,给予止血,并根据出血量多少进行相应处置。

五、护理诊断

（一）焦虑、恐惧

焦虑、恐惧与担忧预后有关。

（二）急性疼痛

急性疼痛与血栓形成、术后创伤等有关。

（三）便秘

便秘与不良饮食、排便习惯等有关。

（四）潜在并发症

贫血、创面出血、感染等。

六、护理措施

（1）电子结肠镜检查及经电子结肠镜息肉电切前1天进半流质、少渣饮食,检查及治疗前4～5小时口服复方聚乙二醇电解质散行肠道准备,术前禁食。如患者检查前所排稀便为稀薄水样,说明肠道准备合格;如所排稀便为粪水,或混有大量粪渣,说明肠道准备差,可追加清洁灌肠或重新预约检查,待肠道准备合格后再行检查或治疗。

（2）肠镜下摘除息肉后应卧床休息,以减少出血并发症,息肉<1 cm的患者手术后卧床休息6小时,1周内避免紧张、情绪激动和过度活动,息肉>1 cm的患者应卧床休息4天,2周内避免过度体力活动和情绪激动。注意观察有无活动性出血、呕血、便血,有无腹胀、腹痛及腹膜刺激症状,有无血压、心率等生命体征的改变。

（3）结直肠息肉内镜下摘除术后即可进流质或半流质饮食,1周内忌食粗糙食物。禁烟酒及干硬刺激性食物,防止肠胀气和疼痛的发生。避免便秘摩擦使结痂过早脱落引起出血。

七、护理评价

通过治疗与护理,患者是否情绪稳定,能配合各项诊疗和护理;疼痛得到缓解;术后并发症得到预防,或被及时发现和处理。

八、健康教育

（一）饮食指导

多食新鲜蔬菜、水果等含膳食纤维高的食物,少吃油炸、烟熏和腌制的食物。

（二）生活指导

保持健康的生活方式;增加体育锻炼,增强免疫力,戒烟酒。

（三）随访

单个腺瘤性息肉切除,术后第1年随访复查,如检查阴性者则每3年随访复查一次。多个腺瘤切除或腺瘤>20 mm伴不典型增生,则术后6个月随访复查一次,阴性则以后每年随访复查一次,连续两次阴性者则改为3年随访复查一次,随访复查时间不少于15年。

（郎金香）

第十三节 直肠脱垂

直肠脱垂可分为直肠外脱垂和直肠内脱垂。脱垂的直肠如果超出了肛缘即直肠外脱垂直肠内脱垂指直肠黏膜层或全层套入远端直肠腔或肛管内而未脱出肛门的一种疾病。直肠内脱垂又称不完全直肠脱垂、隐性直肠脱垂。由于直肠黏膜松弛脱垂,特别是全层脱垂,可导致直肠容量适应性下降,排便困难、大便失禁和直肠孤立性溃疡等。直肠内脱垂是出口梗阻型便秘的最常见临床类型,31%～40%的排便异常患者排便造影检查可发现直肠内脱垂。

一、病因与发病机制

解剖因素,腹压增高,其他内痔或直肠息肉经常脱出,向下牵拉直肠黏膜,造成直肠黏膜脱垂。影像学及临床观察结果等均表明直肠内脱垂和直肠外脱垂的变化相似,手术所见盆腔组织器官变化基本相似;因此,多数学者认为两者是同一疾病的不同阶段,直肠外脱垂是直肠内脱垂进一步发展的结果。

二、临床表现

排便梗阻感、肛门坠胀、排便次数增多、排便不尽感,排便时直肠由肛门脱出,严重时不仅排便时脱出,在腹压增高时均可脱出,大便失禁、肛门瘙痒。黏液血便、腹痛、腹泻及相应的排尿障碍症状等。

三、辅助检查

(一)肛门直肠指检

指检时可触及直肠壶腹部黏膜折叠堆积、柔软光滑、上下移动,内脱垂的部分与肠壁之间可有环状沟。典型病例在直肠指检时让患者做排便动作,可触及套叠环。

(二)肛门镜检查

了解直肠黏膜是否存在炎症或孤立性溃疡及痔疮。

(三)结肠镜及钡餐

排除大肠肿瘤、炎症等其他器质性疾病。

(四)排粪造影

排粪造影是诊断直肠内脱垂的主要手段,可以明确内脱垂的类型是直肠黏膜脱垂还是全层脱垂;明确内脱垂的部位是高位、中位、低位;并可显示黏膜脱垂的深度。排粪造影的典型表现是直肠壁向远侧肠腔脱垂,肠腔变窄,近侧直肠进入远端的直肠和肛管,而鞘部呈杯口状。并常伴有盆底下降、直肠前突和耻骨直肠肌痉挛等。典型的影像学改变:直肠前壁脱垂、直肠全环内脱垂、肛管内直肠脱垂。

(五)盆腔多重造影

能准确全面了解是否伴有复杂性盆底功能障碍及伴随盆底疝的直肠内脱垂。

(六)肌电图检查

肌电图是通过记录神经肌肉的生物电活动,从电生理角度来判断神经肌肉的功能变化,对判断括约肌、肛提肌的神经电活动情况有重要参考价值。

(七)直肠肛门测压

了解肛管的功能状态。

四、治疗要点

(一)非手术治疗

1.建立良好的排便习惯

让患者了解直肠脱垂发生、发展的原因,认识到过度用力排便会加重直肠脱垂和盆底肌肉神经的损伤。在排便困难时,应避免过度用力,避免排便时间过久。

2.提肛锻炼

直肠内脱垂多伴有盆底肌肉松弛,盆底下降,甚至阴部神经的牵拉损伤。坚持定期进行膝胸位下进行提肛锻炼,可增强盆底肌肉及肛门括约肌的力量。

3.饮食调节

多食富含纤维素的水果、蔬菜,多饮水,每天 2 000 mL 以上;必要时可口服润滑油或缓泻剂,使粪便软化易于排出。

(二)手术治疗

1.直肠黏膜下注射术

治疗部分脱垂的患者,按前后左右四点注射至直肠黏膜下,每点注药 1～2 mL。注射到直肠周围可治疗完全性脱垂,造成无菌炎症,使直肠固定。

2.脱垂黏膜切除术

对部分性黏膜脱垂患者,将脱出黏膜作切除缝合。

3.肛门环缩术

在肛门前后各切一小口,用血管钳在皮下绕肛门潜行分离,使两切口相通,置入金属线(或涤纶带)结成环状,使肛门容一指通过,以制止直肠脱垂。

4.直肠悬吊固定术

对重度的直肠完全性脱垂患者,经腹手术,游离直肠,用两条阔筋膜将直肠悬吊固定在骶骨岬筋膜上,抬高盆底,切除过长的乙状结肠。

5.脱垂肠管切除术

经会阴部切除直肠乙状结肠或经腹部游离直肠后,提高直肠,将直肠侧壁与骶骨骨膜固定,同时切除冗长的乙状结肠。

五、护理评估

(一)术前护理评估

(1)询问患者是否有慢性咳嗽、便秘、排便困难等腹压增高情况,既往是否有内痔或直肠息肉病史。

(2)了解排便情况,有无排便不尽感,排便时是否有肿物脱出,便后能否回纳。

(3)了解辅助检查结果及主要治疗方式。

(4)评估患者对疾病的病因、治疗和预防的认识水平,是否因疾病引起焦虑、不安等情绪。

（二）术后护理评估

(1)了解术中情况,包括手术、麻醉方式、术中用药、输血、出血等情况。

(2)了解患者的生命体征,伤口的渗血、出血情况,及早发现出血;了解术后排尿情况,及时处理尿潴留。

(3)了解血生化、血常规的检验结果。了解患者的饮食及排尿、排便情况。

(4)评估患者对术后饮食、活动、疾病预防的认知程度。

(5)对术后的肛门收缩训练是否配合,对术后的康复是否有信心,对出院后的继续肛门收缩训练是否清楚。

六、护理诊断

（一）急性疼痛

急性疼痛与直肠脱垂、排便梗阻有关。

（二）皮肤完整性受损

皮肤完整性受损与肛周炎症、皮肤瘙痒等有关。

（三）潜在并发症

潜在并发症与出血、直肠脱垂有关。

（四）焦虑

焦虑与担心治疗效果有关。

七、护理措施

（一）术前护理措施

(1)观察患者排便情况,有无排便困难、排便不尽感,排便时是否有肿物脱出、便后能否回纳。

(2)是否有出血、肛门周围肿胀、疼痛、黏液、瘙痒,症状明显时,嘱其卧床休息,肛门局部给予热水坐浴,以减轻疼痛。

(3)鼓励患者进食高纤维的蔬菜、水果,如番薯叶、芹菜、韭菜、茼蒿及苹果、香蕉,主食以燕麦、麦皮、番薯等,以软化大便,缓解患者的排便困难。

(4)术前1天半流质饮食,术前晚进食流质,配合灌肠,以减少术后早期粪便排出。术前视手术和麻醉方式给予禁食禁饮。

(5)准备手术区域皮肤,保持肛门皮肤清洁。

（二）术后护理措施

(1)腰麻、硬膜外麻醉,术后需去枕平卧6小时,避免脑脊液从蛛网膜下腔针眼处漏出,致脑脊液压力降低引起头痛。监测脉搏、呼吸、血压至生命体征平稳。

(2)做好排便管理:术后给予轻泻软便药乳果糖或麻仁丸及纤维增加剂,使粪便松软,易于排出。排便后及时坐浴和换药,以保持肛门周围皮肤清洁。

(3)术后3~5天,指导患者肛门收缩训练。

八、护理评价

(1)能配合术前的饮食、灌肠,保证粪便的排出。

（2）能配合坐浴、换药,肛周皮肤清洁。

（3）能配合术后的饮食、盆底肌锻炼及肛门收缩训练技巧。

（4）掌握复诊指征。

九、健康教育

（1）饮食指导:术后 1～2 天少渣半流质饮食,之后正常饮食,忌辛辣刺激性食物如辣椒及烈性酒等,进食高纤维的蔬菜、水果,如番薯叶、芹菜、韭菜、茼蒿及苹果、香蕉,主食以燕麦、麦皮、番薯等为主,以软化大便,利于粪便排出。

（2）肛门伤口的清洁:每天排便后用 1∶5 000 高锰酸钾溶液或温水坐浴,坐浴时应将局部创面全部浸入药液中,药液温度适中。

（3）改变如厕的不良习惯:如长时间蹲厕或阅读,减少排便努挣和腹压。

（4）肛门收缩训练:具体做法包括以下内容。戴手套,示指涂石蜡油,轻轻插入患者肛内,嘱患者收缩会阴、肛门肌肉,感觉肛门收缩强劲有力为正确有效的收缩,嘱患者每次持续 30 秒以上。患者掌握正确方法后,嘱每天上午、中午、下午、睡前各锻炼 1 次,每次连续缩肛 100 下,每下30 秒以上,术后早期锻炼次数依据患者耐受情况而定,要坚持,不可间断,至术后 3 个月。

（5）如发现排便困难、排便有肿物脱出,应及时就诊。

（郎金香）

第十四节　直肠肛管周围脓肿

直肠肛管周围脓肿是指直肠肛管周围间隙内或其周围软组织内的急性化脓性感染,并发展成为脓肿。

一、病因

大多数直肠肛管周围脓肿源于肛腺感染,少数可继发于损伤、内痔、肛裂或痔疮药物注射治疗等,溃疡性结肠炎、克罗恩病及血液病患者易并发直肠肛管周围脓肿。

二、临床表现

(一)肛门周围脓肿

以肛门周围皮下脓肿最为常见,占 40%～48%,位置多表浅,以局部症状为主,全身感染症状不明显。疼痛、肿胀和局部压痛为主要表现。疼痛为持续跳动性,可因排便、局部受压、按摩或咳嗽而疼痛加剧,坐立不安,行动不便;早期局部红肿、发硬,压痛明显,脓肿形成后则波动明显,若自行穿破皮肤,则脓液排出。

(二)坐骨肛管间隙脓肿(坐骨直肠窝脓肿)

较多见,占 20%～25%,该间隙较大,因此形成的脓肿较大且深,全身感染症状明显,患者在发病初期就可出现寒战、发热、乏力、恶心等全身表现。早期局部症状不明显,之后出现持续性胀痛并逐渐发展为明显持续性跳痛,排便或行走时疼痛加剧;有的患者可出现排尿困难,里急后重,感染初期无明显局部体征,以后出现患处红肿,双臀不对称。

(三)骨盆直肠间隙脓肿(骨盆直肠窝脓肿)

较前两者少见,此处位置深、空隙大,因此全身感染症状严重而无明显局部表现,早期即出现持续高热、寒战、头痛、疲倦等全身中毒症状;局部症状为直肠坠胀感、便意不尽等,常伴排尿困难。会阴部多无异常体征,直肠指诊可在直肠壁上触及肿块隆起,有压痛及波动感。

(四)其他

肛管括约肌间隙脓肿、直肠后间隙脓肿、高位肌间脓肿、直肠壁内脓肿(黏膜下脓肿)。由于位置较深,局部症状多不明显,主要表现为会阴、直肠坠胀感,排便时疼痛加重,患者同时有不同程度的全身感染症状。直肠触诊可扪及疼痛性肿块。

三、治疗原则及要点

(一)非手术治疗

可应用抗生素治疗,控制感染;温水坐浴;局部理疗;为缓解患者排便时疼痛,可口服缓泻剂或液状石蜡促进排便。

(二)手术治疗

主要方法是脓肿切开引流。

(1)肛门周围脓肿:在局麻下,于波动最明显处作与肛门呈放射状切口,不必填塞以保证引流通畅。

(2)坐骨肛管间隙脓肿:在腰麻或骶管麻醉下,于压痛明显处,用粗针头先做穿刺,抽出脓液后,作一平行于肛缘的弧形切口,置管或放油纱条引流,切口距离肛缘要 3～5 cm,避免损伤括约肌。

(3)骨盆直肠间隙脓肿:在腰麻或全麻下,根据脓肿位置选择切开部位,脓肿向肠腔突出,手指于直肠内可触及波动,在肛镜下行相应部位直肠壁切开引流。

四、护理评估

(一)健康史

了解患者有无肛周软组织感染、内痔、损伤、肛裂、药物注射等病史,有无血液病、溃疡性结肠炎等。

(二)身体状况

1.局部

评估脓肿位置,局部有无肿胀和压痛,评估疼痛的性质,是否因排便、局部受压、按摩或咳嗽疼痛加剧,是否有肛周瘙痒、分泌物等肛窦炎或肛腺感染的临床表现;有无排尿困难。

2.全身

患者是否出现寒战、高热、头痛、乏力、食欲缺乏、恶心等表现。

(三)辅助检查

评估实验室检查结果,有无白细胞计数及中性粒细胞比例增高,MRI 检查明确脓肿与括约肌的关系,有无多发脓肿。

(四)心理、社会状况

由于疾病迁延不愈,甚至形成肛瘘,为患者的生活和工作带来不便,注意评估患者心理状态变化,有无因疾病产生的情绪变化,了解其家属对患者疾病的认识程度及支持情况。

五、护理措施

(一)休息与活动

术后 24 小时内,卧床休息,协助并指导患者在床上翻身、活动四肢。但不宜过早下床,以免伤口疼痛、出血,24 小时后可适当下床活动。

(二)饮食护理

术后 1~2 天以无渣或少渣流质、半流质为主,如稀粥、面条等,以减少肠蠕动,促进切口愈合。鼓励患者多饮水,摄入有助于促进排便的食物。

(三)控制感染

(1)遵医嘱应用抗生素,脓肿切开引流者,密切观察引流液的色、量、性状并记录。

(2)定时冲洗脓腔,保持引流通畅。

(3)当脓液变稀且引流量小于 50 mL/d 时,可考虑拔管。

(4)高热患者嘱其多饮水并给予物理降温。

(5)其他护理措施参见痔围术期护理

六、健康教育

(1)疾病相关知识:向患者讲解疾病的发病原因及相应的治疗及护理配合要点,鼓励患者养成良好的饮食及排便习惯,预防便秘;避免长时间久站或久坐;术后告知患者进行肛门括约肌舒缩运动,防止肛门括约肌松弛。

(2)直肠肛管周围脓肿主要是因肛窦腺感染引起,注意个人肛门卫生和生活习惯避免肛窦炎的发生。

(3)对未行一次性切开治疗的患者术后存在较高的肛瘘风险,一旦发生肛瘘应行二次肛瘘手术治疗。

(郎金香)

第十五节　肛管直肠狭窄

肛管直肠狭窄是指由于先天缺陷或后天炎症反复刺激、肛门直肠损伤、肿瘤等因素,正常的肠道黏膜被瘢痕组织取代或者肠管被瘢痕组织包绕,直肠、肛管、肛门进而出现管径缩小变窄,患者出现排便困难或排便时间延长,常伴有便时肛门疼痛、便形细窄等症状。

一、病因与发病机制

(一)直肠肛门损伤

直肠肛门在受到外伤、烧伤、烫伤、药物腐蚀、分娩时会阴的裂伤、直肠及肛门部手术后出现瘢痕生长,形成的直肠与肛门狭窄。

（二）慢性炎症或溃疡粘连

如克罗恩病，结肠与肛门瘢痕会形成挛缩，进而造成结肠、肛门狭窄。

（三）直肠肛门肿瘤等因素

因直肠恶性肿瘤、肛门部肿瘤、性病、淋巴肉芽肿、平滑肌瘤、畸胎瘤等，也可引起肛门和肛管狭窄。

二、临床表现

（一）排便困难或排便时间延长

排便困难是肛门狭窄最常见的临床表现之一。肛门直肠腔瘢痕导致肛门直肠腔径变小，瘢痕缺乏弹性使较硬或较粗的粪便较难通过，排便的时间延长。

（二）粪便形状改变

由于肛门狭窄、排便困难，服用泻药后，粪便可成扁形或细条状，且自觉排便不净。即使排便次数增加，也多为少量稀便排出。

（三）疼痛

由于粪便通过困难，排粪便时经常导致肛管裂伤，造成持续性钝痛。也可在排粪便后出现持续性剧痛，甚至长达数小时。

（四）出血

肛门弹性差，粪便通过肛门时，使肛管皮肤破裂而导致出血。

（五）肛门瘙痒

肛门狭窄常合并肛门炎症，肛门狭窄也会导致直肠肛管黏膜或肛门皮肤的裂伤，使分泌物明显增加，导致肛门瘙痒和皮炎。

（六）肛门失禁

括约肌损伤导致的纤维化瘢痕形成会使肛门失去良好弹性，一方面表现为肛门狭窄，另一方面表现为肛门收缩功能差，出现肛门失禁，难于控制气体、液体甚至固体的排出。

（七）全身表现

肛门狭窄会造成不同程度的肠道机械性梗阻，故部分患者出现腹痛、腹胀的症状；而且部分患者由于出现肛门狭窄、排便困难、排便疼痛等问题，会伴有不同程度的精神症状，如焦虑、紧张。

三、辅助检查

（一）直肠指检

直肠指检可判断肛门狭窄及较低位的直肠狭窄或肛管直肠狭窄。狭窄处不能通过指尖，并可扪及程度不同的坚硬瘢痕组织。

（二）气钡双重造影和排粪造影

气钡双重造影和排粪造影可明确狭窄位置及诊断直肠狭窄。

四、治疗要点

（一）非手术治疗

通过高纤维膳食、灌肠等疗法缓解患者的排便困难及便时疼痛的症状；渐进式扩肛法，如手指扩张法或扩张器扩张法，使狭窄处扩张来缓解症状；内镜下置入球囊扩张器的方法进行扩肛，可获得较好的疗效。

(二)直肠狭窄治疗

对于较低位的直肠狭窄,可应用超声刀、激光、尿道切开器在狭窄环后方切开狭窄,完成纵切横缝的手术;或者经肛肠直肠狭窄环切除术也可达到比较好的疗效。

(三)肛门狭窄的手术治疗

瘢痕松解同时行内括约肌切开手术。中至重度的肛狭窄,可考虑应用皮瓣转移的肛门成形术。

五、护理评估

(1)既往是否有肠道炎症、结直肠肛门部手术、痔注射治疗及臀部外伤或使用腐蚀性药物史。

(2)排便困难的严重程度,是否可以通过高纤维膳食、灌肠等疗法缓解患者的排便困难及便时疼痛的情况。

(3)了解辅助检查结果及主要治疗方式。

(4)心理状态和认知程度:患者是否存在紧张、焦虑的心理状态,对术后的扩肛是否配合,对术后的康复是否有信心,对出院后的继续扩肛是否清楚。

六、护理诊断

(一)急性疼痛

急性疼痛与肛门狭窄、排便困难有关。

(二)皮肤完整性受损

皮肤完整性受损与肛周炎症、皮肤瘙痒等有关。

(三)潜在并发症

潜在并发症与出血、肛门狭窄有关。

(四)焦虑

焦虑与担心治疗效果有关。

七、护理措施

(一)术前护理措施

(1)观察患者排便情况,有无腹胀、腹痛、排便出血。

(2)有无肛门周围皮肤红、肿、疼痛、流脓、瘙痒,症状明显时,嘱其卧床休息,肛门局部给予热水坐浴,以减轻疼痛。

(3)鼓励患者进食高纤维的蔬菜、水果,如番薯叶、芹菜、韭菜、竹笋、茼蒿及苹果、香蕉,主食以燕麦、麦皮、番薯等为主,以软化大便,缓解患者的排便困难。

(4)术前1天半流质饮食,术前晚进食流质,配合灌肠,以减少术后早期粪便排出。术前视手术和麻醉方式给予禁食禁饮。

(5)准备手术区域皮肤,保持肛门皮肤清洁。

(二)术后护理措施

(1)腰麻、硬膜外麻醉,术后需去枕平卧6小时,避免脑脊液从蛛网膜下腔针眼处漏出,致脑脊液压力降低引起头痛。监测脉搏、呼吸、血压6～8小时,至生命体征平稳。

(2)做好排便管理。术后给予轻泻软便药乳果糖或麻仁丸及纤维增加剂,使粪便松软,易于排出。排便后及时坐浴和换药,以保持肛门周围皮肤清洁。

(3)术后7~10天,指导患者扩肛。术后扩肛治疗必须长期坚持,半年以上的扩肛会减少肛门部手术再次导致肛门狭窄的可能性,可以巩固手术的治疗效果。

八、护理评价

(1)能配合术前的饮食,灌肠,保证粪便的排出。

(2)能配合坐浴、换药,肛周皮肤清洁。

(3)能配合术后的饮食、活动及扩肛训练技巧。

(4)掌握复诊指征。

九、健康教育

(1)饮食指导:术后1~2天少渣半流饮食,之后正常饮食,忌辛辣刺激性食物如辣椒及烈性酒等,进食高纤维的蔬菜、水果,如番薯叶、芹菜、韭菜、竹笋、茼蒿及苹果、香蕉,主食以燕麦、麦皮、番薯等,以软化大便,利于粪便排出。

(2)肛门伤口的清洁:每天排便后用1:5 000高锰酸钾溶液或温水坐浴,坐浴时应将局部创面全部浸入药液中,药液温度适中。

(3)术后扩肛指导:渐进式扩肛法,用手指扩张或扩张器扩张,通过逐步增加手指数目或扩张器的大小使狭窄处扩张以达到缓解症状的目的。

(4)如发现排便困难或大便变细、变硬,应及时就诊。

(郎金香)

第十六节　肛门失禁

肛门失禁又称大便失禁,是指因各种原因引起的肛门自制功能紊乱,以致不能随意控制排气和排便,不能辨认直肠内容物的物理性质,不能保持排便能力。它是多种复杂因素参与而引起的一种临床症状。据过外文献报道,大便失禁在老年人中的发生率高达1.5%,女性多于男性。

一、病因及发病机制

(一)先天异常
肛门闭锁、直肠发育不全、脊椎裂、脊髓膜突出等先天性疾病均可造成肛门失禁。

(二)解剖异常
医源性损伤、产科损伤(阴道分娩)、直肠肛管手术、骨盆骨折、肠道切除手术后、肛门撕裂、直肠脱垂、内痔脱出等。

(三)神经源性
各种精神及中枢、外周神经病变和直肠感觉功能改变如痴呆、脑动脉硬化、运动性共济失调、脑萎缩、精神发育迟缓;中风、脑肿瘤、脊柱损伤、多发性硬化、脊髓瘤;马尾损伤,多发性神经炎,肛门、直肠、盆腔及会阴部神经损伤、"延迟感知"综合征等疾病均能导致肛门失禁。

(四)平滑肌功能异常

放射性肠炎、炎症性肠病、直肠缺血、粪便嵌顿、糖尿病、儿童肛门失禁。

(五)骨骼肌疾病

重症肌无力、肌营养不良、硬皮病、多发性硬化等。

(六)其他

精神疾病、全身营养不良、躯体残疾、肠套叠、肠易激综合征、特发性甲状腺功能减退等。

二、临床表现

(一)症状特点

患者不能随意控制排便和排气。完全失禁时,粪便自然流出,污染内裤,睡眠时粪便排出污染被褥;肛门、会阴部经常潮湿,粪性皮炎、疼痛瘙痒、湿疹样改变。不完全失禁时,粪便干时无失禁,粪便稀时和腹泻时则不能控制。

(二)专科体征

1.视诊

(1)完全性失禁:视诊常见肛门张开呈圆形,或有畸形、缺损、瘢痕、肛门部排出粪便、肠液,肛门部皮肤可有湿疹样改变或粪性皮炎的发生。

(2)不完全失禁:肛门闭合不紧,腹泻时可在肛门部有粪便污染。

2.直肠指诊

肛门松弛,收缩肛管时括约肌及肛管直肠环收缩不明显和完全消失,如由损伤引起,则肛门部可扪及瘢痕组织,不完全失禁时指诊可扪及括约肌收缩力减弱。

3.肛门镜检查

肛门镜检查可观察肛管部有无畸形,肛管皮肤黏膜状态,肛门闭合情况。

三、辅助检查

(一)肛管直肠测压

肛管直肠测压可测定内、外括约肌及耻骨直肠肌有无异常。肛门直肠抑制反射,了解其他基础压、收缩压和直肠膨胀耐受容量。失禁患者肛管基础、收缩压降低,内括约肌反射松弛消失,直肠感觉膨胀耐受容量减少。

(二)肌电图测定

肌电图可测定括约肌功能范围,确定随意肌、不随意肌及其神经损伤恢复程度。

(三)肛管超声检查

应用肛管超声检查,能清晰显示出肛管直肠黏膜下层、内外括约肌及其周围组织结构,可协助诊断肛门失禁,观察有无括约肌受损。

四、治疗要点

(一)非手术治疗

1.提肛训练

通过提肛训练以改进外括约肌、耻骨直肠肌、肛提肌随意收缩能力,从而锻炼盆底功能。

2.电刺激治疗

电刺激治疗常用于神经性肛门失禁。将刺激电极置于内、外括约肌和盆底肌,使之有规律收缩和感觉反馈,提高患者对大便的感受,增加直肠顺应性,调节局部反射,均可改善肛门功能。

3.生物反馈治疗

生物反馈治疗是一种有效的治疗肛门失禁的方法。生物反馈仪监测到肛周肌肉群的生物信号,并将信号以声音传递给患者,患者通过声音和图片高低形式显示进行模拟排便的动作,达到锻炼盆底肌功能的作用。生物反馈的优点是安全无痛,但需要医患双方的耐心和恒心。

(二)手术治疗

由于手术损伤或产后、外力暴力损伤括约肌致局部缺陷。先天性疾病、直肠癌术后肛管括约肌切除等则需要进行手术治疗,手术方式较多,根据情况选用。包括肛管括约肌修补术、括约肌折叠术、肛管成形术等。

五、护理评估

(一)焦虑

焦虑与大便不受控制影响生活质量有关。

(二)自我形象紊乱

自我形象紊乱与大便失禁污染有关。

(三)粪性皮炎

粪性皮炎与大便腐蚀肛周皮肤有关。

(四)睡眠型态紊乱

睡眠型态紊乱与大便失禁影响睡眠质量有关。

(五)疼痛

疼痛与术后伤口有关。

(六)潜在并发症

尿潴留、出血、伤口感染。

六、护理措施

(一)焦虑护理

(1)术前患者心理护理:与患者及家属进行沟通,向患者及家属讲解所患疾病发生的原因、治疗方法、护理要点、影响手术效果的因素、可能出现的并发症和不适,使其对肛门失禁有正确的认识,积极配合手术治疗,对术后出现的并发症有心理准备。

(2)术后做好家属宣教使其亲人陪护在身边,使患者有安全感。向患者讲解手术的过程顺利使其放心,护士在护理过程中以耐心、细心的优质服务理念贯穿整个护理工作中让患者感到安心。

(二)自我形象紊乱的护理

护士做好患者基础护理,保持肛周及会阴清洁。及时协助患者更换衣裤及病床。护理操作过程中注意保护患者隐私。

(三)粪性皮炎护理

(1)一旦患者发生粪性皮炎护士应指导患者正确清洗肛周的方法。

(2)及时更换被粪便污染的衣裤。

(3)保持肛周、会阴局部清洁干燥。需要在护理粪性皮炎时同压疮做好鉴别。

(四)睡眠形态紊乱护理

病房保持安静,定时通风,鼓励患者养成良好的睡眠习惯。向患者及家属做好沟通,使其放松心情,评估影响患者睡眠的因素,帮助其排除,并讲解良好的睡眠质量对术后恢复的重要性。

(五)疼痛护理

术后建立疼痛评分表,根据评分值采取相应的护理措施,必要时常规使用镇痛泵。给予患者心理疗法,让其分散注意力,以缓解疼痛。

(六)并发症的护理

1.尿潴留

嘱患者小便时可听流水声、热敷小腹诱导排便。

2.出血

严密观察患者伤口敷料是否有渗血渗液;严密观察患者的生命体征、脉搏、心率、呼吸、神志、体温;观察患者排便时有无带血,嘱患者勿用力排便,以免引起伤口出血。如患者伤口敷料有鲜红色血液渗出,应立即通知医师并协助医师进行止血甚至抢救处理。

3.伤口感染

每天给予伤口换药,严密观察患伤口愈合情况及有无发热等症状。

七、护理评价

患者围术期细致的护理不仅是提高患者满意度,也是提高手术成功的重要保障,通过相应的护理措施可促进患者早日康复,在治疗护理过程中,心理护理尤为重要,可帮助患者及家属减轻心理负担,减少和消除患者术后不必要的并发症,提高患者的生活质量,使患者早日回归社会。

八、健康教育

(1)嘱患者清淡饮食避免刺激辛辣等食物。

(2)指导患者正确的提肛运动。

(3)向患者讲解扩肛的目的、方法、注意事项。

(4)以多种形式的健康教育指导患者包括口头讲解、书面法、操作示范等,使患者充分掌握自我观察和自我调护的方法。

(5)对出院患者进行出院指导,并讲解随访时间,定期随访。

(6)告知患者适当活动,不可进行剧烈运动,保持肛周局部清洁干燥。

(郎金香)

第十七节　肛门瘙痒症

肛门瘙痒症是一种常见的局部瘙痒症。肛门部有时有轻微发痒,如瘙痒严重,经久不愈则成为瘙痒症。它是一种常见的局限性神经功能障碍性皮肤病。一般只限于肛门周围,有的可蔓延到会阴、外阴或阴囊后方。

一、病因及发病机制

肛门瘙痒症是局限于肛门局部的瘙痒症,多与肛门及直肠疾病有关,或继发于肛门直肠疾病。局部炎症充血使皮肤循环增加,温度上升,臀间又是不易散热的部位,促使汗液排泄增多,湿润浸渍,引起不适和瘙痒。初发病患者常以热水烫洗或较长时间外用含有类固醇皮质激素等药涂敷,虽可一时缓解瘙痒症,日久可形成瘙痒不良刺激,使局部症状更加严重。嗜食辛辣食品也可引起肛门瘙痒,卫生习惯不良,不及时清洗肛门会阴,隔裤搔抓摩擦,可使瘙痒加剧。着装不良,穿着窄小的衣裤,或穿质地不适的内裤如某些化纤织衣物或厚实而粗糙衣物,使臀围汗液不易散发及摩擦也可诱发肛门瘙痒。

二、临床表现

本病初期,仅限于肛门周围皮肤瘙痒,时轻时重,有时刺痛或灼痛,有时如虫行蚁走,有时如蚊咬火烤,有时剧痒难忍,入夜更甚,令人坐卧不安。由于瘙痒使皮肤溃烂、渗出、结痂,长期不愈,致肛周皮肤增厚,皱襞肥厚粗糙呈放射状褶纹,苔藓样变,色素沉着或色素脱失,蔓延至会阴、阴囊、阴唇或骶尾部。患病日久,易继发皲裂。久之可引起神经衰弱,精神萎靡,食不知味,夜不成眠。

三、辅助检查

根据典型的肛门瘙痒史,结合临床症状、体征,对本病不难诊断,但要明确病因则比较困难。一般肛门局部有原发病变为继发性瘙痒症,否则为原发性瘙痒症。此外,还应进行全身体检,有针对性地做必要的实验室检查,如血、尿、大便常规,肝、肾功能,尿糖、血糖、糖耐量试验及活组织和涂片等检查。

四、治疗要点

(1)治疗原发病或并发症,如痔、肛瘘、蛲虫病等。给予相应抗生素或抗菌药治疗合并感染。

(2)避免不适当的自疗,不少肛门瘙痒病患者不愿到医院就诊,采取不当的自我治疗,如用热水烫洗,外用高浓度类固醇皮质激素或含对抗刺激药物,自购某些粗制家用理疗器械自疗等,这些方法弊多利少,仅能有暂时抑制瘙痒,日久致使病变迁延增剧,应劝告患者停用。

(3)注意卫生,不食或少食刺激性食物,如辛辣食品、浓茶和咖啡、烈性酒等。衣裤应宽松合体,贴身内衣以棉织品为好。

(4)局限性肛门瘙痒病的药物治疗应以局部外用治疗为主,全身治疗所用的各类药剂,如类固醇皮质激素、抗炎介质类制剂、各种镇静剂等对肛瘙痒并无明显止痒作用,但都有不少不良反应或不利影响,在没有明确适应证情况下应避免应用。

(5)对仅有局部瘙痒而肛门皮肤正常者,以硼酸水清洗冷敷肛门,若加冰块使水温在 $4\sim5$ ℃冷敷。患者蹲位以纱布或脱脂棉冷敷肛门,每天早、晚各 1 次,每次约 5 分钟,冷敷后以干毛巾拭干局部,保持干燥。此型肛门瘙痒不宜外敷软膏,软膏妨碍散热,增多汗液易诱发瘙痒。宜用清凉干燥洗剂,如白色洗剂、炉甘石洗剂等。

(6)肛门皮肤呈粗糙肥厚的苔藓化损害者多有合并感染,可用适当抗生素或抗菌药剂,感染控制后,施行局部包封治疗;在清洗局部后,以乙醇或新洁尔灭溶液局部消毒,注射用泼尼松注射液或地塞米松注射液以注射针将药液滴于皮损部位,需使皮损充分浸入药液,患者感瘙痒减轻,局部药液干燥,再按病灶大小贴敷普通橡皮膏或含有止痒剂的软膏,也可用含有药物的成膜剂或凝胶剂作膜状包封。此方法宜于睡前施行,6~8小时后去除硬膏或成膜包封物,清洗局部,涂以干燥洗剂或止痒气雾剂喷涂。此法对缓解瘙痒促使苔藓化损害消退效果佳。

(7)注射疗法:将药物注射到皮下或皮内,破坏感觉神经,使局部感觉减退,症状消失,局部损伤治愈,约50%的患者可永久治愈。

(8)手术疗法:瘙痒经过上述治疗后不见好转或多次复发的,可用手术治疗。手术方法有除去肛门部皮肤神经支配和切除肛门部皮肤两种。

五、护理评估

(一)发病状况

本病多发生在20~40岁中年,20岁以下的青年较少,很少发生于儿童。男性比女性多见,习惯安静和不常运动的人多发生这种瘙痒症。继发性瘙痒症有明显致病原因,容易治疗;自发性或原因不明的不易治愈,也常复发,约占全部患者的50%。部分为全身性皮肤瘙痒病的局部症状,则多见于老年人。

(二)过去健康状况

1.全身因素

(1)如糖尿病、风湿病、痛风等和一些腹泻、便秘、黄疸等临床症状,都可以伴发肛门瘙痒症。

(2)在惊吓、精神忧郁或过度激动等精神因素存在时,也发生肛门瘙痒。

(3)妇女绝经期、男性更年期也可以引起肛门瘙痒。部分患者与家族遗传因素有关系。

2.局部因素

(1)寄生虫病:最常见的是蛲虫病,其瘙痒多在晚间睡眠时加重,这时肛门括约肌松弛,雌性蛲虫爬到肛门外产卵,从而刺激肛周皮肤引起奇痒。此外,阴虱、滴虫等也容易引起肛门的瘙痒。

(2)各种肛肠疾病:如痔疮、肛裂、脱肛、直肠炎,及肛门手术后均会因肛门周围分泌物增多,刺激皮肤发炎而引起瘙痒。

(3)肛门皮肤病:如肛门周围湿疹、神经性皮炎、股癣等皮肤病均可引起肛门瘙痒症状。患有痔的患者,粪便附着在痔体间或肛门皮肤的皱褶里,产生刺激,引起瘙痒和刺激的症状。

(三)生活习惯和自理程度

肛门瘙痒症多发生在肛门周围不清洁,内裤过紧、过硬,不及时更换;搔抓肛门,用过硬的物品擦肛门;吃蔬菜、水果太少,或者吃刺激性食物,如辣椒、浓茶、咖啡、高度酒等;用带化工染料以及带有油墨字迹的纸张、植物叶等揩擦肛门;食用和接触对自己易产生过敏的食物、化学药品、花粉、辛辣等刺激性食物,以及某些药品;使病灶感染和致病的食物、药物或接触某些致敏物质;局部直接受到化学物质等刺激而诱发湿疹;过度劳累、精神紧张、忧郁、失眠等。儿童不洁生活习惯的肛门瘙痒以蛲虫病、形成机械刺激引起肛门瘙痒多见。

(四)心理-社会状况

疾病的敏感性导致患者的心理产生紧张、排斥等不良的状态,使其无法与医护人员进行有效的沟通,影响治疗的效果,使病情有发生反复的可能。或者患者因局部奇痒,多采用自疗,随意乱用药物,或者随意购买理疗器械等,要劝告患者及时就医。女性患者的心理比较脆弱和敏感,对于治疗也比较害羞，不对医护人员说明情况，延误治疗；此外，还有不注意饮食及卫生，食用辛辣的食物，咖啡、浓茶及烈酒等。

六、护理措施

(一)了解肛门瘙痒症的原因

肛门瘙痒症常表现为肛门周围皮肤有剧烈疼瘙痒感，肛门周围皮肤瘙痒多为长久不愈。局部炎症可以使皮肤充血水肿，循环增加，温度上升，会阴部本身散热较差，黏液汗液分泌较多，湿邪浸渍致不适瘙痒，部分肛门瘙痒症可以是全身性皮肤瘙痒病的局部症状。肛门直肠疾病：肛瘘、肛裂、痔、肛窦炎、肛乳头炎、肛门失禁等，使肛门口分泌物增多，潮湿刺激皮肤亦引起瘙痒。寄生虫局部刺激，神经末梢病变均引起肛门瘙痒。

(二)解除患者各种顾虑

肛周瘙痒与心理因素息息相关，有压力或焦虑时瘙痒可明显加重。肛肠患者有各种顾虑，如年轻女性害羞，老年患者不方便，痒痛难忍、精神紧张、这些不利心理因素将影响治疗。护理要掌握自己的语言艺术，护士的言行对患者影响极大，要接近患者，善待患者如亲人，想患者所想，急患者所急，随时掌握患者的心理变化，疏导患者，使患者精神愉快，思想放松，情绪稳定。要为患者负责，消除患者的不安情绪，在检查、治疗、护理时，动作宜正确、轻柔，尽量减少患者痛苦，要积极沟通，调动患者及家属的积极性，请其配合治疗，促进疾病的康复。

(三)注意清洁卫生

习惯不良，习惯太差，不及时洗肛门会阴，有粪便残留，致局部污染细菌滋生刺激。加之瘙痒难忍，搔抓摩擦，皮肤因搔抓出现抓痕、血痂、苔藓样硬化或湿疹样变，甚者可继发感染均可使瘙痒加剧。全身性原因和寄生虫感染当标本兼顾，积极治疗原发病并予以杀虫止痒。内衣太紧、被褥太厚、衣物粗糙、化纤内衣，肥胖，天气炎热多汗。汗液不易散发，或者过多、频繁使用肥皂等，也可诱发肛门瘙痒，所以要避免使用劣质的护肤洗涤用品，内衣应宽大舒适，衣料棉质，利于减少汗液的分泌，增加汗液及排泄物的挥发及排除，易于局部保持卫生干燥，减轻避免瘙痒的发生。

(四)指导合理用药

有人习惯在清洗时加入一些消毒剂，其实大可不必，有时甚至适得其反。因为人体的每个部位都有正常的菌群，由于消毒剂的使用，会破坏了正常菌群，影响其正常功能，肛门皮肤的真菌感染和细菌感染易致瘙痒。针对真菌感染要指导患者全身及局部用药。临症用灭虫止痒洗剂熏洗，热时先熏患处约15分钟，待药温适宜时坐浴清洗，清洗后拭干或吹干患处。对水温的要求一般不能太烫，以免损伤皮肤。高温止痒是一误区，水温应保持在正常体温左右，适宜人手即可。老年人局部皮肤感觉功能障碍，对水温不敏感，常常会在清洗中烫坏皮肤，亦加重肛门瘙痒症。每个人都要保持良好习惯，注意不要与他人共用卫生用具，公共场合积极防护，在公共场所感染真菌等，甚至淋病导致瘙痒者皆有之。

(五)正确的饮食护理

肛门是食物消化吸收后排出粪便的器官，建议患者合理的膳食可以促进康复。肛门瘙痒症患者饮食宜清淡，在日常饮食中应适当增加蔬菜、水果，保持大便通畅。肛门瘙痒也可以因嗜食辛辣食品所引起，要忌食辛辣刺激食物，忌食过敏食物及药物，忌饮酒，不宜浓茶、咖啡等。不切实际地过食补品，会犯"气有余便是火"之戒。火锅、炖品老汤等均应忌食，可有效地避免瘙痒症的发生。

(六)麻醉术后伤口疼痛影响

由于麻醉术后伤口疼痛等因素的影响,患者可能出现下腹部胀痛,自行排尿困难的现象。此时护士应鼓励患者自行排尿,可给予腹部按摩热毛巾热敷或利用听流水声以反射性诱导患者排尿,效果不佳应遵医嘱给予留置导尿管。留置尿管期间,应每天进行会阴护理2次,防止尿路感染。

七、护理评价

疗效判定标准疗效判定:根据《中医病证诊断疗效标准》判定。①无效:临床症状无任何改善,瘙痒感及肛门周围皮肤受损无改善,病情无缓解,停药后即复发;②有效:肛门瘙痒感减轻,临床症状逐渐改善,肛门周围受损皮肤开始愈合,病情开始好转,停药一段时间后才复发;③显效:临床症状显著改善,肛门周围受损皮肤几乎全部愈合,病情显著好转,停药较长时间复发或不再复发,周围皮肤大部分恢复正常;④痊愈:临床症状完全消失,肛门周围皮肤恢复正常,病情消失,停药后不再复发。

八、健康教育

(1)多吃蔬菜、水果,不吃或少吃刺激性食物,如辣椒、浓茶、咖啡、高度酒等。过敏体质者应少食用易致过敏的食品,如鱼、虾等,避免接触引起过敏的化学物质。

(2)保持肛门清洁干燥,尽可能每晚清洗1次肛门。清洗肛周宜用温水,一般不用肥皂,尤其不能用碱性强的肥皂。清洗用的毛巾、脸盆等要专人专用,以免交叉感染。也不要一天洗好几次,这会将肛门附近的黏膜冲掉,导致肛门附近太干燥可能会导致肛门瘙痒。

(3)注意劳逸结合,保持心情愉快,防止过度紧张和焦虑不安,不搔抓肛门,不用过硬的物品擦肛门。痒的时候可涂止痒霜或激素膏;也可用冷水冲洗数分钟。如因瘙痒而影响睡眠,可在临睡前服氯苯那敏、赛庚啶和阿司咪唑等。

(4)内裤不要过紧、过硬,宜穿纯棉宽松合体的内裤,不要穿人造纤维内裤,并要勤洗勤换。便纸要用清洁柔软吸水的卫生纸,不要用带油墨字迹的纸张,或用植物叶、土块擦肛门,这容易使细菌、病毒感染造成肛门瘙痒。及时治疗引起肛门瘙痒症的局部和全身性疾病,如内痔、肛裂、肛瘘、腹泻、糖尿病、寄生虫病等。

(5)防止病毒感染、性传染病所造成的肛门瘙痒:除了治疗肛门瘙痒的症状外,也必须及早治疗病毒感染、性传染病等重大疾病,因此病患千万不要忽视肛门瘙痒的症状。如果发现了肛门瘙痒,最好采取相应的治疗措施,及时去医院就诊。

(郎金香)

第十八节　痔

痔是肛垫的病理性肥大、移位及肛周皮下血管丛血流淤滞形成的团块。痔是一种常见病、多发病,其发病率占肛门直肠疾病的首位,约为80.6%。随着年龄的增长,发病率逐渐增高。任何年龄皆可发病,但以20~40岁为最多。主要表现为便血、肿物脱出及肛缘皮肤突起三大症状。

一、病因与发病机制

痔的确切病因尚不完全明了,可能与以下学说有关。

(一)肛垫下移学说

1975 年 Thomson 提出肛垫病理性肥大和下移是内痔的原因,亦是目前临床上最为接受的痔的原因学说。肛垫具有协助肛管闭合、节制排便。若肛垫发生松弛,导致肛垫病理性肥大、移位,则会形成痔。

(二)静脉曲张学说

早在 18 世纪 Huter 在解剖时发现痔内静脉中呈连续扩张为依据,认为痔静脉扩张是内痔发生的原因。但现代解剖已证实痔静脉丛的扩张属生理性扩张,内痔的好发部位与动脉的分支类型无直接联系。

(三)血管增生学说

认为痔的发生是由于黏膜下层类似勃起的组织化生而成。

(四)慢性感染学说

直肠肛管区的感染易引起静脉炎,使周围的静脉壁和周围组织纤维化、失去弹性、扩张而形成痔。

此外,长期饮酒、嗜食刺激性食物、肛周感染、长期便秘、慢性腹泻、妊娠分娩及低膳食纤维饮食等因素都可诱发痔的发生。

二、临床表现

临床上,痔分为内痔、外痔、混合痔及环形痔 4 种(图 6-1)。

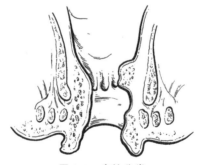

图 6-1　痔的分类

(一)内痔

临床上最多见,占 64.1%。主要临床表现是无痛性便血和肿物脱出。常见于右前、右后和左侧。根据内痔的脱出程度,将内痔分为 4 期。Ⅰ期:便时带血、滴血或喷射状出血,色鲜红,便后自行停止,无肛内肿物脱出。Ⅱ期:常有便血,色鲜红,排便时伴有肿物脱出肛外,便后可自行还纳。Ⅲ期:偶有便血,便后或久站、久行、咳嗽、劳动用力、负重远行增加腹压时肛内肿物脱出,不能自行还纳,需休息或手法还纳。Ⅳ期:痔体增大,肛内肿物脱出肛门外,不能还纳,或还纳后又脱出。

1.便血

其便血特点是无痛性、间歇性便后出鲜血,是内痔及混合痔的早期的常见症状。便血较轻时表现为大便表面附血或手纸上带血,继而滴血,严重时则可出现喷射状出血。长期出血可导致患者发生缺铁性贫血。

2.肿物脱出

肿物脱出常是晚期症状。轻者可自行回纳,重者需手法复位,严重时,因不能还纳,常可发生嵌顿、绞窄。

3.肛门疼痛

单纯性内痔无疼痛,当合并有外痔血栓形成内痔、感染或嵌顿时,可出现肛门剧烈疼痛。

4.肛门瘙痒

痔块外脱时常有黏液或分泌物流出,可刺激肛周皮肤引起肛门瘙痒。

（二）外痔

平时无感觉,仅见肛缘皮肤突起或肛门异物感。当排便用力过猛时,肛周皮下静脉破裂形成血栓或感染,出现剧烈疼痛。

（三）混合痔

兼有内痔和外痔的症状同时存在。

三、辅助检查

（一）直肠指诊

内痔早期无阳性体征,晚期可触到柔软的痔块。其意义在于除外肛管直肠肿瘤性疾病。

（二）肛门镜检查

肛门镜检查是确诊内痔的首选检查方法。不仅可见到痔的情况,还可观察到直肠黏膜有无充血、水肿、溃疡、肿块等,以及排除其他直肠疾病。

（三）直肠镜检查

直肠镜检查可准确诊断痔、直肠肿瘤等肛肠疾病。

（四）肠镜检查

对于年龄超过45岁便血者,应建议行电子结肠镜检查,除外结直肠肿瘤及炎症性肠病等。

四、治疗要点

痔的治疗遵循3个原则:①无症状的痔无需治疗,仅在合并出血、痔块脱出、血栓形成和嵌顿时才需治疗;②有症状的痔重在减轻或消除其主要症状,无需根治;③首选保守治疗,失败或不宜保守治疗时才考虑手术治疗。

（一）非手术治疗

1.一般治疗

一般治疗适用于痔初期及无症状静止期的痔。

(1)调整饮食:多饮水,多吃蔬菜、水果,如韭菜、菠菜、地瓜、香蕉、苹果等,忌食辣椒、芥末等辛辣刺激性食物。多进食膳食纤维性食物,改变不良的排便习惯。

(2)热水坐浴:改善局部血液循环,有利于消炎及减轻瘙痒症状。便后热水坐浴擦干、便纸宜柔软清洁、肛门要保温、坐垫要柔软。

(3)保持大便通畅:通过食物来调整排便,养成定时排便,每1~2天排出1次软便,防止便秘或腹泻。

(4)调整生活方式,改变不良的排便习惯,保持排便通畅,禁烟酒。

2.药物治疗

药物治疗是内痔首选的治疗方法,能润滑肛管,促进炎症吸收,减轻疼痛,解除或减轻症状。局部用痔疾洗液或硝矾洗剂(张有生方)熏洗坐浴,可改善局部血液循环,有消肿、止痛作用;肛内注入痔疮栓剂(膏)或奥布卡因凝胶,有止血、止痛和收敛作用。

3.注射疗法

较常用,适用于Ⅰ期、Ⅱ期内痔。年老体弱、严重高血压、有心、肝、肾等内痔患者均可适用。常用的硬化剂有聚桂醇注射液、芍倍注射液、消痔灵注射液等。

4.扩肛疗法

扩肛疗法适用于内痔、嵌顿或绞窄性内痔剧痛者。

5.胶圈套扎疗法

胶圈套扎疗法适用于单发或多发Ⅰ~Ⅲ期内痔的治疗。

6.物理治疗

物理治疗包括HCPT微创技术、激光治疗及铜离子电化学疗法等。

(二)手术治疗

当非手术治疗效果不满意,痔出血、脱出严重时,则有必要采用手术治疗。常用的方法主要有以下6种。

1.内痔结扎术

内痔结扎术常用于Ⅱ~Ⅲ期内痔。

2.血栓外痔剥离术

血栓外痔剥离术适用于血栓较大且与周围粘连者或多个血栓者。

3.外剥内扎术

目前临床上最常用的术式,是在Milligan-Morgan外切内扎术和中医内痔结扎术基础上发展演变而成,简称外剥内扎术。适用于混合痔和环状痔。

4.分段结扎术

分段结扎术适于环形内痔、环形外痔、环形混合痔。

5.吻合器痔上黏膜环切术

该方法微创、无痛,是目前国内外首选的治疗方法(图6-2)。主要适用于Ⅱ~Ⅳ期环形内痔、多发混合痔、以内痔为主的环状混合痔,也适用于直肠前突和直肠内脱垂。由于此手术保留了肛垫,不损伤肛门括约肌,故与传统手术相比具有术后疼痛轻、住院时间短、恢复快、无肛门狭窄及大便失禁、肛门外形美观等优点,临床效果显著。

6.选择性痔上黏膜切除术

选择性痔上黏膜切除术是一种利用开环式微创痔吻合器进行治疗的手术方式。适用于Ⅱ~Ⅳ期内痔、混合痔、环状痔、严重脱垂痔、直肠前突、直肠黏膜脱垂等。可准确定位目标组织,做到针对性切除,并保护非痔脱垂区黏膜组织,该术式更加符合肛管形态和生理,有效预防术后大出血、肛门狭窄等并发症,值得临床推广应用。

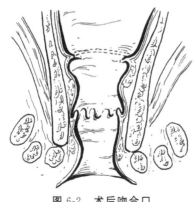

图 6-2　术后吻合口

五、护理评估

(一)术前评估

1.健康史

(1)了解患者有无长期饮酒的习惯,有无喜食刺激性食物或低纤维素饮食的习惯。

(2)有无长期便秘、腹泻史,长期站立、坐位或腹压增高等因素。或有痔疮药物治疗、手术史;有无糖尿病、血液疾病史。

(3)了解患者有无肛隐窝炎、肛周感染、营养不良等情况促进痔的形成。

(4)家族中有无家族性息肉、家族中有无大肠癌或其他肿瘤患者。

(5)既往是否有溃疡性结肠炎、克罗恩病、腺瘤病史、手术治疗史及用药情况。

2.身体状况

(1)注意观察患者的生命体征、神志、尿量、皮肤弹性等。

(2)排便时有无疼痛及排便困难,大便是否带鲜血或便后滴血、喷血,有无黏液,有无脓血、便血量、发作次数等。

(3)注意患者的营养状况,有无消瘦、头晕、眼花、乏力等贫血的体征。

(4)肛门有无肿块脱出,能否自行回纳或用手推回,有无肿块嵌顿史。

(5)直肠指诊肛门有无疼痛、指套退出有无血迹、直肠内有无肿块等。

3.心理-社会状况

(1)疾病认知:了解患者及家属对疾病相关知识的认知程度,评估患者及家属对所患疾病及站立方法的认识,对手术的接受程度,对痔传统手术或微创手术知识及手术前配合知识的了解和掌握程度。

(2)心理承受程度:患者和家属对接受手术及手术可能导致的并发症带来的自我形象紊乱和生理功能改变的恐惧、焦虑程度和心理承受能力。

(3)经济情况:家庭对患者手术及并发症进一步治疗的经济承受能力。

(二)术后评估

1.手术情况

了解麻醉方式、手术方式,手术过程是否顺利,术中有无出血、出血部位、出血量,有无输血及输血量。

2.病情评估

观察患者神志和生命体征变化,生命体征是否平稳,切口敷料是否渗血,出血量多少,引流是否通畅,引流液的颜色、性质和引流量,切口愈合情况,大便是否通畅,有无便秘或腹泻等情况。

3.切口情况

切口渗出、愈合情况,有无肛缘水肿、切口感染,引流是否通畅,有无假性愈合情况。定期进行血常规、血生化等监测,及时发现出血、切口感染、吻合口出血、吻合口瘘等并发症的发生。

4.评估手术患者的肛门直肠功能

有无肛门狭窄、肛门失禁,包括排便次数、控便能力等。

5.心理-社会状况

患者对手术后康复知识的了解程度。评估患者有无焦虑、失眠,家庭支持系统等。

六、护理诊断

(一)恐惧

恐惧与出血量大或反复出血有关。

(二)便秘

便秘与不良饮食、排便习惯及惧怕排便有关。

(三)出血

出血与血小板减少、凝血因子缺乏、血管壁异常有关。

(四)潜在并发症

尿潴留、肛门狭窄、排便失禁等。

七、护理措施

(一)非手术治疗护理/术前护理

1.调整饮食

嘱患者多饮水,多进食新鲜蔬菜、水果,多食粗粮,少食辛辣刺激性食物,忌烟酒。养成良好生活习惯。适当增加运动量,促进肠蠕动,切忌久站、久坐、久蹲。

2.热水坐浴

便后及时清洗,保持局部清洁舒适。必要时用 1∶5 000 高锰酸钾溶液或复方荆芥熏洗剂熏洗坐浴,控制温度在 43～46 ℃,每天 2 次,每次 20～30 分钟,可有效改善局部血液循环,减轻出血、疼痛症状。

3.痔块还纳

痔块脱出时应及时还纳,嵌顿性痔应尽早行手法复位,防止水肿、坏死;不能复位并有水肿及感染者用复方荆芥熏洗剂坐浴,局部涂痔疮膏,用手法再将其还纳,嘱其卧床休息。注意动作轻柔,避免损伤。

4.纠正贫血

缓解患者的紧张情绪,指导患者进少渣食物,术前排空大便,必要时灌肠,做好会阴部备皮及药敏试验,贫血患者应及时纠正。贫血体弱者,协助完成术前检查,防止排便或坐浴时晕倒受伤。

5.肠道准备

术前 1 天予以全流质饮食,手术当天禁食,术前晚口服舒泰清 4 盒,饮水 2 500 mL 或术晨

2 小数甘油灌肠剂 110 mL 灌肠,以清洁肠道。

(二)术后护理

1.饮食护理

术后当天应禁食或给无渣流食,次日半流食,以后逐渐恢复普食。术后 6 小时内尽量卧床休息,减少活动。6 小时后可适当下床活动,如厕排尿、散步等,逐渐延长活动时间,并指导患者进行轻体力活动。

2.疼痛护理

因肛周末梢神经丰富,痛觉十分敏感,或因括约肌痉挛、排便时粪便对创面的刺激、敷料堵塞过多导致大多数肛肠术后患者创面剧烈疼痛。疼痛轻微者可不予处理,但疼痛剧烈者应给予处理。指导患者采取各种有效止痛措施,如分散注意力、听音乐等,必要时遵医嘱予止痛药物治疗。

3.局部坐浴

术后每次排便或换药前均用 1∶5 000 高锰酸钾溶液或痔疾洗液熏洗坐浴,控制温度在 43～46 ℃,每天 2 次,每次 20～30 分钟,坐浴后用凡士林油纱覆盖,再用纱垫盖好并固定。

4.保持大便通畅

术后早期患者有肛门下坠感或便意,告知其是敷料压迫刺激所致;术后 3 天内尽量避免解大便,促进切口愈合,可于术后 48 小时内口服阿片酊以减少肠蠕动,控制排便。术后第 2 天应多吃新鲜蔬菜和水果,保持大便通畅。如有便秘,可口服液体石蜡或麻仁软胶囊等润肠通便药物,宜用缓泻剂,忌用峻下剂或灌肠。避免久站、久坐、久蹲。

5.避免剧烈活动

术后 7～15 天应避免剧烈活动,防止大便干燥,以防痔核或吻合钉脱落而造成继发性大出血。

6.并发症的观察与护理

(1)尿潴留:因手术、麻醉刺激、疼痛等原因造成术后尿潴留。若术后 8 小时仍未排尿且感下腹胀痛、隆起时,可行诱导、热敷或针刺帮助排尿。对膀胱平滑肌收缩无力者,肌内注射新斯的明 1 mg(1 支),增强膀胱平滑肌收缩,可以排尿。必要时导尿。

(2)创面出血:术后 7～15 天为痔核脱落期,因结扎痔核脱落、吻合钉脱落、切口感染、用力排便等导致创面出血。如患者出现恶心、呕吐、头晕、眼花、心慌、出冷汗、面色苍白等并伴肛门坠胀感和急迫排便感进行性加重,敷料渗血较多,应及时通知医师行相应消除处理。

(3)切口感染:直肠肛管部位由于易受粪便、尿液等的污染,术后易发生切口感染。应注意术前改善全身营养状况;术后 2 天内控制好排便;保持肛门周围皮肤清洁,便后用 1∶5 000 高锰酸钾液坐浴;切口定时换药,充分引流。

(4)肛门狭窄:术后观察患者有无排便困难及大便变细,以排除肛门狭窄。术后 15 天左右应行直肠指诊如有肛门狭窄,定期扩肛。

八、护理评价

(1)患者便血、脱出明显减轻或消失。

(2)患者及家属知晓所患疾病名称、手术术式、优缺点及相关知识,能复述并遵从护士指导。

(3)患者是否能正确面对手术,积极参与手术的自我护理并了解手术并发症的预防和处理,如大出血、切口感染、肛门狭窄等。未发生并发症或并发症被及时发现和处理。

(4)患者排便正常、顺畅,无腹泻、便秘或排便困难。肛周皮肤完整清洁无损。

九、健康教育

(1)指导患者合理搭配饮食,多饮水,多食蔬菜,水果及富含纤维素的食物,少食辛辣等刺激性食物,忌烟酒。

(2)指导患者养成良好的排便习惯,保持排便通畅,避免久蹲、久坐。

(3)便秘时,应增加粗纤维食物,必要时口服适量蜂蜜或润肠通便药物。

(4)出院后近期可坚持熏洗坐浴,保持会阴部卫生清洁,并有利于创面愈合。

(5)术后适当活动,切勿剧烈活动。若出现创面出血,随时与医师联系,及早处理。

(6)术后早期做提肛运动,每天 2 次,每次 30 分钟,促进局部血液循环。一旦出现排便困难或便条变细情况时,应及时就诊,定期进行肛门扩张。

(郎金香)

第七章　儿科护理

第一节　小儿惊厥

惊厥是指全身或局部骨骼肌突然发生不自主的收缩,常伴有意识障碍,是儿科较常见的急症。小儿惊厥的发生率是成人的 10～15 倍,尤以婴幼儿多见。

一、临床特点

惊厥典型表现为突然意识丧失,头向后仰,面部、四肢肌肉呈强直性或阵挛性抽搐,眼球固定、上翻或斜视,口吐白沫、牙关紧闭,面色青紫。部分患儿有大小便失禁,严重者出现颈项强直、角弓反张。新生儿惊厥不典型,以微小发作多见,如呼吸暂停、两眼凝视、反复眨眼或咀嚼动作、一侧肢体抽动等。发作大多在数秒或几分钟内自行停止,严重者可持续数十分钟或反复发作,抽搐停止后多入睡。病因不同惊厥状态亦不同。

(一)惊厥持续状态

惊厥发作持续 30 分钟以上,或两次发作期间意识不能恢复者称惊厥持续状态,为惊厥危重型,多见于癫痫大发作。由于惊厥时间过长,可引起缺氧性脑损害、脑水肿,甚至死亡。

(二)高热惊厥

高热惊厥是指小儿在 6 个月至 4 岁期间单纯由发热诱发的惊厥,是小儿惊厥常见的原因。多见于急性上呼吸道感染初期,当体温骤升至 38.5～40.0 ℃ 或更高时,突然发生惊厥。根据发作特点和预后分为两型。

1.单纯型高热惊厥

首次发作年龄在 4 个月至 3 岁,最后复发不超过 6 岁;先发热后惊厥,惊厥多发生于发热 24 小时内;多为全身性大发作,发作时间短暂,发作后意识恢复快,没有神经系统异常体征;热退后 1 周脑电图恢复正常;有遗传倾向。

2.复杂型高热惊厥

惊厥发作持续 15 分钟以上;在 24 小时以内惊厥发作 1 次以上;惊厥形式呈局限性发作,发作后有暂时性麻痹;热性惊厥复发 5 次以上;初次发作年龄<6 个月或>6 岁;体温不太高时即可出现惊厥;有高热惊厥家族史。

高热惊厥多数患儿随年龄增长而停止发作,2%～7%转变为癫痫,危险因素为原有神经系统发育异常;有癫痫家族史;首次发作有复杂型高热惊厥的表现。

(三)低钙血症

低钙血症多见于 4 个月至 3 岁的婴幼儿,好发在冬末春初,表现为突然发作、双眼球上翻、面肌颤动、四肢抽搐、意识丧失或可表现为手足搐搦或喉痉挛,一般不发热。血清钙<1.75 mmol/L,游离钙<0.85 mmol/L。

(四)其他原因引起的惊厥

如颅内感染者常有颅内压增高,精神、神志改变及神经系统阳性体征,脑脊液检查常异常;颅内出血、缺氧缺血性脑病、脑外伤等引起的惊厥除神经系统的症状及体征外,可有窒息史或外伤史,头颅 CT、B 超、脑电图检查异常。

二、护理评估

(一)健康史

询问起病情况,有无明显的病因及诱因,患儿是否有发热、缺钙、中毒、外伤等情况。询问有无惊厥史,既往发作的频率及时间等;询问出生时有无产伤、窒息、高热惊厥家族史。对已诊断为癫痫的患儿,应了解其抗癫痫药物的使用情况。

(二)症状、体征

检查患儿体温、意识情况,观察惊厥持续时间、抽搐的部位(全身性或局限性)、惊厥发作次数;检查呼吸和循环功能,尤其要注意脉搏、血压、呼吸的次数、节律、呼吸形态和深浅度;观察瞳孔变化及肢体运动,有无神经系统阳性体征。

(三)社会-心理因素

小儿发作时多伴有意识丧失和坠床,甚至有呼吸的改变,家长会产生恐惧、焦虑,评估家长及患儿对此症状的认识,家长对治疗护理措施的了解程度。评估患儿及家长的精神和情感状态。

(四)辅助检查

及时收集血、尿、大便标本,进行实验室检查及相关辅助检查,寻找惊厥原因。

三、常见护理问题

(一)有窒息的危险

有窒息的危险与惊厥发作、意识障碍、咳嗽反射和呕吐反射减弱导致误吸有关。

(二)有受伤的危险

有受伤的危险与抽搐发作有关。

(三)体温过高

体温过高与感染或惊厥持续状态有关。

(四)恐惧

恐惧与担忧疾病的预后有关。

(五)知识缺乏

家长缺乏有关急救、护理、预防知识。

(六)合作性问题

颅内压增高。

四、护理措施

(一)急救处理

(1)惊厥发作时不要搬运,应就地抢救,立即松解患儿衣扣,让患儿去枕平卧,头偏向一侧,以防衣服对颈、胸部的束缚影响呼吸及呕吐物误吸发生窒息。将舌轻轻向外牵拉,防止舌后坠阻塞呼吸道引起呼吸不畅,及时清除呼吸道分泌物及口腔呕吐物,保持呼吸道通畅。

(2)保持安静,禁止一切不必要的刺激,治疗、护理尽量集中进行。

(3)供给氧气,窒息时施行人工呼吸。

(4)立即按医嘱给予止惊药物地西泮,每次 0.1~0.25 mg/kg(最大剂量 10 mg),静脉缓慢推注,速度应<1 mg/min,必要时 20 分钟后可重复,此药起效快,5 分钟内生效,但作用时间短暂,注射速度过快时可致呼吸抑制。苯巴比妥钠,每次 8~10 mg/kg,肌内注射,此药作用时间长,不良反应小。10%水合氯醛,每次 0.5 mL/kg,保留灌肠。

(5)对因止惊低血糖引起的惊厥,必须静脉注射葡萄糖;低血钙引起的惊厥,须补充钙剂或镁剂。惊厥伴高血压者宜给降压药,惊厥持续时间长并出现呼吸节律改变或瞳孔大小不等时,疑有脑水肿者,宜同时应用脱水剂。因食物中毒或药物中毒所致惊厥,必须做相应的处理。

(二)一般护理

1.防止外伤

(1)对已出牙的患儿在上下齿之间放置牙垫或人工气道,防止舌咬伤。

(2)床边设置防护床挡,防止坠床。有栏杆的儿童床应在栏杆处放置棉垫,以防患儿抽搐时碰到栏杆上,同时注意将床上的一切硬物移开,以免造成损伤。若患儿发作时倒在地上,应就地抢救,及时移开可能伤害患儿的一切物品,切勿用力强行牵拉或按压患儿肢体,以免骨折或脱臼。对可能再次发生惊厥的患儿要有专人守护,以防患儿发作时受伤。

(3)对可能发生皮肤损伤的患儿应将纱布或棉球放在患儿的手心或腋下,防止皮肤摩擦受损。

2.高热的护理

(1)卧床休息,每 4 小时一次测量体温,体温突然升高或骤降时要随时测量并记录。

(2)及时采取正确、合理的降温措施。物理降温常用方法有打开包被、冷水毛巾湿敷额部、解热贴敷前额、温水擦浴等方法。必要时按医嘱采用药物降温。

(3)观察降温过程中有无虚脱表现,如面色苍白,大量出汗等,出现虚脱时应立即处理。

(4)降温后出汗较多,应及时更换衣服及被褥,防止受凉。

(5)做好口腔护理。根据病情鼓励患儿多饮水,进食高热量、高蛋白、高维生素、易消化的流质或半流质。

3.观察病情变化

(1)注意患儿体温、脉搏、呼吸、血压、瞳孔及神志改变。发现异常及时通报医师,以便采取紧急抢救措施。

(2)惊厥发作时,应注意惊厥类型。若惊厥持续时间长、频繁发作,应警惕有无脑水肿、颅内压增高的表现,如发现患儿收缩压升高、脉率减慢、呼吸节律慢而不规则、双侧瞳孔扩大,则提示颅内压增高,应及时报告医师,并及时采用降颅内压措施。

(3)密切观察患儿用药后的反应,有无药物的不良反应。

4.健康教育

(1)根据患儿及家长的接受能力选择适当的方式向他们讲解惊厥的有关知识。让家长明白惊厥经急救停止发作以后,还应继续彻底地进行病因治疗,以防止惊厥复发。

(2)指导家长掌握惊厥发作时的应对措施。如发作时要就地抢救,指压人中穴,保持安静,不能摇晃或抱着患儿往医院跑,以免加重惊厥,造成机体损伤。应在发作缓解时迅速将患儿送往医院查明原因,防止再发作。

(3)对高热惊厥的患儿家长应说明高热惊厥发作易于缓解,但以后也容易复发,及时控制体温是预防惊厥的关键措施,指导家长在患儿发热时进行物理降温和药物降温的方法。

(4)对原有癫痫的患儿,要说明擅自停药的危害性,应按时服药,不能随便停药。同时强调定期门诊随访的重要性,根据病情及时调整药物。

(李 倩)

第二节 小儿先天性心脏病

先天性心脏病简称"先心病",是胎儿时期心脏血管发育异常而致的畸形,是小儿时期最常见的心脏病。根据左右心腔或大血管间有无直接分流和临床有无青紫,可将先心病分为三大类:①左向右分流型(潜伏青紫型),常见有室间隔缺损、房间隔缺损、动脉导管未闭;②右向左分流型(青紫型),常见有法洛四联征和大动脉错位;③无分流型(无青紫型),常见有主动脉缩窄和肺动脉狭窄。

小儿先天性心脏病中最常见的是室间隔缺损、房间隔缺损、动脉导管未闭、肺动脉狭窄、法洛四联征和大动脉错位。

一、临床特点

(一)室间隔缺损

室间隔缺损(VSD)为小儿最常见的先天性心脏病,缺损可单独存在,亦可为其他畸形的一部分。按缺损部位可分为室上嵴上方、室上嵴下方、三尖瓣后方、室间隔肌部四种类型。临床症状与缺损大小及肺血管阻力有关。大型 VSD(缺损 1~3 cm 者)可继发肺动脉高压,当肺动脉压超过主动脉压时,造成右向左分流而产生发绀,称为艾森门格综合征。

1.症状

小型室间隔缺损可无症状;中型室间隔缺损易患呼吸道感染,或在剧烈运动时发生呼吸急促,生长发育多为正常,偶有心力衰竭;大型室间隔缺损在婴幼儿时期由于缺损较大,左向右分流量多超过肺循环量的 50%,使体循环内血量显著减少,而肺循环内明显充血,可于生后 1~3 个月即发生充血性心力衰竭,平时反复呼吸道感染、肺炎、哭声嘶哑、喂养困难、乏力、多汗等,并有生长发育迟缓。

2.体征

心前区隆起;胸骨左缘 3~4 肋间可闻及(3~4)/6 级全收缩期杂音,在心前区广泛传导;肺动脉第二心音显著增强或亢进。

3.辅助检查

(1)X线检查:肺充血,心脏左室或左右室均大;肺动脉段突出,主动脉结缩小。

(2)心电图:小型室间隔缺损,心电图多数正常;中等大小室间隔缺损示左心室增大或左右心室增大;大型室间隔缺损或有肺动脉高压时,心电图示左右心室增大。

(3)超声心动图:室间隔回声中断征象,左右心室增大。

(二)房间隔缺损

房间隔缺损(ASD)按病理解剖分为继发孔(第二孔)缺损和原发孔(第一孔)缺损,以继发孔缺损为多见。继发孔缺损为较常见的先天性心脏病之一,以女性较多见,缺损位于房间隔中部卵圆窝处,血流动力学特点为右心室舒张期负荷过重。原发孔缺损位于房间隔下端,是心内膜垫发育障碍未能与第一房间隔融合,常合并二尖瓣裂缺。

1.症状

在初生后及婴儿期大多无症状,偶有暂时性发绀。年龄稍大,症状渐渐明显,患儿发育迟缓,体格瘦小,易反复呼吸道感染,活动耐力减低,有劳累后气促、咳嗽等症状。左胸部常隆起,一般无青紫或杵状指(趾)。

2.体征

胸骨左缘第2~3肋间闻及柔和的喷射性收缩期杂音,肺动脉瓣区第二心音可增强或亢进、固定分裂。

3.辅助检查

(1)X线检查:右心房、右心室扩大,主动脉结缩小,肺动脉段突出,肺血管纹理增多,肺门舞蹈。

(2)心电图:电轴右偏,完全性或不完全性右束支传导阻滞,右心房、右心室增大;原发孔ASD常见电轴左偏及心室肥大。

(3)超声心动图:右心房右心室增大,右心室流出道增宽,室间隔与左心室后壁呈同向运动。二维切面可显示房间隔缺损的位置及大小。

(三)动脉导管未闭

动脉导管未闭(PDA)是临床较常见的先天性心脏病,女性多于男性。开放的动脉导管位于肺总动脉分叉与主动脉之间,有管型、漏斗型和窗型,以漏斗型为多见。

1.症状

导管较细时,临床无症状。导管较粗时临床表现为反复呼吸道感染、肺炎,发育迟缓,早期即可发生心力衰竭。重症病例常有呼吸急促、心悸。临床无发绀,但若合并肺动脉高压,即出现青紫。

2.体征

胸骨左缘第2肋间可闻及粗糙、响亮、机器样的连续性杂音,向心前区、颈部及左肩部传导,肺动脉第二音亢进。脉压增宽,出现股动脉枪击音、毛细血管搏动和水冲脉。

3.辅助检查

(1)X线检查:分流量小者,心影正常;分流量大者,多见左心房、左心室增大,主动脉结增宽,可有漏斗征,肺动脉段突出,肺血增多,重症病例左右心室均肥大。

(2)心电图:左心房、左心室增大或双心室肥大。

(3)超声心动图:左心房、左心室大,肺动脉与降主动脉之间有交通。

(四)法洛四联征

法洛四联征(TOF)是临床上最常见的青紫型先天性心脏病,病变包括肺动脉狭窄、室间隔缺损、主动脉骑跨及右心室肥大,其中肺动脉狭窄程度是决定病情严重程度的主要因素。主动脉骑跨及室间隔缺损存在使体循环血液中混有静脉血,临床上出现发绀与缺氧,并代偿性引起红细胞增多现象。

1.症状

发绀是主要症状,它出现的时间早、晚和程度与肺动脉狭窄程度有关,多见于毛细血管丰富的浅表部位,如唇、指(趾)甲床、球结膜等。患儿活动后有气促、易疲劳、蹲踞等;并常有缺氧发作,表现为呼吸加快、加深,烦躁不安,发绀加重,持续数分钟至数小时,严重者可表现为神志不清,惊厥或偏瘫,死亡。发作多在清晨、哭闹、吸乳或用力后诱发,发绀严重者常有鼻出血和咯血。

2.体征

生长发育落后,全身发绀,眼结膜充血,杵状指(趾);多有行走不远自动蹲踞姿势或膝胸位。胸骨左缘第2~4肋间闻及粗糙收缩期杂音;肺动脉第二心音减弱。

3.辅助检查

(1)X线检查:心影呈靴形,上纵隔增宽,肺动脉段凹陷,心尖上翘,肺纹理减少,右心房、右心室肥厚。

(2)心电图:电轴右偏,右心房、右心室肥大。

(3)超声心动图:显示主动脉骑跨及室间隔缺损,右心室流出道、肺动脉狭窄,右心室内径增大,左心室内径缩小。

(4)血常规:血红细胞增多,一般在$(5.0\sim9.0)\times10^{12}$/L,血红蛋白170~200 g/L,红细胞容积60%~80%。当有相对性贫血时,血红蛋白低于150 g/L。

二、护理评估

(一)健康史

了解母亲妊娠史,在孕期最初3个月内有无病毒感染、放射线接触和服用过影响胎儿发育的药物,孕母是否有代谢性疾病。患儿出生有无缺氧、心脏杂音,出生后各阶段的生长发育状况。是否有下列常见表现:喂养困难,哭声嘶哑,易气促、咳嗽,青紫,蹲踞现象,突发性晕厥。

(二)症状、体征

评估患儿的一般情况,生长发育是否正常,皮肤发绀程度,有无气急、缺氧、杵状指(趾),有无哭声嘶哑,有无蹲踞现象,胸廓有无畸形。听诊心脏杂音位置、性质、程度,尤其要注意肺动脉第二心音的变化。评估有无肺部啰音及心力衰竭的表现。

(三)社会-心理因素

评估家长对疾病的认知程度和对治疗的信心。

(四)辅助检查

了解并分析X线、心电图、超声心动图、血液等检查结果。较复杂的畸形者还应了解心导管检查和心血管造影的结果。

三、常见护理问题

(一)活动无耐力
与氧的供需失调有关。

(二)有感染的危险
与机体免疫力低下有关。

(三)营养失调
低于机体需要量,与缺氧使胃肠功能障碍、喂养困难有关。

(四)焦虑
与疾病严重,花费大,预后难以估计有关。

(五)合作性问题
脑血栓、脑脓肿、心力衰竭、感染性心内膜炎、晕厥。

四、护理措施

(1)休息:制定适合患儿活动的生活制度,轻症、无症状者与正常儿童一样生活,但要避免剧烈活动;有症状患儿应限制活动,避免情绪激动和剧烈哭闹;重症患儿应卧床休息,给予妥善的生活照顾。

(2)饮食护理:给予高蛋白、高热量、高维生素饮食,适当限制食盐摄入,并给予适量的蔬菜类粗纤维食品,以保证大便通畅。重症患儿喂养困难,应有耐心,少量多餐,以免导致呛咳、气促、呼吸困难等,必要时从静脉补充营养。

(3)预防感染:病室空气清新,穿着衣服冷热要适中,防止受凉,应避免与感染性疾病患儿接触。

(4)注意心率、心律、呼吸、血压变化,必要时使用监护仪监测。

(5)防止法洛四联征:患儿因哭闹、进食、活动、排便等引起缺氧发作,一旦发生可立即置于胸膝卧位,吸氧,遵医嘱应用普萘洛尔、吗啡和纠正酸中毒。

(6)青紫型先天性心脏病患儿由于血液黏稠度高,暑天、发热、吐泻时体液量减少,加重血液浓缩,易形成血栓,有造成重要器官栓塞的危险,因此应注意多饮水,必要时静脉输液。

(7)合并贫血者可加重缺氧,导致心力衰竭,须及时纠正。

(8)合并心力衰竭者按心力衰竭护理。

(9)做好心理护理:关心患儿,建立良好护患关系,充分理解家长及患儿对检查、治疗、预后的期望心理,介绍疾病的有关知识、诊疗计划、检查过程、病室环境,消除恐惧心理。

(10)健康教育:①向家长讲述疾病的相关护理知识和各种检查的必要性,以取得配合;②指导患儿及家长掌握活动种类和强度;③告知家长如何观察病情变化,一旦发现异常(婴儿哭声无力,呕吐,不肯进食,手脚发软,皮肤出现花纹,较大患儿自诉头晕等),应立即呼叫;④向患儿及家长讲述重要药物如地高辛的作用及注意事项。

五、出院指导

(1)饮食宜高营养、易消化,少量多餐。人工喂养儿用柔软的奶头孔稍大的奶嘴,每次喂奶时间不宜过长。

（2）休息根据耐受力确立适宜的活动，以不出现乏力、气短为度，重者应卧床休息。

（3）避免感染居室空气新鲜，经常通风，不去公共场所、人群集中的地方。注意气候变化及时添减衣服，预防感冒。按时预防接种。

（4）发热、出汗时要给足水分，呕吐、腹泻时应到医院就诊补液，以免血液黏稠而发生脑血栓。

（5）保证休息，避免哭闹，减少外界刺激以预防晕厥的发生。当患儿在吃奶、哭闹或活动后出现气急、发绀加重或年长儿诉头痛、头晕时应立即将患儿取胸膝卧位并送医院。

（李　倩）

第八章 老年科护理

第一节 老年人高脂血症

　　高脂血症是指脂质代谢或运转异常而使血浆中一种或几种脂质高于正常的一类疾病。由于血脂在血液中是以脂蛋白的形式进行运转的,因此,高脂血症实际上也可认为是高脂蛋白血症。老年人高脂血症的发病率明显高于年轻人。LDL、TC、HDL 与临床心血管病事件发生密切相关。

一、健康史

　　(1)询问患者病史,主要是引起高脂血症的相关疾病,如有无糖尿病、甲状腺功能减退症、肾病综合征、透析、肾移植及胆管阻塞等。

　　(2)询问患者有无高脂饮食、嗜好油炸食物、酗酒、运动少等不良生活和饮食习惯。

二、临床表现

　　患者血脂中一项或多项脂质检测指标超过正常值范围。此外,部分患者的临床特征是眼睑黄斑瘤、肌腱黄色瘤及皮下结节状黄色瘤(好发于肘、膝、臀部)。易伴发动脉粥样硬化、肥胖或糖尿病。少数患者有肝、脾大。此外,患者常有眩晕、心悸、胸闷、健忘、肢体麻木等自觉症状。但部分患者虽血脂高而无任何自觉症状。

三、实验室及其他检查

(一)血脂

　　常规检查血浆 TC 和 TG 的水平。我国血清 TC 的理想范围是 <5.20 mmol/L,$5.23\sim5.69$ mmol/L 为边缘升高,>5.72 mmol/L 为升高。TG 的合适范围是 <1.70 mmol/L,>1.70 mmol/L 为升高。

(二)脂蛋白

　　正常值 LDL<3.12 mmol/L,$3.15\sim3.61$ mmol/L 为边缘升高,>3.64 mmol/L 为升高;正常 HDL$\geqslant1.04$ mmol/L,<0.91 mmol/L 为减低。

四、心理-社会状况

了解老年患者对高脂血症的认识和患病的态度,有无治疗的意愿。

五、主要护理诊断

(一)活动无耐力
活动无耐力与肥胖导致体力下降有关。

(二)知识缺乏
缺乏高脂血症的有关知识。

(三)个人应对无效
个人应对无效与不良饮食习惯有关。

六、护理目标

(1)患者体重接近或恢复正常。

(2)患者血脂指标恢复正常或趋于正常。

(3)患者自觉饮食习惯得到纠正。

七、主要护理措施

(一)建立良好的生活习惯,纠正不良的生活方式

1.饮食

由于降血脂药物的不良反应及考虑治疗费用,并且大部分人经过饮食控制可以使血脂水平有所下降,故提倡首先采用饮食治疗。饮食控制应长期自觉地进行。膳食宜清淡、低脂肪,烹调用植物油,每天低于 25 g。少吃动物脂肪、内脏、甜食、油炸食品及含热量较高的食品,宜多吃新鲜蔬菜和水果,少饮酒、不吸烟。设计饮食治疗方案时应仔细斟酌膳食,尽可能与患者的生活习惯相吻合。以便使患者可接受而又不影响营养需要的最低程度。主食每天不要超过 300 g 可适当饮绿茶,以利降低血脂。

2.休息

生活要有规律,注意劳逸结合,保证充足睡眠。

3.运动

鼓励老年人进行适当的体育锻炼,如散步、慢跑、太极拳、门球等,不仅能增加脂肪的消耗、减轻体重,而且可减轻高脂血症。活动量应根据患者的心脑功能、生活习惯和身体状况而定,提倡循序渐进,不宜剧烈运动。若经过饮食和调节生活方式达半年以上,血脂仍未降至正常水平,则可考虑使用药物治疗。

(二)用药护理

对饮食治疗无效,或有冠心病、动脉粥样硬化等危险因素的患者应考虑药物治疗。治疗前应向患者进行药物治疗目的、药物的作用与不良反应等方面的详细指导,以利长期合作。向患者详述服药的剂量和时间,并定期随诊,监测血脂水平。常用的调节血脂药有以下几种。

1.羟甲基戊二酰辅酶 A(hydroxy-methyl-glutaryl coenzyme A,HMG-CoA)

HMG-CoA 主要能抑制胆固醇的生物合成。

2.贝特类

此类药不良反应较轻微,主要有恶心、呕吐、腹泻等胃肠道症状。肝、肾功能不全者忌用。

3.胆酸螯合树脂质

此类药阻止胆酸或胆固醇从肠道吸收,使其随粪便排出。不良反应有胀气、恶心、呕吐、便秘,并干扰叶酸、地高辛、甲状腺素及脂溶性维生素的吸收。

4.烟酸

烟酸有明显的调脂作用。主要不良反应有面部潮红、瘙痒、胃肠道症状。

(三)心理护理

主动关心患者,耐心解答其各种问题,使患者明了本病经过合理的药物和非药物治疗病情可控制,解除患者思想顾虑,使其保持乐观情绪,树立战胜疾病的信心,并长期坚持治疗,以利控制病情。

(四)健康教育

(1)向患者及其家属讲解老年高脂血症的有关知识,使其明了糖尿病、肾病综合征和甲状腺功能减退症等可引起高脂血症,积极治疗原发病。

(2)引导患者及其家属建立健康的生活方式,坚持低脂肪、低胆固醇、低糖、清淡的饮食原则,控制体重;生活规律,坚持运动,劳逸结合;戒烟、戒酒。

(3)交代患者严格遵医嘱服药,定期监测血脂、肾功能等。

(阎海萍)

第二节　老年人糖尿病

老年人糖尿病(diabetes mellitus,DM)是指年龄≥60岁的老年人,由于体内胰岛素分泌不足、胰岛素作用障碍或两者同时存在缺陷,导致代谢紊乱,出现血糖、血脂及蛋白质、水与电解质等紊乱的代谢病。

糖尿病已成为老年人的常见病、多发病,其患病率随年龄增长而上升,我国老年人糖尿病的患病率约为16%,占糖尿病患者总数的40%以上。慢性长期高血糖为老年人糖尿病的主要共同特征,长期糖尿病可引起多个系统器官的慢性并发症,导致功能衰竭,是致残、病死的主要原因。

一、健康史

(一)现病史

询问老年人有无糖尿病代谢紊乱症状群的表现;有无心脑血管疾病、糖尿病肾病、视力下降、周围神经病变、糖尿病足、皮肤瘙痒或皮肤破损久不愈合等并发症的相应症状;本次发病后是否使用过降糖药、效果如何;了解老年人的体重、营养状况。

(二)既往史

询问老年人有无糖尿病、高血压、心脑血管疾病等病史及首次发现时间、治疗护理经过和转归情况;了解日常休息、活动量及活动方式;既往的饮食习惯、饮食结构及患病后的饮食情况;每天的摄入量和排出量。

（三）用药史

了解老年糖尿病患者本次发病前曾用药物的名称、剂量、效果及不良反应。尤其注意使用降糖药、胰岛素的情况,老年人及家属对药物知识的掌握情况。

（四）家族健康史

是否有家族性糖尿病、心脑血管疾病等病史。

二、分型

糖尿病分四种类型:1 型糖尿病(T_1DM)、2 型糖尿病(T_2DM)、其他特殊型糖尿病和妊娠糖尿病(GDM)。老年糖尿病患者中 90% 以上为 2 型糖尿病(T_2DM)。

三、老年人 2 型糖尿病的主要病因

(1)有明显的遗传基础。

(2)危险因素:老龄化、高热能饮食、体力活动减少、肥胖、糖耐量降低(IGT)和空腹血糖调节受损(IFG)。

四、老年人糖尿病的临床特点

（一）起病隐匿且症状不典型

仅有 1/4 或 1/5 的老年糖尿病患者有多饮、多尿、多食及体重减轻的症状,多数在查体或治疗其他疾病时才发现血糖增高。

（二）并发症多

常有皮肤、呼吸、消化、泌尿、生殖等系统的感染,且感染可作为疾病的首发症状出现;老年糖尿病患者更易发生高渗性非酮症糖尿病昏迷和乳酸酸中毒;老年糖尿病患者易并发各种大血管或微血管病变的症状,如高血压、冠心病、脑卒中、糖尿病性肾脏病变、糖尿病视网膜病变等。

（三）病死率、致残率高

据统计,约 70% 的老年糖尿病患者死于心脑血管并发症。病史超过 3 年的老年糖尿病患者,约有 60% 合并周围神经病变,主要表现糖尿病足。病史超过 10 年的老年糖尿病患者,50% 以上出现视网膜病变、白内障或青光眼等,导致视力下降,甚至失明。

（四）多种老年病并存

易并存各种慢性非感染性疾病,如心脑血管病、糖尿病性肾病、白内障等。

（五）易发生低血糖

因老年糖尿病患者的自我保健能力及依从性差,可导致血糖控制不良,引起低血糖的发生。

（六）尿糖和血糖常不成正比

老年人并发肾小球硬化时,肾小球滤过率下降,肾糖阈升高,尿糖与血糖常不成正比。

五、辅助检查

尿糖测定、血糖测定、口服葡萄糖耐量试验、血浆胰岛素和 C-肽测定、糖化血红蛋白、血脂等相关检查。

六、心理-社会状况

长期控制饮食是老年糖尿病治疗的重点,老年人常感到被剥夺了生活的权利与自由,部分患

者因治疗效果不明显、病情易波动反复、出现并发症等产生悲观情绪。因缺乏有关糖尿病治疗和自我护理知识、需长期治疗而增加老年人及家庭的经济负担等易使老年糖尿病患者产生无助、焦虑、恐惧。

七、常见护理问题

(一)营养失调
高于机体需要量,与物质代谢异常、活动减少有关。

(二)有感染的危险
有感染的危险与血糖增高、微循环障碍和营养不良有关。

(三)有受伤的危险
有受伤的危险与低血糖反应、周围感觉功能障碍有关。

(四)知识缺乏缺乏
有关糖尿病治疗和自我护理知识。

(五)潜在并发症
高渗性非酮症糖尿病昏迷。

八、护理实施

治疗和护理目标:控制血糖,减少及延缓各种并发症的发生,提高老年糖尿病患者的生活质量。

(一)一般护理
1.休息
老年人糖尿病除严重并发症需卧床休息外,一般可适当活动,劳逸结合,避免过度紧张。
2.皮肤护理
保持皮肤清洁,避免皮肤抓伤、刺伤和其他伤害;每天观察老年人皮肤有无发红、肿胀、发热、疼痛等感染迹象,一旦皮肤受伤或出现感染立即给予诊治。
3.足部护理
(1)选择合适的鞋袜,不宜过紧。
(2)坚持每天用温水洗脚,水温不宜超过 40 ℃,浸泡时间一般为 5～10 分钟,洗净后用洁净柔软的毛巾轻轻擦干足部皮肤,特别注意保持足趾间皮肤的清洁干燥。
(3)教会患者足部自查的方法,检查双足有无皮肤发红、肿胀、破裂、水疱、小伤口等,尤其要注意足趾间有无红肿等异常。
(4)避免损伤:足部禁用强烈刺激性药水(如碘酊);剪趾甲时注意剪平,不宜过短;不可使用热水袋、电热毯,以防烫伤。
(5)每天从趾尖向上轻按足部多次。
(6)积极治疗鸡眼、胼胝和足癣等足部疾病。

(二)饮食护理
饮食调理是治疗糖尿病的基本措施,尤其是老年 2 型糖尿病患者存在肥胖或超重时,饮食疗法有利于减轻体重,改善高血糖、脂代谢紊乱等症状,减少降糖药物的剂量。因此,应使老年糖尿病患者长期、严格地执行饮食治疗方案。

（1）首先使老年患者了解饮食治疗的意义,自觉遵守饮食规定,不吃超量食物。

（2）每天总热能控制同一般正常人,给予低糖、低脂、富含蛋白质和膳食纤维的饮食,饮食应定量、按一天四餐或五餐分配,这对预防低血糖十分有效。

（三）运动指导

运动能增强机体对胰岛素的敏感性,有利于葡萄糖的利用,使血糖水平下降。糖尿病患者具体情况设计运动计划,宜选择散步、打太极拳、做健身操、干家务等活动方式,餐后 1 小时进行,并随身携带糖块、饼干等,以身体微汗、不疲劳为度。有严重糖尿病并发症者不宜剧烈活动。

（四）用药护理

老年糖尿病患者应避免使用大剂量、长效降糖药,避免使用经肾脏排泄、半衰期长的降糖药。加用胰岛素时,应从小剂量开始,逐步增加。血糖控制不可过分严格,空腹血糖宜控制在 9 mmol/L 以下,餐后2 小时血糖在 12.2 mmol/L 以下即可。

（五）心理护理

老年糖尿病患者常存在焦虑及悲观等不良心理,护士应重视患者的情绪反应,向患者说明积极的生活态度对疾病康复的重要性。鼓励老年人参加糖尿病教育活动,运用疏导、分散和转移等法,克服消极情绪,积极配合治疗与护理。

（六）健康指导

糖尿病作为一种慢性病,增强老年人的自我护理能力是提高生活质量的关键。因老年人有理解力差、记忆力减退等特点,应注意使用通俗易懂的语言,配合录像等电教手段,耐心细致地讲解、演示,教会老年人及家属正确使用血糖仪等进行血糖测试,必要时教会他们自我注射胰岛素等糖尿病的自我护理技术;教会老年人及家属识别常见糖代谢紊乱的表现及预防、处理方法,并发症的防治及护理等。

（七）低血糖的预防和处理

低血糖症状经常出现在老年糖尿病患者治疗过程中,与剂量过大、饮食不配合、使用长效制剂、肝肾功能不全等有关。低血糖比高血糖对老年糖尿病患者的危害更大。低血糖时可出现虚汗、面色苍白、眩晕、心慌、颤抖、饥饿、视物模糊或复视、烦躁焦虑、嗜睡、反应迟钝、行为改变等。每个人的低血糖症状不尽相同,要密切注意老年糖尿病患者的症状,及时发现并处理低血糖症状。出现低血糖时,可口服10～20 g 糖、1～2 块糖果、200 mL 果汁或一杯饮料,必要时可静脉补充糖。

九、护理评价

患者是否能合理控制饮食,将体重维持在理想范围;患者是否能描述诱发感染的危险因素,感染已控制或住院期间未发生感染;患者是否了解自我护理知识,是否学会了血糖的自我监测;患者是否能描述预防急、慢性并发症的护理措施,并发症已控制或住院期间未发生并发症。

（1）糖尿病足与下肢远端神经异常和不同程度的周围血管病变相关的足部（踝关节或踝关节以下的部分）感染、溃疡和深层组织破坏。

（2）糖尿病现代治疗要点国际糖尿病联盟（IDF）提出了糖尿病现代治疗的 5 个要点,即饮食控制、运动疗法、血糖监测、药物治疗和糖尿病教育。

（阎海萍）

第三节 老年人痛风

痛风是嘌呤代谢紊乱所引起的疾病,其临床特点为高尿酸血症伴痛风性急性关节炎反复发作,痛风石形成和关节畸形,常累及肾脏引起慢性间质性肾炎和尿酸肾结石形成。近 10 余年来,我国医学工作者先后在不同地区对老年前期及老年期 2 847 例人群,进行了高尿酸血症发病情况的调查,共检出无症状性高尿酸血症 580 例,检出率为 20.4%。可见,痛风在我国老年人中也不少见。

一、病因

痛风与尿酸增高有关,引起高尿酸血症的原因,可以是尿酸产生过多,也可以是尿酸排泄减少,或生成超过排泄;或生成增多与排泄减少同时存在,均可使尿酸积累而出现血酸尿酸增高。痛风临床上分为原发性和继发性两类,原发性痛风系先天性嘌呤代谢紊乱性疾病,此类患者多有家族史,可能与遗传有关。继发性痛风多是由于其他疾病、药物等引起尿酸产生增加或排出减少,从而导致高尿酸血症。另外,痛风的发病与饮食结构、环境因素有一定关系。老年人运动减少,肥胖者多见,高血压和动脉粥样硬化可促使。肾脏功能逐渐减退。如果服用影响尿酸排泄药物,加之饮酒,进食高蛋白饮食等,可使老年继发性痛风增多。

嘌呤代谢紊乱引起体内尿酸聚积或因肾脏排泄尿酸减少均可引起高尿酸减少症。尿酸达到饱和状态时,尿酸结晶可在中枢神经系统以外的各部分,特别是关节部位和肾脏产生沉积,这种沉积可引起急慢性痛风性关节炎,急慢性尿酸肾病和尿酸肾结石等。

二、临床表现

原发性痛风多见于中年以上男性,随年龄增长而增多,男女之比约为 20∶1,脑力劳动者及营养良好的人发病较多。

(1)高尿酸血症患者可以没有任何症状,只是在化验血时,才知道血尿酸增高。

(2)急性痛风性关节炎是原发性痛风最常见的首发症状。常因手术、外伤、饮酒、食物过敏、过度疲劳等诱发。典型发作起病急骤,疼痛剧烈,多数在半夜突感关节剧痛而惊醒,数小时内症状发展至高峰,关节及周围软组织出现明显红、肿、热、痛和活动受限,可有关节腔渗液。常有发热,有时伴畏寒或寒战,白细胞数增高,红细胞沉降率增速。当关节疼痛缓解,肿胀消退时,局部皮肤可出现脱屑和瘙痒。

(3)痛风石及慢性关节炎进入慢性关节炎期,尿酸盐在关节内沉积增多,炎症反复发作,波及关节增多,最终使关节僵硬、畸形、活动受限。少数可累及肩、髋大关节及脊柱。痛风石是由于尿酸盐沉积于皮下等组织的一种表现,常发生于慢性痛风性关节炎,其出现率决定于高尿酸血症的程度和持续时间。痛风石小如芝麻,大如鸡蛋或更大,初起时质软,以后质硬。可见于身体任何部位。常见于外耳轮,蹋趾,指间,掌指关节附近,作为异物造成慢性炎症、纤维化及组织破坏,其中软骨和骨的破坏明显。

(4)尿酸结石肾结石中尿酸结石占 5%~10%,原发性痛风患者尿酸结石占 20%~25%,有的甚至是痛风首发症状。

（5）痛风性肾病尿酸结晶可沉积在肾间质或肾小管中，使肾功能受损，临床常出现蛋白尿、夜尿多，高血压等，严重时发展成尿毒症。

（6）痛风的其他伴发症嘌呤代谢紊乱常伴有高脂血症及心血管系统疾病。约71.4％的老年痛风患者体重超重，41％伴发高血压，62％伴高脂血症，冠心病和心肌梗死的伴发率也比非痛风的老年患者高。

三、实验室及其他检查

（一）血尿酸测定

血尿酸高，血尿酸＞0.41 mmol/L（7 mg/dL）（尿酸酶法）。

（二）尿液尿酸测定

24小时尿酸排出量高[正常饮食尿酸35.4 mmol/L（600毫克/24小时尿）]，对鉴别尿路结石性质有帮助。

（三）滑囊液检查

急性期肿胀关节处滑液可见尿酸盐结晶。

（四）X线检查

慢性关节炎者X线显示邻近关节骨端圆形钻孔样缺损。

（五）痛风石特殊检查

对痛风结节可做活组织检查，或特殊化学试验鉴定。

四、诊断和鉴别诊断

根据病史、临床特点及实验室检查等可做诊断。本病须与化脓性、创伤性关节炎，类风湿关节炎，风湿性关节炎，假性痛风等相鉴别。

五、治疗

原发性痛风目前尚不能根治。防治目标：①控制高尿酸血症，预防发生过饱和的尿酸盐沉积；②迅速终止急性关节炎发作；③处理痛风石疾病，提高生活、生命质量。

（一）急性发作期的治疗

药物治疗越早越好。早期治疗可使症状迅速缓解，而延迟治疗则炎症不易控制。

1.秋水仙碱

秋水仙碱为首选药物，对本病有特效。治疗初剂量为1 mg口服，以后每2小时0.5 mg，直至疼痛消失或发生恶心、呕吐、腹痛、腹泻等胃肠道症状时停药，一般需4～8 mg，症状可在6～8小时内减轻，24～36小时内控制，以后可给0.5 mg，每天2～3次，维持数天后停药。如胃肠道反应严重，可将此药1～2 mg溶于20 mg生理盐水中，于5～10分钟内缓慢静脉注射，但应注意不能外漏，视病情需要可6～8小时后再注射。有肾功能减退者初24小时内不宜超过2 mg。由于疗效卓著，对诊断困难者可做试验性治疗。治疗中应注意白细胞低下及脱发等反应。

2.苯基丁氮酮或羟苯基丁氮酮

苯基丁氮酮或羟苯基丁氮酮有明显的抗感染作用，且能促进尿酸排出，对发病数天者仍有效。首次剂量200～400 mg，以后每4～6小时100～200 mg，症状好转后减少为100 mg，每天

3 次,连服 3 天。

3.吲哚美辛

吲哚美辛效果同苯基丁氮酮。剂量 25～50 mg,每天 3～4 次,连服 2 天,一般在 24～48 小时内症状消失。

4.炎痛喜康

剂量 20 mg,每天 1 次,饭后服。

5.布洛芬

每次 0.2～0.4 g,每天 2～3 次。

6.卡洛芬

本品为一非类固醇抗感染药,其抗感染、镇痛、解热作用,主要是通过抑制前列腺素合成而产生。痛风急性发作:开始每天 600 mg,病情好转后应减少到合适剂量,疗程 3～6 天。

7.芬布芬

本品为一长效非甾体消炎镇痛药物。临床试验表明,本品消炎镇痛作用弱于吲哚美辛,但比乙酰水杨酸强,毒性比吲哚美辛小,胃肠道不良反应小于乙酰水杨酸及其他非甾体消炎镇痛药。每天 600～900 mg,1 次或分次服,多数患者晚上服 600 mg 即可。分次服时每天总量不得超过900 mg。孕妇及哺乳期妇女,消化道溃疡者慎用。

8.ACTH 或糖皮质激素

上述药物无效或禁忌时用,一般以不用为好(易反跳)。ACTH 25 U 静脉滴注或 40～80 U 肌内注射,泼尼松每天 30 mg 等。曲安西龙(去炎松)5～20 mg 关节腔注射,一般在 24～36 小时缓解。

(二)发作间歇期和慢性期的治疗

1.排尿酸药

排尿酸药常用苯溴马隆,每天 25～100 mg,能抑制肾小管对尿酸重吸收,增加尿酸排泄而降低血尿酸水平,使血尿酸浓度维持在 0.36 mmol/L 或以上。已有尿酸结石形成和/或每天尿排出尿酸3.57 mmol 以上时不宜使用,肾功能不全者疗效降低。服药期间尤需注意大量饮水及碱化尿液,使尿液 pH 维持在 6.0～6.5,晨尿酸性时可以晚上加服乙酰唑胺 250 mg,以增加尿酸的溶解度,避免结石形成。

2.抑制尿酸合成药

抑制尿酸合成药适用于尿酸生成过多,又不宜使用排尿酸药的患者。常用别嘌醇,每次100 mg,每天 2～4 次,极量为每天 600 mg,待血尿酸降至理想水平时,逐渐减至维持量。肾功能不全者剂量应减半。

(三)对症处理

1.尿酸性肾病

尿酸性肾病先予乙酰唑胺 500 mg,继而每天 3 次,每次 250 mg;在静脉滴注 1.25% 碳酸氢钠及补充足够水分的同时,静脉注射呋塞米 40～100 mg,以增加尿流量;立即使用别嘌醇,开始剂量为每天每公斤体重 8 mg,3～4 天后减至每天 100～300 mg;严重者可予血液透析。

2.肾盂或输尿管尿酸结石致急性肾衰竭

肾盂或输尿管尿酸结石致急性肾衰竭除碱化尿液及使用别嘌醇外,可先行经皮肾造口术,以缓解肾外梗阻,再进一步处理肾结石。

3.关节活动障碍

关节活动障碍可进行理疗和体疗。

4.痛风石较大或经皮溃破

痛风石较大或经皮溃破可用手术将痛风石剔除。

六、常见护理问题

(1)疼痛:与关节炎性反应有关。

(2)预感性悲哀:与关节疼痛、影响生活质量有关。

(3)营养失调,高于机体需要量:与进食高嘌呤饮食、饮酒、进食不节制、知识缺乏等有关。

七、护理目标

(1)患者疼痛减轻或消失。

(2)患者精神状况良好,了解痛风的相关知识,掌握合理进食原则,积极配合治疗。

八、护理措施

(一)一般护理

(1)注意休息,关节炎严重或急性发作时,应绝对卧床休息。抬高患肢,避免受累关节负重。休息至关节疼痛缓解 72 小时后可恢复活动。

(2)鼓励患者多饮水,每天保持在 2 000 mL 以上,同时口服碳酸氢钠以碱化尿液,增加尿酸的溶解度,避免结石形成。

(二)病情观察与护理

注意观察病情变化,观察秋水仙碱的疗效及不良反应,发现异常及时报告医师。注意使用时以相当于 5～10 倍容积的生理盐水稀释,宜缓慢,注射的时间不少于 5 分钟。

(三)健康教育

首先应去除有无引起继发性尿酸血症的原因,如调整合理的膳食、控制体重、治疗高血压和高脂血症以及避免利尿剂的长期应用等。平时应避免精神紧张、寒冷、过度劳累尤其应注意少进富含嘌呤中等含量的鸡、血、肉类、豌豆、扁豆、干豆类、蘑菇、龙须菜、芹菜、菠菜、菜花等。可采用的食品:乳类、蛋类及其他蔬菜,可鼓励患者多吃水果、痛风间歇期在免嘌呤普食范围内,可采用少量瘦肉、鸡肉、鱼肉等。

(阎海萍)

第四节　老年人骨质疏松症

骨质疏松症(osteoporosis,OP)是一种以低骨量、骨组织细微结构衰退为特征,骨质脆性增加和易于骨折的一种全身性代谢性骨病。骨质疏松症分为原发性和继发性两类。老年骨质疏松症属于原发性骨质疏松症(POP)。其显著特点是易发生病理性骨折,患骨质疏松症(OP)的老年人较易发生股骨颈骨折、脊椎骨折,尤以髋部骨折及其并发症对老年人的威胁最严重,一年内可有 15% 死亡,致残率达 50%。

原发性骨质疏松症(POP)可分为Ⅰ型和Ⅱ型两种亚型:Ⅰ型即绝经后骨质疏松症,发生于绝经后女性,其中多数患者的骨转换率增高,亦称为高转换型骨质疏松症。Ⅱ型骨质疏松症多见于60 岁以上的老年人,总体女性发病率显著高于男性。

一、病因

30~40 岁时骨量的积累达到一生中的高峰。40~50 岁以后,骨量开始丢失。随年龄增长,骨代谢中骨重建处在负平衡状态。老年性骨质疏松,女性多发生在绝经后 20 年左右,男性大多在 60 岁以上发生。发病率女性高于男性,女:男约为 2:1。老年骨质疏松的发生与多种因素相关。

(一)遗传因素

多种基因的表达水平和基因多态性可影响骨代谢,如雌激素受体的基因、维生素 D 受体的基因等。另外,骨质疏松性骨折的发生与骨基质胶原和其他结构成分的遗传差异有关。

(二)内分泌因素

与老年性骨质疏松发生密切相关的内分泌因素包括以下两种。

1.雌激素

雌激素在骨重建的平衡中起着重要作用,女性绝经后雌激素水平的下降,易出现骨质丢失,引起骨质疏松。

2.甲状旁腺素(PTH)

随着年龄的增长,老年人因胃肠功能衰退,导致钙摄入不足或肠道对钙的吸收下降,则 PTH 分泌增加,维护血钙水平。而 PTH 可促进破骨细胞的作用,导致骨的吸收大于形成,引起骨质减少。

(三)饮食因素

钙是骨矿物中最主要的成分,维生素 D 有促进肠钙吸收、促进骨细胞的活性作用,磷、蛋白质及微量元素对于骨基质形成密切相关,这些物质的缺乏都可使骨的形成减少。

(四)生活方式

体力活动是刺激骨形成的基本方式,活动过少或长期卧床易使骨量减少发生骨质疏松。此外,光照减少、吸烟、酗酒等均是骨质疏松的诱发因素。

二、身体评估

(一)骨痛和肌无力

骨质疏松症较早出现的症状是骨痛,以腰背部疼痛为主,由脊柱向两侧扩散,久坐或久立疼痛加重,仰卧或坐位疼痛减轻,负重能力下降或不能负重。

(二)身高缩短和脊柱变形(驼背)

骨质疏松严重时,可因椎体骨密度减少导致脊椎椎体压缩变形。每个椎体缩短约 2 mm,身高平均缩短 3~6 cm。严重者因椎体压缩呈前、后高度不等的楔形,形成驼背。

(三)骨折

骨折是导致老年骨质疏松症患者活动受限,甚至引起寿命缩短的最常见、最严重的并发症。骨折的好发部位是脊椎的胸腰段、髋部和桡骨远端。常因轻微活动或创伤诱发,如打喷嚏、弯腰、负重、挤压或摔倒等。老年前期以桡骨远端骨折常见,老年后期以腰椎和股骨上端多见。脊柱压缩性骨折可引起胸廓畸形,使肺功能受损、心血管功能障碍,引起胸闷、气促、呼吸困难等表现。

三、辅助检查

(一)生化检查
主要有以下检查。

1.尿羟赖氨酸糖苷(HOLG)

尿羟赖氨酸糖苷是骨吸收的敏感指标,可升高。

2.骨钙素(BGP)

BGP 是骨更新的敏感指标,可出现轻度升高。

(二)X 线检查
当骨量丢失超过 30% 时 X 线摄片上才能显示出骨质疏松,因此,不利于早期诊断。主要表现为皮质变薄、骨小梁减少变细、骨密度降低、透明度增大。晚期出现骨变形及骨折。

(三)骨密度测定
采用单光子骨密度吸收仪(SPA)、双能 X 线吸收仪(DEXA)、定量 CT(QCT)等方法可测出骨密度。按 WHO 1994 年的诊断标准,骨密度低于同性别峰值骨量的 2.5 个标准差及以上时可诊断为骨质疏松。

四、心理-社会因素

身体外形的改变会引起老年人的心理负担,不愿进入公共场所,也会因身体活动不便或担心骨折而拒绝锻炼,因身体不适加上外形变化的影响,可能使老年人的自尊心受到挫伤,从而不利于身体功能的改善。

五、常见护理问题

(1)慢性疼痛:与骨质疏松、肌肉疲劳、骨折等有关。

(2)躯体活动障碍:与疼痛、骨折引起的活动受限有关。

(3)潜在并发症:骨折与骨质疏松、过度运动有关。

(4)情境性自尊低下:与身长缩短或驼背有关。

六、护理实施

治疗和护理目标:①按照饮食与运动原则,合理进餐和运动,维持机体的功能。②老年患者能正确使用药物或非药物的方法减轻或解除疼痛增加舒适感。③骨折老年人在限制活动期间未发生有关的并发症。④老年人能正视自身形象的改变,情绪稳定,无社交障碍。

(一)一般护理

1.营养与饮食

鼓励老年人多摄入含钙和维生素 D 丰富的食物,含钙高的食品有牛奶、豆制品、海带、虾米等,富含维生素 D 的食品有禽、蛋、肝、鱼肝油等。每天营养素的供应量:蛋白质 60～70 g,蔬菜350～500 g,钙 800 mg,维生素 D 10 μg(400 IU),食盐<6 g,维生素 C 60 mg。

2.活动与休息

根据每个人的身体情况,制订不同的活动计划。对能运动的老年人,每天进行 30 分钟左右的体育活动以增加和保持骨量;对因疼痛而活动受限的老年人,指导老年人维持关节的功能位,每天进行关节的活动训练。对因为骨折而固定或牵引的老年人,要求每小时尽可能活动身体数分钟,如甩动臂膀、扭动足趾等。

(二)减轻或缓解疼痛

通过卧床休息,使腰部软组织和脊柱肌群得到松弛可减轻疼痛,也可通过洗热水浴、按摩、擦背以促进肌肉放松。对疼痛严重者,可遵医嘱使用止痛药、肌肉松弛剂等药物。

(三)预防并发症

为老年人提供安全的生活环境或装束,防止跌倒和损伤。对已发生骨折的老年人,应每 2 小时翻身一次,保护和按摩受压部位,指导老年人进行呼吸和咳嗽训练,做被动和主动的关节活动训练,定期检查防止并发症的发生。

(四)用药护理

1.钙制剂

注意不可同绿叶蔬菜一起服用,以免因钙螯合物形成降低钙的吸收,使用过程中应增加饮水量,增加尿量以减少泌尿系统结石的形成,并防止便秘。

2.钙调节剂

钙调节剂包括降钙素、维生素 D 和雌激素。使用降钙素时要观察有无低血钙和甲状腺功能亢进的表现。服用维生素 D 的过程中,要监测血清钙和肌酐的变化。对使用雌激素的老年女性患者,应详细了解是否有乳腺癌等家族史和心血管方面的病史,注意阴道出血情况,定期做乳房检查。

3.二磷酸盐

如依替磷酸二钠、阿伦磷酸钠等,此类药物的消化道反应较常见,应晨起空腹服用,同时饮水 200～300 mL。至少半小时内不能进食或喝饮料,也不宜平卧,以减轻对消化道的刺激。静脉注射要注意血栓性疾病的发生。

(五)心理护理

通过与老年人倾心交谈,鼓励其表达内心的感受,明确忧虑的根源。指导老年人穿宽松的上衣掩饰形体的改变,强调老年人资历、学识或人格方面的优势,增强其自信心,逐渐适应形象的改变。

(六)健康指导

1.基础知识指导

通过书籍、图片和影像资料,讲解骨质疏松发生的原因、表现、辅助检查结果的解释及治疗方法。

2.日常生活指导

坚持适度的运动(每次半小时,每周 3～5 次)和户外日光照晒,对预防骨质疏松有重要意义。在日常活动中,防止跌倒,避免用力过度,也可通过辅助工具协助完成各种活动。

3.饮食指导

提供老年人每天的饮食计划单,学会各种营养素的合理搭配,尤其是多摄入含钙及维生素 D 丰富的食物。

4.用药指导

指导老年人服用可咀嚼的片状钙剂,应在饭前 1 小时及睡前服用,应与维生素 D 同时服用,教会老年人观察各种药物的不良反应,明确各种不同药物的使用方法及疗程。

七、护理评价

老年人的疼痛症状减轻或消失;每天能合理地进食、活动和用药,躯体功能有所改善;无骨折发生或骨折后未出现并发症;情绪稳定,能正确对待疾病造成的影响。

(阎海萍)

第九章　血液净化中心护理

第一节　血液滤过与血液透析滤过

一、血液滤过和血液透析滤过的方法

(一)血管通路

血液滤过、血液透析滤过的血管通路与血液透析相同,可以应用动静脉内瘘或中心静脉留置导管,但血流量要求较血液透析高,一般需 $250 \sim 350$ mL/min 的血流量才能达到理想的治疗效果。

(二)置换液补充

置换液可在血液滤过器前或滤过器后输入,不同的方法对可清除物质的清除率及置换液的需求量不一样。

1.前稀释置换法

置换液于滤过器前的动脉端输入,其优点是血液在进入滤器前已被稀释,故血流阻力小,不易在滤过膜上形成蛋白覆盖层,可减少抗凝剂用量,但溶质清除率低于后稀释,要达到与后稀释相等的清除率需消耗更多的置换液。无抗凝剂或小剂量肝素抗凝治疗时,建议选择前稀释置换法。

2.后稀释置换法

置换液于滤过器后静脉端输入。临床上最常用的是后稀释,其优点是清除率高,可减少置换液用量,节省治疗费用。有文献报道,后稀释 HDF 应用较高的置换量对中分子毒素清除率远胜于高流量透析,当置换液输入 100 mL/min 时,β_2 微球蛋白的清除率可以是高流量透析的 2 倍,对骨钙素(osteocalcin,分子量 $5\,800$)和肌红蛋白(分子量 $17\,200$)等中大分子也能充分清除,对磷的清除亦优于传统的血液透析,而尿素清除率则与高流量透析大致相当。后稀释的缺点是滤过器内水分大量被超滤后致血液浓缩,易在滤过器膜上形成覆盖物,因此后稀释时,总超滤与血流比应 $<30\%$,肝素用量也较前稀释多。为提高每次治疗的清除效果,常规治疗患者通常可选择后稀释置换法。若为无抗凝剂或小剂量肝素治疗的患者或有高凝倾向的患者,不宜选择此法。

3.混合稀释置换法

这是一种较完善的稀释方法。为了最大限度地发挥 HF、HDF 前稀释或后稀释的治疗优点,避免两者之缺点,欧洲一些血液净化中心提倡将置换液分别在前、后稀释的位置同步输入,这样既具有前稀释抗凝剂用量少的优点,又具有后稀释清除率高的优点,不失为一种优化稀释治疗方法。

(三)置换液补充计算方法

血液滤过和血液透析滤过清除溶质的效果还取决于置换液量。临床上应用后稀释血液滤过一次,置换液量一般在 20~30 L。为达到尿素清除指数＞1.2 的标准,超滤量应为体重的 58%;也有研究发现,置换液量为体重的 45%~50% 是比较合适的。

也可根据尿素动力学计算,由于患者蛋白质摄入量的不同,产生尿素氮数量亦不同,其计算公式如下。

$$每周交换量(L)=每天蛋白质摄入量(g)×0.12×7/0.7(g/L)$$

式中,0.12 为每克蛋白质代谢所产生的尿素氮的克数,7 为每周天数,0.7 为滤过液中平均尿素氮浓度。计算出的每周置换液量分 2~3 次在血液滤过治疗时给予。

按此公式计算时未计残余肾功能,若患者有一定的残余肾功能,则所需置换液量可相应减少,按 1 mL 置换液等于 1 mL 肾小球滤过液的尿素清除率计算,假如患者残余肾功能为 5 mL/min,则一天清除率为 7.2 L,故可减少 7.2 L 的置换液。

对前稀释血液滤过量的估计尚无统一的方法。一般建议每次治疗的置换量不低于 50 L,或者每次前稀释总滤液量与干体重的比值为 1.3∶1 以上,此时能得到良好的清除效果,所以认为应用“前稀释总滤液量/干体重”这个指标可以更加方便地制定充分的治疗剂量。

(四)抗凝

血液滤过或血液透析滤过应用后稀释治疗时的抗凝剂用量可参照相关资料,本节不做叙述。若应用前稀释法治疗,则抗凝剂用量可相对减少。

二、血液滤过和血液透析滤过的临床应用

血液滤过(HF)和血液透析滤过(HDF)与血液透析(HD)相比,至少有两方面的优点,即血流动力学稳定、能清除中大分子物质。

(一)血流动力学稳定

患者心血管系统对 HF 的耐受性优于 HD。HF 的脱水是等渗性脱水,水与溶质同时排出,体内渗透压变化小。HF 时血细胞比容等变化较小,不像 HD 时体内渗透压变化大、对血压影响也大。另外,HF 能选择性地保留 Na^+,HF 大量脱水时,血浆蛋白浓度相对提高,按照多南平衡选择性地保留 Na^+,使 Na^+ 在细胞外液中维持较高水平,细胞外液的高张状态使组织和细胞内水分移至细胞外,以保持渗透压的恒定,即使在全身水分明显减少的情况下,也能保持细胞外液的容量,从而使血压稳定。HF 治疗后血浆去甲肾上腺素明显增高,交感神经兴奋性增加,而 HD 治疗后即使发生低血压,血浆去甲肾上腺素也无变化。在 HD 中约 5% 的患者容易发生难治性高血压,即所谓肾素依赖型高血压,而用 HF 治疗时可降低其发生率。

(二)清除大中分子物质

HF 能有效地清除 HD 所不能清除的大中分子毒素,如甲状旁腺素、炎症介质、细胞因子、β_2 微球蛋白等。有研究显示,在两组血液透析患者分别接受 HDF 和低流量 HD 治疗 3 个月以

后,HDF 组治疗前微球蛋白的水平要比低通透量 HD 组有明显的下降,并在超过 2 年的研究期间,这种差异始终保持着。无论是前稀释还是后稀释 HDF,当置换液量<60 mL/min 时,β_2 微球蛋白的下降率要比采用同样膜做 HD 的清除率高(HDF 为 72.2%,HD 为 49.7%)。

大量的临床资料及研究证明,HF、HDF 可改善心血管稳定性,改善神经系统症状,增进食欲,减少与透析相关的淀粉样变,清除甲状旁腺素,缓解继发性甲状旁腺功能亢进症,改善促红细胞生成素生成,纠正贫血。因此,HF 或 HDF 除了适用于急、慢性肾衰竭患者外,更适用于有下列情况的慢性维持性血液透析患者。

(1)高血压患者:无论是容量依赖型还是肾素依赖型高血压,血液滤过都能较好地控制。对于前者,HF 较 HD 能清除更多的液体而不发生循环衰竭。对非容量依赖型高血压或对降压药物有抵抗的高血压,应用 HF 治疗更有利于血压的控制。

(2)低血压患者:血液透析中发生低血压的原因很多,老年患者对血液透析耐受性差,心肌病变、自主神经功能紊乱、糖尿病等患者易发生低血压,HF 治疗能改善低血压症状。

(3)有明显的中分子毒素积聚而致神经病变、视物模糊、听力下降、皮肤瘙痒者。

(4)与透析相关的体腔内积液或腹水。发生率为 5%~37%,可能原因:①水钠潴留;②腹壁毛细血管通透性增加;③细菌、结核杆菌或真菌感染;④低蛋白血症、心包炎、充血性心力衰竭等。HD 很难使积液、腹水吸收或消失,HF 则有助吸收。

(5)肝性脑病患者。

(6)药物中毒患者。

(7)高磷血症患者:HDF 对磷的清除远比 HD 有效,能比较好地控制高磷血症。

(8)多脏器功能障碍患者,特别是伴有急性呼吸窘迫综合征(ARDS)、低氧血症者等。

三、血液滤过和血液透析滤过的并发症

血液透析中所有可能出现的并发症,稍有疏漏都有可能在血液滤过中发生。

(一)常见技术并发症

(1)低血流量。

(2)治疗中 TMP 快速升高。

(3)置换液成分错误。

(4)液体平衡误差。

(5)置换液被污染导致热原反应。

(6)凝血。

(7)破膜漏血。

(二)丢失综合征

HF 或 HDF 在超滤大量水分、清除中分子毒素的同时,也将一些分子量小但是有益的成分清除,如每次滤过可丢失氨基酸约 6 g(分子量仅为 140)、蛋白质约 10 g,患者应在饮食中补足。现在也有厂家通过对透析器膜孔进行技术改良,使透析器的膜孔分布更高、更均等,这种新型的透析器不仅提高了膜对中分子物质的清除效果,同时也能最大限度地减少蛋白质丢失,改善了治疗效果和预后。另有报道,在 HDF 中维生素 C 可下降 45%±14%,其中 25%~40% 是被对流所清除的;同时,HDF 过程中抗氧化剂的丢失与大量高度氧化的标记物同时出现,这将是一个潜在的问题。

(三)其他

HF 对小分子物质清除不理想,应与 HD 交替治疗。

四、血液滤过及血液透析滤过的护理

血液滤过和血液透析滤过是血液净化治疗中的一种特殊技术。随着这种技术的不断成熟和治疗成本的逐渐下降,HF、HDF 已成为维持性透析患者一种标准的常规治疗模式,在常规透析的同时通常每周或每两周进行一次 HF 或 HDF。因此,血液透析护士应充分了解它的治疗原理、适应证、不良反应及并发症,熟练掌握血液滤过、血液透析滤过的操作流程及机器的操作常规,有针对性地对患者进行密切监测与护理。

(一)治疗前的准备

1.患者准备及评估

对于首次接受血液滤过者,应向患者及家属解释治疗的目的与风险,签署血液透析医疗风险知情同意书。若复用滤过器,还应签署滤过器重复使用知情同意书。

2.滤过器选择和技术参数设置

血液滤过和血液透析滤过清除溶质的效果取决于血流量、滤过器面积、滤过膜筛选系数、超滤率和每次治疗时的置换液总量,所以滤过器选择及技术参数的设置都必须评估和确认,以达到理想效果。

3.滤过器预冲

预冲是否充分会影响滤过器的性能发挥,临床上我们经常遇到的一些问题都与预冲不充分相关,如:①在常规抗凝的前提下,HF、HDF 上机后 1～2 小时即出现跨膜压快速升高,对应的措施是一再地降低置换液输入量,导致一次治疗的置换液总量达不到目标值而影响治疗效果,甚至有时不得不将模式切换至 HD 才能继续治疗。②回血后残血量多。③患者首次使用综合征发生率高等。充分预冲则能改善和预防上述状况的发生。

需要强调的是,滤过器膜内排气流速控制在 80～100 mL/min,先用生理盐水排净透析管路和滤过器血室(膜内)的气体,再将泵速调至 200～300 mL/min,连接透析液接头于滤过器旁路,排净滤过器透析液室(膜外)气体。若机器在线预冲的默认设置未按照这一原则,则会影响预冲效果,所以不建议在线预冲。另外,针对滤过器膜(通常为合成膜)的疏水特性和亚层的多孔性结构,建议加大预冲量,以保证有效清除气泡和不溶性微粒,并建议密闭循环时设置超滤量。将滤过器静脉端朝上,促进透析器膜内微小气泡清除干净,同时通过水的跨膜运动排出膜亚层中的空气,使滤过膜的纵向、横向都能够充分湿化。良好的湿化效果,能使滤过膜微孔的张力达到最大化,治疗时能降低水分、溶质通过半透膜的阻力,提高膜对水和溶质的通透性,在 HF、HDF 治疗中即使输入大剂量的置换液也不容易发生跨膜压快速上升的现象,有助于提高治疗效果。同时,良好的湿化能改变血液层流性质和切变力,降低血液流动阻力,防止血小板活化和补体激活,提高了滤过膜的抗凝效果,能有效地预防血膜反应。

4.置换液总量设置

首先确定置换液输入方式,无论是前稀释还是后稀释,置换液总量的设置可按照前述的置换液补充的几种方式进行计算。

5.超滤量设置

正确评估患者的干体重,根据其体重增长及水潴留情况设置超滤量。

6.血流量设定

通常 HF 和 HDF 治疗时的血流量要>250 mL/min,所以内瘘穿刺技术要熟练。选择穿刺部位时,必须选择能保证有足够血流量的部位进行穿刺,以获得有效的血流量,否则将影响清除率。但血流量常受患者的血管通路与心血管系统状态的限制,若患者因内瘘狭窄、栓塞而导致血流量不足,应先解决内瘘通路问题,在保证具有足够血流量的前提下再考虑做 HF 或 HDF。如患者因心血管功能低下而不能耐受治疗要求的血流量,可先将血流量设置于能够耐受的流量,通过一段时间治疗后心功能状况得到改善,可再将血流量调节至要求范围。

(二)护理干预

1.密切监视机器运转情况

治疗过程中密切监测动脉压、静脉压、跨膜压和血流量等的变化。HF、HDF 均需补充大量置换液,如果液体平衡有误,则会导致患者发生危及生命的容量性循环衰竭,所以上机前需仔细检查并确认置换液泵管与机器置换液出口端连接严密,没有渗漏,确保患者液体出入量的平衡和保障治疗安全。所有的治疗参数与临床情况应每小时详细记录一次。

2.严密观察患者的意识和生命体征变化

生命体征的波动与变化往往是急性并发症的先兆,护士在巡视中要密切注意患者的主诉和临床反应,如是否恶心、呕吐、心慌、胸闷、寒战、出血倾向等。

3.急性并发症的预防与护理

血液透析的所有并发症都有可能在 HF、HDF 中出现,最需要警惕:①液体平衡误差;②置换液成分错误;③置换液被污染导致热原反应;④低血流量;⑤凝血。护士在临床护理操作中要加强责任心,严格执行操作规范,做到操作前、操作中、操作后查对,及时发现隐患,积极预防并发症。如置换液管与机器置换液出口端连接不紧密而致置换液渗漏,治疗中会出现置换液输入量少于患者体内被超滤的量,若不及时发现,会导致患者脱水过量,有效血容量下降而发生低血压、休克。只有严格查对才能防患于未然。

4.饮食指导

血液滤过或血液透析滤过在大量清除液体的同时,会丢失大量蛋白质、氨基酸、维生素,患者在饮食中若得不到及时补充,就可能发生因血液滤过治疗而引起的丢失综合征。因此,患者饮食中应增加优质蛋白质的摄入并多食富含维生素的蔬菜。维持性血液透析患者每天每千克体重的蛋白质摄入(dietary protein intake,DPI)为 1.2～1.5 g,而在进行 HF 或 HDF 治疗阶段蛋白质摄入量最好能达到每天每千克体重 1.5 g,其中 50%～70% 是高生物价蛋白质,以补足从滤过液中丢失的营养物质。为保证患者达到这一摄入水平,必须加强对患者的饮食指导和宣教,使患者能充分认识并自觉做到合理饮食。

5.反渗水监测与机器消毒

HF、HDF 治疗中大量的水是直接进入血液的,所以保证透析用水的高度洁净至关重要,哪怕是极低浓度的污染都会是致命的。反渗水必须定期做细菌培养和内毒素、水质的检测,使用在线式血液滤过机要注意置换液滤过器的有效期,严格按照厂家规定的寿限使用,以保证在线置换液的品质与安全。

在线式血液滤过机直接将自来水经过炭滤、软化、反渗等步骤制成净化水,再通过高精度的滤过器,使之成为无菌、无致热原的超纯水。超纯水与浓缩透析液经比例泵按一定的配比混合成置换液,再经过双重超净滤器滤过后输入体内。这一设计完善的净化系统最大的优点是方便,但同时浓缩透析液也必须保证高度的洁净,符合质控标准。有报道,在浓缩透析液污染较严重的情况下,第二级滤器后仍可发现细菌及热原物质。因此,在线 HDF 生成置换液时,特别要求使用成品 A 液和筒装 B 粉装置,以减少浓缩液方面的污染。

6.机器清洗、消毒和日常维护

必须严格遵照厂家要求实施,包括消毒液品种和消毒液浓度都应根据厂家要求选用,以确保每一次消毒的有效性和治疗安全性。停机日需开机冲洗 20～30 分钟,使机器管道内的水静止不超过 24 小时,以避免微生物的生长。停机超过 3 天应重新清洗消毒后再使用。

7.其他

使用挂袋式液体输入时,必须注意袋装置换液的有效期、颜色和透明度。更换置换液时应严格执行无菌操作。另外,在置换液输入体内之前建议装一个微粒滤过器,以杜绝致热原进入体内。

（郑玉莲）

第二节　血浆置换

血浆置换是指通过有效的分离、置换方法迅速地选择性从循环血液中去除病理血浆或血浆中的病理成分(如自身抗体、免疫复合物、副蛋白、高黏度物质、与蛋白质结合的毒物等),同时将细胞成分和等量的血浆替代品回输患者体内,从而治疗使用一般方法治疗无效的多种疾病的血液净化疗法。

自开展血浆置换疗法以来,常规应用两种分离技术,即离心式血浆分离和膜式血浆分离。随着血液净化技术的不断发展,离心式血浆分离已逐步被膜式血浆分离所替代。临床上膜式血浆分离又分为非选择性血浆置换与选择性血浆置换。

一、临床应用

(一)适应证

目前血浆置换的诊疗范畴已扩展至神经系统疾病、结缔组织病、血液病、肾脏病、代谢性疾病、肝脏疾病、急性中毒及移植等领域大约 200 种疾病,其主要适应证如下。

1.作为首选方法的疾病或综合征

冷球蛋白血症、抗肾小球基底膜病、吉兰-巴雷综合征、高黏滞综合征、栓塞性血小板减少性紫癜、纯合子家族性高胆固醇血症、重症肌无力、药物过量(如洋地黄中毒)、与蛋白质结合的物质中毒、新生儿溶血、自身免疫性血友病甲。

2.作为辅助疗法的疾病或综合征

急进性肾小球肾炎、抗中性粒细胞胞浆抗体阳性的系统性血管炎、累及肾脏的多发性骨髓瘤、系统性红斑狼疮(尤其是狼疮性脑病)。

(二)治疗技术及要求

1.血浆置换的频度

一般置换间隔时间为 1～2 天,连续 3～5 次。

2.血浆置换的容量

为了进行合适的血浆置换,需要对正常人的血浆容量进行估算,可按以下公式计算。

$$PV=(1-HCT)(B+C\times W)$$

式中:PV 为血浆容量;HCT 为血细胞比容;W 为干体重;B 男性为 1 530,女性为 864;C 男性为 41,女性为 47.2。

例如,一个 60 kg 的男性患者,HCT 为 0.40,则 PV=(1-0.40)(1530+41×60)。如血细胞比容正常(0.45),则血浆容积大致为 40 mL/kg。

3.置换液的种类

包括晶体液和胶体液。血浆置换时应用的晶体液为林格液(富含各种电解质),补充量为丢失血浆量的 1/3~1/2,500~1 000 mL。胶体液包括血浆代用品和血浆制品。血浆代用品包括中分子右旋糖酐、右旋糖酐-40、羟乙基淀粉(706 代血浆),补充量为丢失血浆量的 1/3~1/2;血浆制品有 5%清蛋白和新鲜冰冻血浆。一般含有血浆或血浆清蛋白成分的液体占补充液40%~50%。原则上补充置换液时采用先晶后胶的顺序,即先补充电解质溶液或血浆代用品,再补充蛋白质溶液,目的是使补充的蛋白质尽可能少丢失。

4.置换液补充方式

血浆置换时必须选择后稀释法。

5.置换液补充原则

等量置换,即丢弃多少血浆,补充多少血浆;保持血浆胶体渗透压正常;维持水、电解质平衡;如应用的胶体液为 4%~5%的清蛋白溶液时,必须补充凝血因子;为防止补体和免疫球蛋白的丢失,可补充免疫球蛋白;应用血浆时应注意减少病毒感染机会;置换液必须无毒性、无组织蓄积。

6.抗凝剂

可使用肝素或枸橼酸钠作为抗凝剂。肝素用量为常规血液透析的 1.5~2 倍。对于无出血倾向的患者,一般首剂量为 40~60 U/kg,维持量为 1 000 U/h,但必须根据患者的个体差异来调整。枸橼酸钠一般采用 ACD-A 配方,即含 22 g/L 枸橼酸钠和 0.73 g/L 枸橼酸,其用量为血流速度(mL/min)的 1/25~1/15。为防止低血钙,可补充葡萄糖酸钙。

二、常见血浆置换术

(一)非选择性血浆置换

1.原理

用血浆分离器一次性分离血细胞与血浆,将分离出来的血浆成分全部去除,再置换与去除量相等的 FFP(新鲜血浆)或清蛋白溶液。

2.适应证

重症肝炎、严重的肝功能不全、血栓性血小板减少性紫癜、多发性骨髓瘤、手术后肝功能不全、急性炎症性多神经炎、多发性硬化症等。

3.护理评估

(1)对患者的体重、生命体征、神志、原发病、治疗依从性进行评估,并做好相应干预措施。准确的体重有助于确定患者血浆置换的总量;对患者依从性的评估,有利于提升患者对治疗的信心和配合程度;评估可能的并发症以确定干预措施。

(2)对设备、器材、药物等进行评估,做好充分准备;对血浆、清蛋白等做好存放和保管。

(3)确认相关的生化检查(凝血指标)、操作过程、治疗参数。

(4)对血管通路及血液流量进行评估,确认静脉回路畅通,以免静脉压增高而引起血浆分离器破膜或再循环。

4.操作准备

(1)物品准备:配套血路管、血浆分离器、生理盐水2 000 mL、血浆分离机器、心电监护仪等。

(2)药品及置换液准备。

置换液:置换液成分原则上根据患者的基础疾病制定,如肝功能损害严重、低蛋白血症的患者应适当提高患者胶体渗透压,提高清蛋白成分;血栓性血小板减少性紫癜患者除了常规血浆置换外,可适当补充新鲜血小板;严重肝功能损害患者在血浆置换以后可适当补充凝血因子、纤维蛋白原等。置换液(以患者置换血浆3 000 mL为例)主要有两种配方:①清蛋白60 g、右旋糖酐-401 000 mL、706代血浆500 mL、平衡液1 000 mL、5%或10%葡萄糖500 mL(注:清蛋白根据医嘱稀释于5%或10%葡萄糖溶液500 mL)。②新鲜血浆1 000 mL、706代血浆500 mL、右旋糖酐-40 500 mL、平衡液500 mL、5%或10%葡萄糖500 mL。以上配方可根据患者病情或需要做适当调整。

抗凝剂:由于血浆置换患者大多为高危患者,故在抗凝剂的选择上首选低分子肝素。

葡萄糖酸钙:非选择性血浆置换时,在输入大量新鲜血浆的同时,枸橼酸钠也被输入体内,枸橼酸钠可以与体内钙离子结合,造成低血钙,患者出现抽搐,故可适当补充葡萄糖酸钙。

激素:由于血浆置换时输入了大剂量的异体蛋白,患者在接受治疗过程中可能出现变态反应。

(3)建立血管通路:采用深静脉留置导管或内瘘,动脉血流量应达到150 mL/min。静脉回路必须畅通,采用双腔留置导管时注意防止再循环。

5.操作过程及护理

血浆置换是一种特殊的血液净化方法,操作治疗时应有一个独立的空间,并有专职护士对患者进行管理和监护。术前向患者和家属做好心理护理和治疗风险意识培训,取得患者的积极配合。

(1)打开总电源,打开血浆分离机电源,开机并自检。

(2)连接血路管、血浆分离器,建立通路循环。

(3)阅读说明书,按血浆分离器说明书上的预冲方法,进行管路及血浆分离器的预冲。预冲的血流量一般为100~150 mL/min,预冲液体量为1 500~2 000 mL。用500 mL生理盐水加入2 500 U(20 mg)肝素,使血浆分离器和管路肝素化。

(4)设定各项治疗参数:每分钟血流量、每小时血浆分离量、置换总量、肝素量、治疗时间等。

(5)建立血管通路,静脉端注入抗凝剂(等待3~5分钟,充分体内肝素化),建立血液循环,引血时血流量应<100 mL/min。运转5~10分钟后患者无反应,加大血流量至100~150 mL/min;启动弃浆泵及输液泵。要求保持进出液量平衡,可将弃浆泵及输液泵流量调节至25~40 mL/min。

(6)观察血浆分离器及弃浆颜色,判断有无破膜现象发生。一旦出现破膜,立即更换血浆分离器。

(7)治疗过程中严密监测生命体征;随时观察跨膜压、静脉压、动脉压变化,防止破膜;观察变态反应及低钙反应;观察电解质及容量平衡。

（8）及时记录数据；及时处理各类并发症。

（9）下机前评估：患者生命体征、标本采集、抗凝剂总结、治疗目标值情况。

（10）书写记录，患者转运、交班；整理物品；处理好医疗废弃物及环境。

（二）选择性血浆置换

1.原理

选择性血浆置换也称为双重血浆置换。由血浆分离器分离血细胞和血浆，再将分离出的血浆引入血浆成分分离器（血浆成分分离器原则上按照分子量的大小进行选择，如胆红素分离器、血脂分离器等），能通过血浆成分分离器的小分子物质与清蛋白随血细胞回输入体内，大分子物质被滞留而弃去。根据弃去血浆量补充相应的清蛋白溶液，清蛋白的相对分子质量为 69 000，当致病物质分子量为清蛋白分子量 10 倍以上时，可采用选择性血浆置换。

2.适应证

多发性骨髓瘤、原发性巨球蛋白血症、家族性难治性高脂血症、难治性类风湿关节炎、系统性红斑狼疮、血栓性血小板减少性紫癜、重症肌无力、多发性硬化症、多发性神经炎及移植前后的抗体去除等。

3.护理评估

同非选择性血浆置换。

4.操作准备

（1）物品准备：配套血路管、血浆分离机、血浆分离器、血浆成分分离器、心电监护仪等。

（2）药品和置换液准备：生理盐水 4 000 mL、清蛋白溶液 30 g（备用，根据丢弃量补充所需清蛋白）、激素等。

（3）血管通路：同非选择性血浆置换。

（4）抗凝剂应用：同非选择性血浆置换。

5.操作过程与护理

（1）打开总电源，打开血浆分离机电源，开机并自检。

（2）连接血路管、血浆分离器及血浆成分分离器，建立通路循环。

（3）按照说明书要求预冲血浆分离器、成分分离器及管路。预冲流量为 100～150 mL/min，预冲液量为 2 500～3 000 mL。最后用 1 000 mL 生理盐水加入 2 500 U（40 mg）肝素使血浆分离器、血浆成分分离器和血路管肝素化。

（4）设定各项治疗参数：血流量 mL/min、血浆分离量 mL/h、成分分离器流量 mL/h、血浆置换总量、肝素量、治疗时间等。

（5）建立血管通路，注入抗凝剂，建立血液循环，引血时建议血流量＜100 mL/min。运转5～10 分钟后患者无不适反应，治疗血流量增至 120～150 mL/min，启动血浆泵、弃浆泵及返浆泵。

（6）操作中严密监测动脉压、静脉压、跨膜压的变化，以防压力增高，引起破膜。

（7）观察血浆分离器、成分分离器及弃浆颜色，判断有无破膜发生。一旦发生破膜，及时更换。

（8）选择性血浆分离，根据患者体重和病情决定血浆置换总量，根据分子大小决定弃浆量，一次选择性血浆置换会丢弃含有大分子蛋白的血浆 100～500 mL。

（9）治疗过程中严密监测 T、P、R、BP；随时观察跨膜压、静脉压、动脉压变化，防止破膜；观察电解质及容量平衡。

(10)及时记录数据；及时处理各类并发症。

(11)达到治疗目标值，下机。

(12)完成护理记录；向患者所在病房交班；合理转运危重患者；整理物品；处理医疗废弃物。

三、并发症及护理干预

血浆置换的并发症同常规血液净化的并发症、血管通路的相关并发症、抗凝的并发症等。与血浆置换特别相关的并发症如下。

(一)变态反应

新鲜冰冻血浆含有凝血因子、补体和清蛋白，但由于其成分复杂，常可诱发变态反应。据文献报道，变态反应发生率为0～12%。补充血液制品前，静脉给予地塞米松5～10 mg或10%葡萄糖酸钙20 mL并选择合适的置换液是预防和减少过敏的关键。

治疗过程中要严密观察，如出现皮肤瘙痒、皮疹、寒战、高热时不可随意搔抓皮肤，应及时给予激素、抗组胺药或钙剂，可摩擦皮肤以缓解瘙痒。治疗前认真执行三查七对，核对血型，血浆输入速度不宜过快。

(二)低血压

引起低血压的主要原因：置换液补充过缓，有效血容量减少；应用血制品引起变态反应；补充晶体溶液时，血浆胶体渗透压下降。血浆置换中应注意血浆等量置换，即血浆出量应与置换液输入量保持相等。当患者血压下降时可先输入胶体溶液，血压稳定时再输入晶体溶液。要维持水、电解质的平衡，保持血浆胶体渗透压稳定。当患者出现低血压时可延长血浆置换时间，血流量应控制在50～80 mL/min，血浆流速相应减低，血浆出量与输入的血浆和液体量保持平衡。

(三)低血钙

新鲜血浆含有枸橼酸钠，过多、过快输入新鲜血浆容易导致低血钙，患者会出现口麻、腿麻及小腿肌肉痉挛等低血钙症状，严重时发生心律失常。治疗前应常规静脉注射10%葡萄糖酸钙10 mL，注意控制枸橼酸钠输入速度，出现低钙反应时及时补充钙剂。

(四)出血

严密观察皮肤及黏膜、消化道等有无出血点，进行医疗护理操作时，动作轻柔、娴熟，熟练掌握静脉穿刺技巧，避免反复穿刺加重出血。一旦发生出血，立即通知医师采取措施，必要时用鱼精蛋白中和肝素，用无菌纱布加压包扎穿刺点，并观察血小板的变化。

(五)感染

当置换液含有致热原、血管通路发生感染、操作不严谨时，患者会出现感染、发热等。血浆置换是一种特殊的血液净化疗法，必须严格无菌操作，患者应置于单间进行治疗，要求治疗室清洁，操作前紫外线照射30分钟，家属及无关人员不得进入治疗场所。操作人员必须认真洗手，戴口罩、帽子，配置置换液时需认真核对、检查、消毒，同时做到现配现用。

(六)破膜

血浆分离的滤器因为制作工艺的原因而受到血流量及跨膜压的限制，如置换时血流量过大或置换量增大，往往会导致破膜。故应注意血流量在100～150 mL/min，每小时分离血浆<1 000 mL，跨膜压控制于6.7 kPa(50 mmHg)。预冲分离器时注意不要用血管钳敲打，防止破膜。

(郑玉莲)

第三节　血液灌流

一、概述

(一)概念

血液灌流是指将患者的血液引出体外并经过具有光谱解毒效应的血液灌流器,通过吸附的方法来清除体内有害的代谢产物或外源性毒物,最后将净化后的血液回输患者体内的一种血液净化疗法。在临床上被广泛地用于药物和化学毒物的解毒,尿毒症、肝性脑病及某些自身免疫性疾病等的治疗。

(二)吸附剂

经典的吸附剂包括活性炭和树脂。

(1)活性炭:是一种非常疏松多孔的物质,其来源相当多样,包括植物、果壳、动物骨骼、木材、石油等,经蒸馏、炭化、酸洗及高温、高压等处理后变得疏松多孔。活性炭吸附力强的主要原因就在于多孔性,无数的微孔形成了巨大的比表面积。活性炭的特点是大面积(1 000 m/g 以上)、高孔隙和孔径分布宽,它能吸附多种化合物,特别是极难溶于水的化合物,对肌酐、尿酸和巴比妥类药物具有良好的吸附性能。

(2)树脂:树脂是一类具有网状立体结构的高分子聚合物,根据合成的单体及交联剂的不同分为不同的种类。血液净化吸附剂采用吸附树脂,吸附树脂又分为极性吸附树脂和非极性吸附树脂。XAD-4、XAD-7 等对有机毒物、脂溶性毒物的吸附作用大;XAD-2 树脂对疏水集团毒素(如有机磷农药、地西泮等)的吸附力大;XAD 系列树脂的解毒作用优于活性炭,其吸附的毒物分子量为 500～20 000 D。一般认为血液灌流的吸附解毒作用优于血液透析。如对苯巴比妥钠等镇静安眠药、解热镇静剂、三环类抗忧郁药、洋地黄、地高辛、茶碱、卡马地平、有机氯、百草枯等的解毒作用优于血液透析。对脂溶性高、分布容积大、易与蛋白结合的毒物解毒作用也优于血液透析。

(三)理想的血液灌流吸附必须符合以下标准

(1)与血液接触无毒无变态反应。

(2)在血液灌流过程中不发生任何化学反应和物理反应。

(3)具有良好的机械强度,耐磨损,不发生微粒脱落,不发生变形。

(4)具有较高的血液相容性。

(5)易消毒清洗。

二、血液灌流的方法、观察及护理

(一)方法

进行血液灌流时,应将吸附罐的动脉端向下,垂直立位,位置高度相当于患者右心房水平,用5％葡萄糖溶液 500 mL 冲洗后,再用肝素盐水(2 500 U/L 盐水)2 000 mL 冲洗,将血泵速度升至 200～300 mL/min 冲洗灌流器,清除脱落的微粒,并使碳颗粒吸水膨胀,同时排尽气泡。冲洗过程中,可在静脉端用止血钳反复钳夹血路以增加血流阻力,使冲洗液在灌流器内分布更均匀。灌流时初始肝素量为 4 000 U 左右,由动脉端注入,维持量高,总肝素量为每次 6 000～8 000 U,较常规血液透析量大,因活性炭可吸附肝素,要求部分凝血活酶时间、凝血酶时间及活化凝血时间达正常的 1.5～2.0 倍。

(二)血管通路

应用临时血管通路。首选股静脉、颈内静脉及锁骨下静脉,也可采用桡动脉-贵要静脉、足背动脉-大隐静脉。个别情况下也可使用内瘘或外瘘。血流量以 50 mL/min 开始,若血压、脉搏和心率稳定可提高至 150～200 mL/min。

(三)观察

每次血液灌流 2 小时,足以有效地清除毒物。如果长于 2 小时吸附剂已被毒物饱和而失效。如果 1 次灌流后又出现反跳时(组织内毒物又释放入血液),可再进行第 2 次灌流,但 1 次灌流时间不能超过 2 小时。血液灌流如与血液透析联合治疗,则灌流器应装于透析器之前;结束时把灌流器倒过来,动脉端在上,静脉端在下,用空气回血,不能用生理盐水,以免被吸附的物质重新释放入血。

(四)不良反应

(1)血小板减少:临床上较多见。另外活性炭也可吸附纤维蛋白原,这是造成出血倾向的原因之一。

(2)对氨基酸等生理性物质的影响:血液灌流能吸附氨基酸,尤其对色氨酸、蛋氨酸等芳香族氨基酸吸附量最大,但一般机体有代偿功能,若长期使用,应引起警惕。

(3)对药物的影响:因能清除许多药物,如抗生素、升压药等,药物治疗时应注意剂量调整。

(4)低体温:常发生于冬天使用简易无加温装置血液灌流时。

(五)护理措施及注意事项

(1)密切观察患者的生命体征、神志变化、瞳孔反应等,保持呼吸道通畅。呼吸道分泌物过多的昏迷患者,应将头侧向一边,并及时减慢血流速度,去枕平卧。使用升压药,扩充血容量,如补液及输血、清蛋白、血浆等。但药物应在血路管的静脉端注入,或经另外的补液途径注入,否则药物被灌流器吸附,达不到有效浓度。若患者在灌流之前血压已很低,则可将充满预冲液的管路直接与患者的动静脉端相连接。

(2)血液灌流前大多患者由于药物影响处于昏迷状态,随着血液灌流的作用,药物被灌流器逐渐吸附,1.0～1.5 小时后患者逐渐出现躁动、不安,需用床档加以保护,以防坠床;四肢和胸部可用约束带进行约束,但不能强按患者的肢体,防止发生肌肉撕裂、骨折或关节脱位;背部应垫上软垫防止背部擦伤和椎骨骨折;必要时用包有纱布的压舌板垫在患者的上下齿之间,防止咬伤舌头,并注意防止舌后坠。

(3)保持体外循环通畅。导管应加以固定,对躁动不安的患者适当给予约束,必要时给予镇静剂。防止因剧烈活动而使留置导管受挤压变形、折断、脱出,管道的各个接头须紧密连接,防止滑脱出血或空气进入导管引起空气栓塞。

(4)严密观察肝素抗凝情况,若发现灌流器内血色变暗、动脉和静脉壶内有血凝块,则应调整肝素剂量,必要时更换灌流器及管路。

(5)如用简易的血泵做血液灌流,没有监护装置,则必须严密观察是否有凝血、血流量不足和空气栓塞等情况。如出现动脉除泡器凹陷,则提示血流量不足,应考虑动脉穿刺针是否位置不当、动脉管道是否扭曲折叠、血压是否下降;若动脉除泡器变硬、膨胀,血液溢入除泡器的侧管,提示动脉压过高,灌流器凝血;若同时伴有静脉除泡器液面下降,则应适当增加肝素的用量;在无空气监测的情况下,一旦空气进入人体内将会发生严重的空气栓塞,因此要密切注意各管道的连接,严防松脱,注意动静脉除泡器和灌流器的安全固定。

(6)维持性血液透析患者合并急性药物或毒物中毒需要联合应用血液透析和血液灌流时,灌流器应置于透析器之前,有利于血液的加温,以免经透析器脱水后血液浓缩,使血液阻力增大,导致灌流器凝血。

(7)患者有出血倾向时,应注意肝素的用法,如有需要,可遵医嘱输新鲜血或浓缩血小板。

(8)若患者在灌流1小时左右出现寒战、发热、胸闷、呼吸困难等反应,可能是灌流器生物相容性差所致,可静脉注射地塞米松,给予吸氧,但不要盲目终止灌流,以免延误抢救。

(9)观察反跳现象:血液灌流只是清除了血中的毒物,而脂肪、肌肉等组织已吸收的毒物的不断释放、肠道中残留毒物的再吸收等,都会使血中毒物浓度再次升高而再度引起昏迷,会出现昏迷-灌流-清醒-再昏迷-再灌流-再清醒的情况。因此,对脂溶性药物如有需要,应继续多次灌流,直至病情稳定为止。如有条件,应在灌流前后采血做毒物、药物浓度测定。

(10)血液灌流只能清除毒物本身,不能纠正毒物已经引起的病理生理的改变,故中毒时一定要使用特异性的解毒药。如有机磷农药中毒时,血液灌流不能恢复胆碱酯酶的活性,必须使用解磷定、阿托品治疗。

(11)应根据病情采取相应的治疗措施,如洗胃、导泻、吸氧、呼吸兴奋剂、强心、升压、纠正酸中毒、抗感染等。

(12)做好心理护理。多数药物中毒患者都是因对生活失去信心或与家庭成员、同事发生矛盾而服药,故当患者神志逐渐清楚时,护士要耐心劝解、开导、化解矛盾,使患者情绪稳定,从而积极配合治疗。

(郑玉莲)

第四节　腹　膜　透　析

腹膜透析是指灌入腹腔内的透析液与腹膜毛细血管内的血液之间水和溶质的交换过程,是利用人体的腹腔和包围腹腔的腹膜进行透析。通过不断更换新鲜透析液,达到清除毒素,脱去多余水分,纠正酸中毒和电解质紊乱的治疗目的。

一、腹膜透析的原理

腹膜是一天然的生物半透膜,其面积相当于人体的体表面积,内含丰富的毛细血管和淋巴管系统,具有渗透、扩散作用和吸收、分泌功能,在腹膜透析中起着透析膜的作用。

腹膜透析过程中,溶质的转运是通过弥散和对流两种方式,而水的清除靠渗透压超滤。

(一)弥散

弥散是腹膜透析清除毒性物质的主要机制,根据道南平衡原理,血液中溶质的浓度如高于透析液,而腹膜又能通过,将会进入透析液中;反之,透析液中溶质浓度高时,则通过腹膜进入血中,直到腹膜两侧液体中溶质成分趋于平衡为止。

(二)影响溶质弥散的因素

1.浓度梯度

浓度梯度是溶质在血液和透析液之间弥散的动力。浓度梯度越大,溶质弥散的速度越快;浓度梯度越小,溶质弥散的速度越慢。

2.溶质分子量

小分子物质比大分子物质容易通过。

3.有效血液循环量

腹膜毛细血管的血液循环中有大量的代谢废物。在成年人,腹膜对尿素氮的清除率一般不超过每分钟 30 mL。

4.腹膜的通透性和腹膜面积

大分子物质清除率除与浓度梯度有关外,还与腹膜的通透性和总有效面积有关。

5.内皮细胞表面电荷

内皮细胞与其他细胞一样,带有表面电荷,这些电荷影响带电溶质的被动转运。

(三)影响溶质清除的其他因素

1.透析液

透析液交换量及频率,透析液腹腔存留时间,透析液的温度、渗透浓度。

2.患者自身情况

残余肾功能,尿素生成速率,患者的饮食等。

(四)水分子的清除

在滤过压的作用下,水从血液侧向透析液侧的移动称为超滤。在水通过腹膜的同时也带出一定的溶质,此为溶质的抽吸作用,溶质运转的这一方式称为对流运转。水分子的清除主要靠渗透压或静水压梯度。

(五)影响水分子清除的因素

(1)腹膜两侧渗透梯度。

(2)腹膜溶质转运特性。

(3)透析液存留时间。

(4)有效腹膜面积。

(5)腹腔静水压。

(6)淋巴液回流量。

二、腹膜透析的基本构建

腹膜透析的基本构建包括腹膜透析管、腹膜透析液,若进行自动化腹膜透析治疗则还包括腹膜透析机。

(一)腹膜透析管

腹膜透析管分类:慢性腹膜透析管、急性腹膜透析管。

(二)腹膜透析液

腹膜透析液主要成分:电解质、缓冲药和渗透药。

三、腹膜透析的基本方式

常用的腹膜透析方法有间歇性腹膜透析、持续不卧床腹膜透析、连续循环腹膜透析、夜间间歇性腹膜透析和潮式腹膜透析。

(一)间歇性腹膜透析

间歇性腹膜透析适用于急性肾衰竭做持续不卧床腹膜透析的初级阶段,用于毒素水平高、水钠潴留严重,急需清除毒素、纠正酸中毒及电解质紊乱的患者。每次腹膜透析液在腹腔保留时间为 1 小时,每天交换 10~20 次,每周透析时间不少于 36 小时。

(二)持续不卧床腹膜透析

持续不卧床腹膜透析是目前最广泛应用于临床的一种腹膜透析方法。慢性肾衰竭需长期透析患者及重症监护室内的肾衰竭、实施其他血液净化治疗有困难的患者宜选用此方法。持续不卧床腹膜透析每天交换腹膜透析液 4~5 次,每次 2 000 mL。

(三)连续循环腹膜透析

连续循环腹膜透析是利用腹膜透析机进行夜间持续循环式腹膜透析,适用于医院内的重危患者或在家庭中做连续循环腹膜透析有困难的患者。

四、腹膜透析适应证和禁忌证

(一)适应证

(1)急性肾衰竭。

(2)慢性肾衰竭。

(3)急性药物或毒物中毒。

(4)电解质、酸碱平衡失调,如高钾血症、高钙血症、代谢性酸中毒。

(5)其他:急性坏死性胰腺炎。

(二)禁忌证

1.绝对禁忌证

各种疾病、外伤或手术导致的腹膜广泛粘连、纤维化或缺失,不能经手术修补的腹腔缺损,腹腔存在持续引流管。

2.相对禁忌证

慢性阻塞性肺疾病及呼吸功能障碍、新近的腹部手术、全身性血管疾病、蛋白质-热量摄入障碍、腹腔内巨大肿瘤、妊娠晚期、精神病不能合作者。

五、腹膜透析的护理

(一)出口的护理

(1)检查出口处有无红、肿、痛,有无渗出物及脓性分泌物。

(2)定时消毒出口处,当出口处结痂过多时,可用无菌镊子轻轻夹掉。

(二)腹膜透析液需加温

腹膜透析液需加温至 37 ℃(高于正常体温 1 ℃)加热后需摇匀,操作前、加温时既不能撕开外包装,也不能浸在热水中加温。

(三)常见并发症的护理

1.透析液引流不畅或腹透管堵塞

改变体位、排空膀胱、加强肠蠕动可服导泻药或灌肠、以肝素盐水或尿激酶封管,若移位则需调节导管位置。

2.腹膜炎

腹膜炎是腹膜透析最主要的并发症。

(1)腹膜炎的典型症状:发热、恶寒、腹痛、腹膜透析排出液浑浊。

(2)腹膜炎的处理原则:保留最浑浊的透析液送检;1.5%透析液连续冲洗腹腔4~6次,每次1 000 mL;静脉输入加腹腔注入抗生素。

(3)真菌性腹膜炎治疗困难,多需终止腹膜透析。

3.腹膜失超滤

当腹膜炎反复发作时,可使有效腹膜透析面积减少,溶质清除功效下降,水超滤功能减退。

(郑玉莲)

第五节　血　液　透　析

一、概述

血液透析是急、慢性肾衰竭患者肾脏替代治疗方式之一,采用弥散、超滤和对流原理清除血液中有害物质和过多水分,目前把广泛应用于维持性血液透析患者的普通血液透析称为标准血液透析。血液透析常见的种类有低通量血液透析和高通量血液透析。

(一)适应证

患者是否需要血液透析治疗及治疗方案应由有资质的肾脏专科医师决定。

1.终末期肾病

透析指征:非糖尿病肾病患者肾小球滤过率(eGFR)<10 mL/(min·1.73 m^2);糖尿病肾病eGFR<15 mL/(min·1.73 m^2)。当有下列情况时,可酌情提前开始透析治疗:严重并发症经药物治疗等不能有效控制者,如血容量过多,包括急性心力衰竭、顽固性高血压;高钾血症;代谢性酸中毒;高磷血症;贫血;体重明显下降和营养状态恶化,尤其是伴有恶心、呕吐等。

2.急性肾损伤

无尿或少尿2天(48小时)以上,伴有高血压、水中毒、肺水肿、脑水肿之一者;血清肌酐(Scr)≥442 μmol/L(5 mmol/dl);高钾血症,K$^+$≥6.5 mmol/L;代谢性酸中毒,二氧化碳结合力(CO$_2$CP)≤13 mmol/L,纠正无效。

3.药物或毒物中毒

毒物能够通过透析膜析出,且毒物剂量不大,与机体的作用速度不太快的可行透析。应争取在服毒后16小时以内进行。

4.其他

如严重水电解质紊乱、酸碱平衡失调,严重高热、低体温等。

(二)相对禁忌证

无绝对禁忌证,但下列情况应慎用:①颅内出血或颅内压增高;②药物难以纠正的严重休克;③严重心肌病变并有难治性心力衰竭;④活动性出血;⑤精神障碍不能配合血液透析治疗纠正的严重休克。

(三)血管通路准备

临时或短期血液透析患者可以选用临时中心静脉置管血管通路,需较长期血液透析患者应选用长期血管通路。患者应配合取正确卧位以建立体外血液循环通路。

(四)治疗原则

1.首次透析患者(诱导透析期)

(1)透析前应做肝炎病毒、HIV 和梅毒血清学检查,以决定透析治疗分区及血液透析机安排。

(2)确立抗凝方案。

(3)确定每次透析治疗时间:建议首次透析时间不超过 3 小时,以后每次逐渐延长透析时间,直至达到设定的透析时间(每周 2 次透析者 5.0～5.5 小时/次,每周 3 次者 4.0～4.5 小时/次;每周总治疗时间不低于 10 小时)。

(4)确定血流量:首次透析血流速度宜适当减慢,可设定为 150～200 mL/min。以后根据患者情况逐渐调高血流速度。

(5)选择合适膜面积透析器(首次透析应选择相对小面积透析器),以减少透析失衡综合征发生。

(6)透析液流速可设定为 500 mL/min。通常不需调整,如首次透析中发生严重透析失衡表现,可调低透析液流速。

(7)透析液成分常无特别要求,可参照透析室常规应用。如果患者严重低钙,则可适当选择高浓度钙的透析液。

(8)透析液温度常设定为 36.5 ℃左右。

(9)确定透析超滤总量和速度:根据患者容量状态及心肺功能、残余肾功能等情况设定透析超滤量和超滤速度。建议每次透析超滤总量不超过体重的 5%。存在严重水肿、急性肺水肿等情况时,超滤速度和总量可适当提高。在 1～3 个月逐步使患者透后体重达到理想的"干体重"。

(10)透析频率:诱导透析期内,为避免透析失衡综合征,建议适当调高患者每周透析频率。根据患者透前残肾功能,可采取开始透析的第一周透析 3～5 次,以后根据治疗反应及残肾功能、机体容量状态等,逐步过渡到每周透析 2～3 次。

2.维持透析期

维持透析患者每次透析前均应进行症状和体征评估,观察有无出血,测量体重,评估血管通路,并定期进行血生化检查及透析充分性评估,以调整透析处方。

(1)确立抗凝方案。

(2)确定超滤量及超滤速度。

(3)透析治疗时间:依据透析治疗频率,设定透析治疗时间。建议每周透析 2 次为 5.0～5.5 小时/次,每周 3 次者为 4.0～4.5 小时/次,每周透析时间至少 10 小时以上。

(4)透析治疗频率:一般建议每周透析 3 次。对于残肾功能较好、残肾尿素清除率(Kru)2 mL/(min·1.73 m²)以上、尿量 200 mL/min 以上且透析间期体重增长不超过 3%～5%、心功能较好者,可予每周透析 2 次,但不作为常规透析方案。

(5)血流速度:每次透析时,先予 150 mL/min 血流速度治疗 15 分钟左右,如无不适反应,调高血流速度至 200～400 mL/min。要求每次透析时血流速度最低 200～250 mL/min。存在严重心律失常患者,可酌情减慢血流速度,并密切监测患者治疗中心律变化。

(6)透析液设定。

(五)并发症

(1)透析中低血压:指透析中收缩压下降>2.7 kPa(20 mmHg)或平均动脉压降低 1.3 kPa(10 mmHg)以上,并有低血压症状。

(2)肌肉痉挛:多出现在每次透析的中后期。一旦出现应首先寻找诱因,然后根据原因采取处理措施,并在以后的透析中采取措施,预防再次发作。

(3)恶心和呕吐。

(4)头痛、胸痛和背痛。

(5)皮肤瘙痒:是透析患者常见不适症状,有时严重影响患者生活质量。

(6)失衡综合征:指发生于透析中或透析后早期,以脑电图异常及全身和神经系统症状为特征的一组病症,轻者可表现为头痛、恶心、呕吐及躁动,重者出现抽搐、意识障碍甚至昏迷。

(7)透析器反应:既往又名"首次使用综合征",也见于透析器复用患者,临床分为 A 型反应(变态反应型)和 B 型反应。A 型透析器反应主要发病机制为快速的变态反应,常于透析开始后 5 分钟内发生,少数迟至透析开始后 30 分钟。发病率不到 5 次/10 000 透析例次。依据反应轻重可表现为皮肤瘙痒、荨麻疹、咳嗽、喷嚏、流清涕、腹痛、腹泻,甚至呼吸困难、休克、死亡等。一旦考虑 A 型透析器反应,应立即采取处理措施,并寻找原因,采取预防措施,避免以后再次发生。

(8)溶血:表现为胸痛、胸部压迫感、呼吸急促、腹痛、发热、畏寒等。

(9)其他:空气栓塞、心律失常、发热、透析器破膜、体外循环凝血。

(六)血液透析监测与充分性评估

加强维持性血液透析患者的管理及监测是保证透析效果、提高患者生活质量、改善患者预后的重要手段,包括建立系统而完整的病历档案和透析间期患者的教育管理,定期监测、评估各种并发症和合并症情况,并做相应处理。对终末期肾病患者进行充分的血液透析治疗,是提高患者生活质量、减少并发症、改善预后的重要保证。对血液透析进行充分性评估是改进透析,保证透析质量的重要方法。

二、护理措施

(一)心理指导

由于维持性血液透析患者的透析治疗周期长、费用高、依赖性强,患者易产生悲观失望及不明原因的情绪波动,如抑郁、焦虑、逆反行为。患者应积极面对,及时与医护沟通,进行双向交流,以减轻心理压力;适度活动与充分休息,保证充足的睡眠,避免过度劳累和精神紧张;冬天避免寒冷的刺激,避免去人多的地方,防止感染。

(二)饮食指导

维持性透析患者的饮食原则应为高热量、优质蛋白、高钙低磷、低盐低钾,控制水分摄入,补充适量水溶性维生素。

1.摄取足够的蛋白质和热量

每周透析 2 次的患者,蛋白质的摄入量为 1.0～1.2 g/(kg·d);每周 3 次的患者,蛋白质的摄入量为 1.2～1.5 g/(kg·d)。优质动物蛋白应占 50％以上,如牛奶、鸡蛋、瘦肉、鱼虾等。

2.限制钠盐的摄入

钠盐的摄入应控制在 3～5 g/d。根据水肿及血压水平调整钠的摄入(钠的来源:食盐、酱油、盐渍食品、腌制食品、烟熏食品、咸菜、酱类等);严重高血压、水肿或血钠较高、无尿患者,每天应限制在 2 g 以内。不吃腌制食品,远离加工食品,限制使用调味品,恰当使用低钠盐(注意避免高钾摄入)。一般一啤酒瓶盖食盐是 6 g,1 g 食盐中约含 400 mg 钠。

限钠的技巧:①尽量利用食物的本身味道(原汁蒸、炖);②可适当采用酸味、甜味等调味品替代咸味(番茄汁、芝麻酱);③可适当利用葱、姜、蒜的特殊味道来减少食盐的使用,逐步改变自己的饮食习惯;④勾芡(烹调时不放盐,将盐放入芡汁里);⑤炒菜时不加盐只在进餐时放少量盐,减少外出就餐。

3.控制磷代谢

治疗慢性肾衰竭继发甲状旁腺功能亢进症的关键在于控制磷的代谢,其中重要的一环是积极限制饮食中的含磷量。磷的摄入最好限制在 600～1 200 mg。蛋白质含量高的食物往往含磷丰富,如动物乳汁、瘦肉、蛋、奶、动物内脏、海带、紫菜、芝麻酱、花生、干豆类、坚果、粗粮等含磷均较丰富。

4.限制钾的摄入

高钾血症是维持性血液透析患者常见的危急并发症。钾离子过高会抑制心肌和神经肌肉系统。高钾血症的临床表现为心律不齐、极度疲乏衰弱、四肢无力、心率缓慢、心音减弱。肾脏排钾的特点:多吃多排,少吃少排,不吃也排。大部分食物都含有钾,蔬菜和水果是钾的最好食物来源。

限制钾摄入的技巧:①限制钾的摄入,慎用含钾高的食物,如蘑菇、海菜、豆类、莲子、卷心菜、榨菜及香蕉、橘子等。②可以通过改变烹饪方法来减少食物中的钾含量,如绿叶蔬菜先浸泡 30 分钟,再过沸水后再炒;土豆等根茎类蔬菜,可去皮切薄片,浸水后再煮;鱼肉等先水煮再进一步烹调,避免食用汤汁。③推荐多吃瓜菜,如冬瓜、丝瓜等,它们所含的钾比绿叶菜低。④用蔬菜煮成的汤均含钾,避免食用"汤泡饭"。⑤市面上出售的代盐及无盐酱油含钾量比普通食盐高,不宜过多食用(氯化钾代替氯化钠)。

5.维持水平衡

患者出现水肿、少尿或无尿时应限制水的摄入量。两次透析间期体重增长以不超过干体重的 3％～5％为宜。进水量为前一天尿量加 500 mL 不显性失水。食物含水量奶酪(固态)>酸奶(半固态)>牛奶(液态),馒头、烙饼>面条、炒面>汤面。

注意饮水的小技巧:①尽量避免进食含水量多的食物,如稀饭、汤汁、牛奶等;②将一天可喝的水,用带有刻度的容器装好,并分配饮用;③用带有刻度的容器装好或将部分水混合柠檬汁结成冰块,口渴时含在口中,让冰块慢慢溶化;④稍微口渴时,可用棉棒润湿嘴唇或漱口,十分口渴时再小口喝水。

(三)内瘘护理指导

是维持性血液透析患者的生命线,患者及家属要积极、主动配合医护人员保持动静脉内瘘良好功能状态。

（1）保持内瘘皮肤清洁，每次透析前彻底清洗手臂。

（2）透析结束当天穿刺部位要保持局部清洁干燥，创可贴覆盖不宜超过 24 小时，以防感染。

（3）透析结束时，建议指导患者及家属采用指压法（即点状压迫法）15～20 分钟，最长不宜超过 30 分钟，加压力度适宜，以不渗血及能扪及搏动震颤或听到血管杂音为宜。如果发生穿刺处出现血肿或出血，立即正确按压止血点，呼叫医师或护士帮助处理。

（4）出现血肿在 24 小时内先用冰袋冷敷，24 小时后可热敷，并涂搽多磺酸黏多糖乳膏消肿，如有硬结，可每天热敷并用多磺酸黏多糖乳膏涂搽按摩，每天 2 次，每次 15 分钟。如果有瘀斑，可局部贴敷土豆片或使用 50％的硫酸镁湿敷，远红外线烤灯辅助治疗，促进瘀斑吸收，减轻局部肿胀。

（5）造瘘侧手臂不能受压，衣袖要宽松；不佩戴过紧饰物；夜间睡眠不能将造瘘侧手臂压垫于枕后，尽量避免卧向内瘘侧，内瘘侧手臂不可提重物；禁止在内瘘侧肢体测量血压、输液、输血。

（6）每天定时判断动静脉内瘘是否通畅。每天晨起、睡前用对侧手示指、中指、环指指腹触摸内瘘吻合口处静脉有无震颤，也可用对侧耳听血管杂音，如震颤、杂音减弱或消失，立即到医院请医师处理。

（7）适当活动造瘘手臂，可长期定时进行手握橡皮健身球活动；避免造瘘手臂外伤，以免引起大出血。非透析时间可常戴护腕，护腕松紧应适度，过紧易压迫动静脉内瘘导致内瘘闭塞。有动脉瘤者应用弹性绷带加以保护，避免继续扩张及意外破裂。

（8）注意维持足够的血容量，在脱水量大、呕吐、腹泻、低血压、高热时注意内瘘是否通畅，指导患者注意观察吻合口的血管杂音及血管震颤的强弱，如发现血管杂音改变，搏动减弱，或局部血管曲张，结节形成等，均提示内瘘有狭窄的可能，应立即到医院就诊。

（四）用药指导

维持性血液透析患者常伴有高血压、贫血等，患者应大致了解抗高血压药、钙制剂不同的服药方式，促红细胞生成素及铁剂的名称、剂量、作用、用法、注意事项及可能产生的不良反应。各种抗高血压药及胰岛素制剂必须在医师指导下正规、长期服用，患者因学会自我监测血压及血糖，防止低血压或低血糖。透析中血压波动较大以及透析过程中经常低血压的患者在透析前停服抗高血压药或减量，以免透析过程中出现低血压。糖尿病肾病患者建议透析日胰岛素减量或停用。外出或透析时应携带急救卡片或含糖糕点，防止发生低血糖。口服铁剂应饭后服，忌饮浓茶。使用促红细胞生成素的患者，要注意监测血压及血常规，用药期间如出现不良反应，及时通知医师处理。

（五）运动康复

运动以有氧运动为主。适合血液透析患者的运动方式有散步、打太极拳、游泳、慢跑步、慢骑自行车、广场舞等。运动量适当以运动时微有汗出，稍感疲劳为宜，锻炼时应根据患者的年龄、病情，注意循序渐进。注意心率、血压的监测，若有气喘、头晕、全身无力，应立即中止，及时就医。量力而行做家务，劳逸结合，尽量自理生活，以分散对疾病的注意力，条件允许时可重返工作岗位，以实现自身价值，回归社会。

（郑玉莲）

第六节 血液透析相关血标本采集

血液透析前、透析后的血尿素氮（BUN）、肌酐（Cr）、电解质等标本必须采自同一次血液透析。血液透析前血样必须采自透析开始前,避免血样被生理盐水或肝素稀释;血液透析后血样采用慢泵或停泵技术采集,避免血样被再循环的血液稀释,并且可以减少尿素反弹的影响。血液透析过程中血尿素氮等采样应标准化,以保证血液透析前后结果的可比性。

一、血液透析前血样采集

(一)以动静脉内瘘或人造血管为血管通路时的血样采集

(1)在连接动脉管路前,可由动脉或静脉端采血,必须确保采血前穿刺针或管腔内没有生理盐水(或肝素)。目的是为了防止血样被稀释。

(2)如果血液透析已经开始或管腔内有生理盐水(或肝素),则不能采样。目的是防止采集透析后的血样或血样被稀释。

(二)以留置导管为血管通路时的血样采集

(1)血液透析前,从动脉或静脉导管内抽出封管用的生理盐水(或肝素),必须确保采血前穿刺针或管腔内没有生理盐水(或肝素)。目的为防止血样被稀释。

(2)对成人患者,采用无菌技术,从动脉导管内抽出 10 mL 血液;对儿童患者,根据封管量抽出 3～5 mL 血液。如果准备回输,则不要丢弃这些血液并保持无菌。可确保血样不被肝素稀释。

(3)更换注射器,抽取血样。可以回输步骤(2)中预先抽取的血液(注意:回输液必须从静脉端滤网回输)。目的为回输可以减少失血,对儿童患者尤为有益。

(4)开始血液透析。

二、血液透析后血样采集

(一)慢泵技术

减慢血泵至 50～100 mL/min,持续 15 秒。

(1)目的:去除动脉穿刺针及管腔内的死腔,使动脉穿刺针及管腔内充满没有再循环的血液,防止血管通路再循环对采样的影响。

(2)方法:①维持血泵转速在 50～100 mL/min,持续 15 秒,从动脉管路采样点采集透析后的血液样本。目的:保证采集的血样是未经过透析的血液。②停止血泵,按常规回血及卸下管路。

(二)停泵技术

透析完成后,关闭透析液或减至容许的最低血液流速,降低超滤率至 50 mL/h,或降至可能的最低跨膜压,或停止超滤。

(1)目的:停止血液透析但不停止血液循环,减低体外管路凝血的危险性。

(2)方法:①立即停止血泵。②钳闭动静脉管路,钳闭动脉针管。③从动脉管路采样点采集透析后的血液样本,或者在卸下动脉管路后,由动脉穿刺针直接采血。④按常规回血及卸下管路。

(郑玉莲)

第七节 维持性血液透析用药指导与护理

透析疗法是慢性肾衰竭的一种替代疗法,它不能完全代替肾脏的功能。维持性血液透析患者在漫长的透析之路中,需要一个综合、全面的治疗,包括一定的药物治疗,只有这样才能提高患者的生存率,提升患者的生活质量,降低和减少透析并发症。本节介绍维持性血液透析患者药物应用的指导和护理。

一、降血压药

(一)用药指导

1.钙通道阻滞剂(CCB)

根据分子结构的不同,分为二氢吡啶类和非二氢吡啶类;根据药物作用时间,可分为长效和短效制剂。目前临床上以长效二氢吡啶类最为常用,以氨氯地平为代表。优点是降压起效快,效果强,个体差异小,除心力衰竭外较少有治疗禁忌证;缺点是可能会引起心率增快、面色潮红、头痛和下肢水肿等。

2.血管紧张素转换酶抑制药(ACEI)

短效的有卡托普利,长效的有福辛普利、贝那普利、依那普利等。起效较快,逐渐增强,3~4周达最大作用,对糖尿病患者及心血管等靶器官损害者尤为合适;不良反应是刺激性干咳和血管性水肿,用于肾衰竭患者时应注意发生高血钾的可能。

3.血管紧张素Ⅱ受体阻滞剂(ARB)

降压作用起效缓慢、持久、平稳,6~8周才达最大作用,持续时间达24小时以上,不良反应很少,常作为ACEI发生不良反应后的替换药,具有自身独特的优点。

4.β受体阻滞剂

起效较迅速,较适用于心率较快或合并心绞痛的患者,主要不良反应为心动过缓和传导阻滞,突然停药可能导致撤药综合征,还有可能掩盖糖尿病患者的低血糖症状。急性心力衰竭和支气管哮喘等禁用。

尿毒症患者90%以上均有不同程度的高血压,且绝大多数都需联合用药、长期口服药,较常用的联合方案是CCB+ACEI/ARB+β受体阻滞剂,并酌情增减剂量,不要随意停止治疗或改变治疗方案。控制血压对降低尿毒症患者心脑血管疾病病死率具有重要作用。常用降压药物见表9-1。

(二)用药护理

(1)高血压发病率较高,是脑卒中、冠心病的主要危险因素。因此,防治高血压是预防心血管疾病的关键。常规降压药物治疗能有效降压,但如果不坚持用药或用药不规范,血压控制效果欠佳。

表 9-1　尿毒症患者常用降压药物

药物分类	名称	剂量	用法
CCB	硝苯地平	5～10 mg	3 次/天
	非洛地平	5～10 mg	1 次/天
	氨氯地平	5～10 mg	1 次/天
ACEI	卡托普利	12.5～50 mg	2～3 次/天
	贝那普利	10～20 mg	1 次/天
	赖诺普利	10～20 mg	1 次/天
	福辛普利	10～20 mg	1 次/天
	培哚普利	4～8 mg	1 次/天
ARB	氯沙坦	50～100 mg	1 次/天
β 受体阻滞剂	美托洛尔	25～50 mg	2 次/天

(2)降压治疗宜缓慢、平稳、持续,以防止诱发心绞痛、心肌梗死、脑血管意外等;根据医嘱选择和调整合适的降压药物,可先用一种药物,开始时小剂量,逐渐加大剂量;尽量选用保护靶器官的长效降压药物。

(3)用药前,讲解药物治疗的重要性,以及需使用的药物名称、用法、使用时间、可能出现的不良反应,解除患者的顾虑和恐惧。

(4)用药时,老年患者因记忆力较差,应指导其按时、正规用药,及时测量血压,判断药物效果及不良反应。当患者出现头晕、头痛、面色潮红、心悸、出汗、恶心、呕吐、血压较大波动等不良反应时,应及时就医。

(5)尽量选择在血压高峰前服用降压药物,注意监测血压,掌握服药规律。

(6)向患者宣教,提醒用药后应预防直立性低血压,避免跌倒和受伤。

(7)教会患者自测血压,注意在同一时间、使用同一血压计测量血压。

(8)透析时易发生低血压的患者,透析前降压药需减量或停用一次。

(9)透析时服用降压药者,透析结束后,嘱患者缓慢起床活动,以防止发生直立性低血压。有眩晕、恶心、四肢无力感时,应立即平卧,增加脑部血供。

二、抗贫血药

(一)用药指导

1.促红细胞生成素

起始每周用量 80～100 U/kg,分 2～3 次皮下注射,不良反应是高血压。

(1)重组人红细胞生成素注射液:每支 $1×10^4$ U。皮下注射,每次 $1×10^4$ U,1 次/周。少数患者可能有血压升高。

(2)重组人红细胞生成素-β 注射液:每支 2 000 U。皮下注射,每次 4 000 U,2 次/周。

(3)重组人促生素注射液:每支 3 000 U。皮下注射,每次 3 000 U,2 次/周。

同等剂量的促红细胞生成素,静脉注射后的半衰期仅 4～5 小时,皮下注射后的半衰期长达 22 小时。皮下注射后 4 天,药物浓度仍保持在高浓度,因此皮下注射效果优于静脉注射。

2.铁剂

(1)维铁缓释片:口服,饭后30分钟口服,1片/次,1次/天,整片吞服,不得咬碎。服药期间不要喝浓茶,勿食用鞣酸过多的食物;与维生素C同服可增加该药吸收。

(2)琥珀酸亚铁片:每片0.1 g。口服,1~2片/次,3次/天,饭后立即服用,可减轻胃肠道局部刺激。

(3)右旋糖酐铁注射液(科莫非):每支100 mg。静脉注射或静脉点滴,每次100 mg,2次/周。可发生变态反应。给予首次剂量时,先缓慢静脉注射或静脉点滴25 mg,至少15分钟,如无不良反应发生,可将剩余剂量在30分钟内注射完。

3.其他

(1)脱氧核苷酸钠片:每片20 mg。口服,2片/次,3次/天。有促进细胞生长、增强细胞活力、改变机体代谢的作用。用药期间应经常检查白细胞计数。

(2)鲨肝醇片:每片20 mg。口服,2片/次,3次/天。用于各种原因引起的粒细胞计数减少。

(3)利可君片(利血生):每片20 mg。口服,2片/次,3次/天。用于各种原因引起的白细胞、血小板减少症。

(4)叶酸片:每片5 mg。口服,2片/次,3次/天。肾性贫血辅助用药。大量服用后,尿呈黄色。

(二)用药护理

(1)促红细胞生成素,皮下注射效果优于静脉注射。

(2)剂量分散效果更好,如"5 000 U,每周2次"优于"10 000 U,每周1次"。

(3)透析后注射促红细胞生成素,注意按压注射部位,防止出血。

(4)剂量准确,使用1 mL注射器抽取药液。

(5)仔细倾听患者主诉,特别是有无头痛等不适。

(6)用药期间监测血压,定期查血红蛋白和肝功能。

(7)促红细胞生成素于2~8 ℃冰箱内冷藏、避光。

三、钙磷代谢相关药物

(一)用药指导

1.骨化三醇胶丸

每粒0.25 μg。口服,1粒/天。应根据患者血钙水平制定每天最佳剂量。

2.阿法骨化醇胶丸(阿法D₃)

每粒0.25 μg。口服,2粒/天。长期大剂量服用可能出现恶心、头昏、皮疹、便秘等,停药后恢复正常。

3.葡萄糖酸钙片

每片0.5 g。口服,2片/次,3次/天。大量饮用含酒精和咖啡因的饮料、大量吸烟,均会抑制口服钙剂的吸收;大量进食含纤维素的食物,能抑制钙的吸收;活性维生素D能增加钙经肠道的吸收。

4.碳酸钙片

每片0.5 g。口服,2片/次,3次/天。

(二)用药护理

(1)磷结合剂宜在吃饭时服用,与饭菜一起咬碎吞下,在肠道内充分形成磷酸盐,减少钙的吸收,降磷效果好。

(2)骨化三醇胶丸应在睡前空腹服,以减少肠道磷的吸收。

(3)补充血钙时,给药时间应在两餐之间。

(4)用药期间定期检测血磷、血钙、甲状旁腺素(PTH)。

四、维生素

1.维生素 C

每片 0.1 g。口服,2 片/次,3 次/天。不宜长期服用。

2.维生素 E

每片 10 mg。口服,2 片/次,3 次/天。不宜长期服用。大量维生素 E 可致血清胆固醇及血清三酰甘油浓度升高。

五、其他

1.左卡尼汀注射液

每支 1 g。用于防治慢性肾衰竭患者因血液透析所致的左卡尼汀缺乏;改善心肌的氧化代谢和能量代谢,加强心肌收缩力,改善心脏功能,减少心律失常的发生;改善低血压;提高骨骼肌内肉碱的含量,使肌肉脂肪酸氧化得到改善,从而使透析中肌肉痉挛的发生率明显减少。

左卡尼汀 1 g+20 mL 生理盐水,缓慢静脉注射 2~3 分钟。不良反应主要为一过性的恶心和呕吐,停药可缓解。

2.鲑鱼降钙素注射液

每支 50 U。每天或隔天一次,皮下、肌内或静脉注射。用于治疗老年骨质疏松症、绝经后骨质疏松症、骨转移癌致高钙血症。用药期间监测血钙,观察有无食欲缺乏、恶心、双手与颜面潮红等不良反应。

(郑玉莲)

第八节　血液透析常见急性并发症护理

在血液透析过程中或血液透析结束时发生的与透析相关的并发症称为急性并发症。

一、低血压

血液透析中的低血压是指平均动脉压比透析前下降 4.0 kPa(30 mmHg)以上或收缩压降至 12.0 kPa(90 mmHg)以下。它是血液透析患者常见的并发症之一,发生率为 25%~50%。

(一)护理评估

(1)评估早期低血压症状:打哈欠、腹痛、便意、腰背酸痛、出汗、心率加快等。

(2)评估透析液温度、电解质、渗透压、超滤量或超滤率、干体重等。

（3）了解透析中患者是否进食、透析前是否应用短效降压药、患者是否存在严重贫血等。

（4）加强高危患者的基础疾病和生命体征的评估和观察，如老年患者及糖尿病、心功能不全患者等。

（二）预防

（1）注意水分和钠离子的摄入，透析间期体重增加控制在 3％～5％。对体重增长过多的患者可适当延长透析时间，防止透析过程中超滤过多、过快，以减少低血压的发生。

（2）对易发生低血压的患者，建议采用调钠透析、钠曲线透析、序贯透析或血容量监测，并适当调低透析液温度，这样可有效防止低血压的发生。

（3）识别打哈欠、便意、腹痛、腰背酸痛等低血压的先兆症状，观察脉压的变化。如发现患者有低血压先兆症状，应先测血压，如血压下降可先快速补充生理盐水。

（4）对年老体弱、糖尿病、低蛋白血症、贫血、心包炎、心律失常等血液透析患者，可应用心电监护，随时观察血压变化。透析时改变常规治疗方法，应用容量监测。对血浆蛋白浓度低的患者，应鼓励患者多进食优质动物性蛋白质。透析过程应控制饮食。

（5）及时评估和调整患者的干体重。

（6）血液透析过程应加强观察和护理，防止失血、破膜、溶血和凝血等并发症的发生。

（7）经常、及时给患者进行健康教育，如饮食控制的重要性、低血压的先兆表现、低血压的自我救治以及低血压的自我护理和防范。

（8）有些患者低血压时无明显症状，直到血压降到很低水平时才出现症状，所以透析过程必须严密监测血压。监测血压的时间，应根据患者的个体情况（如老年或儿童、糖尿病患者、体重增长过多的患者、心血管功能及生命体征不稳定患者等）而定。

（三）护理措施

低血压是血液透析过程中最常见的并发症之一，应密切观察，特别是对老年、反应迟钝及病情危重的患者要加强观察，发现低血压应立即治疗和抢救。

（1）给予患者平卧位或适当抬高患者下肢，减慢血液流速，降低超滤率，严重时快速输入生理盐水，待血压恢复正常后，再继续透析。

（2）如患者出现神志不清、呕吐，应立即给予平卧位，头侧向一边，防止窒息。

（3）密切观察血压，根据血压情况增减超滤量。如输入 500 mL 或更多生理盐水仍不能缓解者，应遵医嘱终止透析，并根据病因给予处理。

（4）如低血压症状明显，患者出现意识不清、烦躁不安时，应先补充生理盐水，再测量血压。如低血压未得到控制，可继续补充生理盐水，给高流量吸氧。如未出现血压下降，仅有肌肉痉挛，可减慢血流量，提高透析液 Na^+ 浓度，减少超滤量或使用高渗药物如 50％葡萄糖、10％氯化钠或 20％甘露醇。

（5）大多数低血压是由于超滤过多、过快引起的，补充水分后可很快得到纠正。如补充液体后血压仍旧不能恢复，应考虑心脏疾病或其他原因。

（6）患者血压稳定后，在密切观察血压的同时，应重新评估超滤总量。

（7）对透析中出现低血压的患者，要寻找产生低血压的原因并做好宣教。

（8）透析过程出现低血压的患者，应待病情稳定后方能离开医院。注意防止直立性低血压发生。

（9）向患者及家属做好宣教：控制水分、自我护理和安全防范。

（10）注意观察内瘘是否通畅。

二、失衡综合征

失衡综合征是指血液透析中或透析结束后数小时所发生的暂时性以中枢神经系统症状为主的全身症候群,伴有脑电图特征性的改变。它的发生率为 3.4%～20%。

（一）护理评估

（1）对刚开始接受血液透析的患者,特别是血肌酐、尿素水平比较高的患者,应严密监测患者血压变化,注意有无头疼、恶心、呕吐等症状。

（2）对出现神志改变、癫痫发作、反应迟钝者,应加强护理和监测,并及时抢救。

（3）维持性血液透析患者因故中断或减少血液透析,应警惕失衡综合征的发生。

（二）护理措施

失衡综合征是可以预防的,充分合理的诱导透析是减少失衡综合征的主要措施。

（1）建立培训制度,早期进行宣教干预,如对于氮质血症期的患者,要告知早期血液透析的重要性。

（2）首次透析时应使用低效透析器,透析器的面积不宜过大,采用低血流量、短时透析的方法,透析时间<3 小时,同时可根据患者水肿程度、血肌酐和尿素氮生化指标,于次日或隔天透析,逐步过渡到规律性透析。

（3）超滤量不超过 2.0 L。

（4）血液流量<150 mL/min,也可适当降低透析液流量。

（5）密切观察患者血压、神志等症状,防止出现失平衡。出现严重失平衡时,除了做好相应治疗外,必要时终止透析。

（6）症状严重者可提高透析液钠浓度至 140～148 mmol/L。透析过程中静脉点滴高渗糖、高渗钠或 20%甘露醇,是防止发生失衡综合征的有效方法。

（7）对已经发生失衡综合征患者,轻者可缩短透析时间,给予高渗性液体;重者给予吸氧;严重者终止透析治疗,根据患者情况采用必要的抢救措施。

（8）对首次透析、高血压、剧烈头痛的患者,应加强心理上的疏导,避免紧张情绪。如出现呕吐,应立即将头偏向一侧,以防呕吐物进入气管导致窒息。

（9）对于肌肉痉挛、躁动及出现精神异常者,应加强安全防护措施,使用床护栏或约束带,以防止意外。

（10）严密观察患者的生命体征、精神及意识状态。

（11）加强患者宣教和饮食营养管理,指导患者早期、规律、定期、充分血液透析是降低透析并发症的关键。

三、肌肉痉挛

血液透析过程中,大约有 90%的患者出现过肌肉痉挛,大多发生于透析后期。发生肌肉痉挛是提前终止透析的一个重要原因。

（一）护理评估

（1）评估发生肌肉痉挛的诱因。

（2）评估肌肉痉挛部位及肌肉的强硬度。

(3)评估透析液浓度、透析液温度和患者体重增长情况。

(二)预防

(1)对患者进行宣教,控制透析间期的水分增长,体重增加控制在 3％～5％。

(2)对反复发生肌肉痉挛的患者应考虑重新评估干体重,并可通过适当提高透析液钠浓度、改变治疗模式(如序贯透析或血液滤过)等,有效预防或降低肌肉痉挛的发生。

(三)护理措施

(1)发生肌肉痉挛时,首先降低超滤速度,减慢血液流速,必要时暂停超滤。

(2)对痉挛处进行按摩,对需要站立才能舒缓疼痛的患者,必须注意患者安全。

(3)因温度过低引起的痉挛,可适当提高透析液温度,但必须确认患者不存在肌肉低灌注。

(4)根据医嘱输入生理盐水或 10％氯化钠或 10％葡萄糖酸钙等。

(5)使用高钠透析或钠曲线透析可减少低血压的发生,缓解肌肉痉挛症状。

(6)根据发生肌肉痉挛的原因,对患者进行宣教。

四、空气栓塞

血液透析中,空气进入体内引起血管栓塞称为空气栓塞。在当前血液净化设备和技术比较完善的状况下,空气栓塞较少发生。一旦发生空气栓塞常可危及患者生命,应紧急抢救。

(一)护理评估

(1)体外循环血液管路气泡捕获器是否置入空气监测装置。

(2)血液透析结束时全程应用生理盐水回血。

(3)确认体外循环血液管路没有气泡时,才能连接患者。

(4)确认透析器和体外循环血液管路无破损等。

(5)血液透析中心(室)对患者出现空气栓塞的紧急处理预案和抢救物品的准备是否妥当。

(二)预防

空气栓塞是威胁患者生命的严重并发症之一,应以预防为重。护士在各项操作时都应做到仔细认真,必须按照操作规范进行严格核对和检查,以杜绝血液透析时发生空气栓塞。

(1)严禁使用空气监测故障及透析液脱气装置故障的机器。

(2)上机前严格检查透析器和体外循环血液管路有否破损;预冲过程中再次检查破损和漏气。有血路密闭自检的机器,应按流程进行血路密闭自检。

(3)连接患者时,再次检查穿刺针、透析器和体外循环血液管路之间的连接,注意端口间和连接处是否锁住;上机前必须夹闭血路管各分支。

(4)动、静脉壶液面分别调节于壶的 3/4 处,避免液面过低。

(5)血泵前快速补液时,护士必须守候在旁,补液完毕后及时夹闭血路管输液分支和输液器。

(6)血液透析过程中若发现体外循环血液管路内有气泡,应立即寻找原因,避免空气进入体内。空气若已进入气泡捕获器,机器将会发出警报,并终止血泵运转,同时捕获器下的静脉管路被自动夹闭,操作者切忌将静脉管路从管夹中拽出,否则空气会因压力顺管路进入体内。

(7)若空气已经通过气泡捕获器,可将动、静脉夹闭,将体外循环血液脱机循环,使管路内的气泡循环至动脉壶排气,确认整个体外循环血液管路中没有空气后,再连接患者继续血液透析。

(8)回血操作时必须思想集中,忌用空气回血,应用生理盐水回血,不可违规先打开空气监测阀。血液灌流治疗必须使用空气回血时,必须由两名护士操作,泵速不得超过 100 mL/min;血液进入静脉壶后必须关泵,依靠重力将血液缓慢地回入患者体内,并及时夹闭管夹。

(9)护士在取下中心静脉留置导管的肝素帽或注射器前,确认导管管夹为夹闭状态。

(10)一旦发生空气栓塞,应立即通知医师并按照急救流程进行应急处理。

(三)护理措施

(1)发现空气栓塞后,立即停血泵,夹闭静脉穿刺针,通知医师。

(2)抬高下肢,使患者处于头低足高、左侧卧位,使空气进入右心房顶端并积存在此,而不进入肺动脉和肺。轻拍患者背部,鼓励患者咳嗽,将空气从肺动脉的入口处排出。

(3)高流量吸氧(有条件者给予纯氧)或面罩吸氧。

(4)当进入右心房空气量较多时,影响到心脏排血,应考虑行右心房穿刺抽气。

(5)必要时应用激素、呼吸兴奋剂等。

(6)发生空气栓塞时禁忌心脏按压,避免空气进入肺血管床和左心房。

(7)病情严重者送高压氧舱。

五、电解质紊乱

血液透析过程出现严重的电解质紊乱,往往会危及患者的生命。

(一)护理评估

(1)评估透析液型号、浓度、批号、标识等。

(2)评估透析机电导度的默认值和允许范围。

(3)评估水处理系统的质量。

(4)对"开始透析后不久患者即出现不良反应"应予足够重视,评估患者的主诉和不适症状,及时寻找原因,及时留取血液标本和透析液标本送检。

(二)预防

(1)不同型号的透析液必须有明确、醒目的标识;A、B液应有明确标识;透析液吸管置入 A、B 液浓缩液桶前必须核对。

(2)透析液配制必须两人核对,并记录;剩余透析液合并时必须两人核对。

(3)新的血液透析机安装和调试后,必须进行生化检测。在血液透析开始后不久(30～60 分钟)即出现不明原因的恶心、头痛、头晕、烦躁等症状时,应尽快进行透析液生化检测。

(4)定期对血液透析机进行维护保养,对监控系统进行检测、校对与定标,以保证血液透析机电导度显示值与实际值的偏差在可接受的范围内。调整浓缩液混合比例泵后,必须进行透析液生化检测后方可进行血液透析。长时间不用的备用机,使用前需消毒和重新检测透析液电解质。

(5)保证透析用水的质量,水处理装置必须按要求定人、定时进行处理和维护,按质控要求定时对水质进行余氯、水质硬度、重金属、细菌等各项指标的检测。

(6)水处理装置日常运行状况由专人负责监管和督查,记录要有监管和督查者双人签名。

(三)护理措施

(1)疑有电解质紊乱时,应立即停止该机的血液透析。寻找原因,安慰患者,降低患者恐惧心理。

(2)留取患者血液标本,立即送检电解质(血清钾、钠、氯、钙和镁),并检测血红蛋白、网织红细胞计数、乳酸脱氢酶等溶血指标。留取透析液标本并送检(血清钾、钠、钙、镁及 pH)。

(3)疑有透析机故障时,必须立即更换透析机;疑有透析液浓度错误时,必须立即更换正常透析液;如发现水处理存在质量问题时,必须停止所有血液透析,严重时应用腹膜透析或 CRRT 过渡,以纠正电解质紊乱。

(4)肉眼观察到患者血液已有溶血时,透析器内和体外循环血液管路中的血液不得回输患者体内。

(5)症状严重时给予吸氧、平卧,低钠时输入高渗盐水,输入新鲜血等。必要时应用皮质激素。

(6)严重溶血时出现高钾血症,应积极组织力量进行抢救和处理。进行有效准确的血液透析治疗,必要时行 CRRT 治疗。在恢复透析 2~3 小时后必须复查患者血液生化,直到患者电解质正常、无心力衰竭、无肺水肿,方可终止透析。

(7)评估、分析事发原因,寻找薄弱环节,完善预防制度。

六、体外循环装置渗血、漏血

体外循环装置渗血、漏血常见于:穿刺点渗血;动、静脉穿刺针脱离血管;体外循环装置连接端口出血;透析器破膜;血路管及透析器外壳破裂等。除了透析器破膜和动、静脉穿刺针脱离血管导致机器报警之外,其他状况的渗、漏血难以被透析机及时监测到,可能滞后报警或不报警,这是血液透析监护装置不尽完善之处。为了弥补这一盲点,需要护士具有高度的责任心,在护理过程中严密观察,才能有效防止体外循环渗血、漏血的发生。因此,预防渗血、漏血的发生,重要的是操作者必须严格执行操作规程和核对制度,加强巡视和病情观察。

(一)穿刺针脱离血管导致出血

1.护理评估

(1)连接患者前再次检查和确认,确保体外循环装置安全可靠。

(2)血液透析过程中加强观察和护理,及时发现和解决问题。

(3)对可能引起体外循环装置漏血的患者,如老年、意识不清、不能配合伴有烦躁者,加强巡视观察和护理,加强沟通或约束,以防穿刺针脱落导致出血等并发症。

2.预防

(1)血液透析过程中,严格巡视和观察穿刺部位是否有出血、渗血等情况。

(2)穿刺时刺入血管的穿刺针应不少于钢针的 4/5。妥善固定穿刺针及血路管,加强观察和宣教,取得患者配合。

(3)告诫患者透析中内瘘穿刺侧手臂不能随意活动,变换体位时请护士协助。

(4)对于意识不清或躁动者,应用约束带将穿刺部位固定并严密观察。

(5)透析过程中穿刺部位不应被棉被包裹。

3.护理措施

(1)发现穿刺点渗血,寻找原因并即刻处理,如压迫、调整针刺位置、调整固定方法等,做好记录。

(2)穿刺针、血路管、透析器端口衔接不严密而引起漏血时,尽快将血路管、透析器端口重新连接并锁紧。各端口连接锁扣时注意不能用力过大,防止锁扣破裂出血。

(3)静脉穿刺针脱离血管会引起机器静脉低限报警,应先消音,仔细检查报警原因,排除问题后再按回车键继续透析;若不查明状况即予以消除警报,机器的静脉压监测软件将会按照静脉压力的在线信号重新设置上下限报警范围,使机器继续运转,将导致患者继续失血:①若静脉穿刺针脱离血管,患者出血量较多或已发生出血性休克,应尽快将体外循环的血液回输给患者,以补充血容量,立即通知医师。②必要时根据医嘱、患者失血情况予以输血、输液、吸氧等对症处理。③血容量补足后可继续血液透析。④做好患者安抚工作,分析原因,进一步完善预防措施。

(4)动脉穿刺针脱离血管将导致患者血液从动脉穿刺点快速渗出,同时空气会被吸入动脉管内,此时机器动、静脉压监测器亦会发出低限警报:①如动脉穿刺针脱离血管,快速压迫动脉穿刺点,消毒后重新做动脉穿刺。若空气已进入透析器,则将空气排出。若发现与处理及时,无需特殊用药处理。②根据患者血压、失血量及时予以输血、输液、吸氧等对症处理。③血容量补足后可继续血液透析。④做好患者安抚工作,分析原因,进一步完善预防措施。

(二)体外循环装置出血

1.护理评估

(1)使用的血路管、透析器应是证照齐全的合格产品。

(2)在引血前应确认装置连接准确。

(3)及时判断出血位置、出血量,评估患者病情。

(4)及时处理和汇报。

2.预防

(1)体外循环装置各端口连接严密。

(2)有血路密闭自检功能的机器,必须进行血路密闭自检。

(3)患者上机后应再次检查血路管、透析器连接端口是否严密,侧支是否夹闭。

(4)复用透析器必须进行破膜测试。

(5)危重患者做好安全防范。

3.护理措施

(1)血路管或透析器外壳破裂时,应及时更换血路管或透析器。

(2)若透析器外壳破裂,造成患者失血较多时,立即将体外循环血液全部回输患者体内或补充血容量。观察患者血压、神志,做好配血、输血、吸氧等。

(3)透析器破裂更换:①预冲新透析器。②关闭血泵,关闭透析液。将透析器破裂端向上,夹闭透析器破裂端穿刺针或导管,取下透析器破裂端连接的血路管,利用重力或压力将透析器内血液缓慢回输患者体内。严格注意无菌操作,防范空气栓塞。③取下破裂透析器,连接新透析器,打开夹子,缓慢开启血液泵和透析液,继续血液透析(注:若按常规回血或输液,血液将会从透析器破口处漏出,增加患者出血量)。

(4)穿刺针保留在原位,根据医嘱进行对症处理。分析原因,完善防范措施。

七、破膜漏血

血液透析机一般采用光电传感器或红外线测量透析液中有无血液有形成分存在。在规定的最大透析液流量下,当每分钟漏血>0.5 mL 时,漏血报警器发出声光报警,同时自动关闭血泵,并阻止透析液进入透析器。

(一)护理评估

(1)从透析器静脉端出口监测透析液,鉴别真假漏血。

(2)寻找漏血原因,如静脉回路受阻、透析器跨膜压过高、抗凝不当等。

(3)排除假漏血。

（二）预防

（1）使用前加强检查，注意透析器的运输和储存，运输过程应表明"小心轻放"，湿膜透析器储存温度不得低于 4 ℃。临床使用时，如透析器不慎跌地或撞击，应先做破膜测试后再使用。

（2）透析器复用时严格按照规定的复用程序操作；建议复用机清洗消毒；冲洗透析器时，要注意透析管路不要扭曲，接头不能堵塞，水压控制在 0.096～0.145 MPa(1.0～1.5 kg/cm²)。

（3）透析器与次氯酸钠等消毒剂在高浓度和长时间接触后对透析膜有损害，易导致破膜。因此，在消毒透析器时消毒剂浓度应按标准配制，不能随意提高浓度。

（4）在血液透析过程中或复用透析器时，避免造成血液侧或透析液侧压力过高的各种可能原因。

（5）复用透析器应做破膜测试；复用透析器储存柜温度为 4～10 ℃，不可低于 4 ℃。

（6）透析机必须定时维护，若漏血监护装置发生故障，应及时修复，排除故障后方可使用。

（三）护理措施

（1）使用前加强检查。

（2）当发生漏血时，做如下处理：①血泵停止运转，透析液呈旁路。②恢复血泵运转，将血流量减至 150 mL/min(血泵运转可保持正压)。③当确认为漏血时，将透析液接头从透析器上返回机器冲洗桥，排尽膜外透析液，防止透析液从破膜处反渗至膜内污染血液。④立即进行回血（同时进行新透析器的预冲准备），回血后更换透析器，继续透析。⑤有报道称，当透析器破膜面积较大时，应弃去透析器内血液。

（3）恢复患者原治疗参数，但中途回血所用生理盐水量应计算于超滤量内。

（4）可根据医嘱，决定是否应用抗生素。

（5）安慰患者，缓解患者紧张情绪。

（6）当机器出现假漏血报警或真漏血不报警时，请工程师检查机器状况。

八、凝血

透析器凝血后可以使透析膜的通透性下降而影响透析效果，严重时可堵塞透析管路造成无法继续透析，导致透析患者的血液大量丢失。

（一）凝血分级指标

0 级：抗凝好，没有或少有几条纤维凝血。

1 级：少有部分凝血或少有几条纤维凝血。

2 级：透析器明显凝血或半数以上纤维凝血。

3 级：严重凝血，必须及时更换透析器及管路。

（二）护理评估

（1）操作者肉眼观察或用生理盐水冲洗后观察，可见血液颜色变深、透析器发现条纹、透析器动静脉端出现血凝块、传感器被血液充满。

（2）体外循环的压力改变：透析器阻塞，引起泵前压力上升，静脉压力下降；静脉壶或静脉穿刺针阻塞，泵前压和静脉压上升；凝血广泛，所有压力均升高。

（三）预防

（1）规范预冲透析器是防止透析器凝血的关键措施之一。

（2）在患者没有出血的状态下，合理规范应用抗凝剂（除非患者病情需要应用无肝素和小剂量肝素治疗)。

(3)维持生命体征的平稳,血液流量能够维持在 200~300 mL/min;注意血管通路的准确选择,防止再循环;防止超滤过多、过快,导致血液浓缩。

(4)严密观察血流量、静脉压、跨膜压变化,观察有无血液分层;观察血液、滤器颜色,静脉壶是否变硬,及时发现凝血征兆。

(5)无抗凝、小剂量抗凝或患者有高凝史者,血液透析过程中要保证足够的血液流量;透析过程应间歇(15~30 分钟)用生理盐水冲洗透析器及血路管,注意观察血路管及透析器颜色、静脉压力变化等。

(6)建议高凝患者血液透析过程不在体外循环中输血液制品或脂肪制剂,减少促凝因素。

(7)透析器的复用应严格按照质控要求进行,充分氧化残存纤维蛋白,如果透析器残血不能完全清除干净,则应丢弃。

(四)更换透析器护理流程

(1)减慢或停止血泵,向患者做简单说明和心理安慰。

(2)预冲新的透析器。

(3)停止血泵,透析液呈旁路。卸下透析液连接端,夹闭动脉管路,利用压力将透析器内残余血回输患者体内。夹闭静脉端管路,连接循环管路和透析器,打开各端夹子,重新启动血液循环。

(4)根据医嘱确定是否加强抗凝;恢复或重新设置治疗参数。

(5)观察患者对更换透析器的反应,及时做好相应护理记录。

九、溶血

血液透析过程中发生溶血的事件比较少见,但一旦发生溶血,后果严重,危及患者生命。

(一)护理评估

(1)患者的主诉和不适症状,有相关体征和症状时立即通知医师。

(2)透析液型号、浓度;透析机电导度、温度。

(3)水处理系统的质量状况。

(4)血液透析过程有否输血等。

(5)循环血液管路的血液颜色。

(二)预防

(1)严格查对透析液型号。

(2)定期对血液透析机进行维护和检测。透析机出现浓度故障时,维修后必须检测电解质;新的透析机在使用前必须测定电解质 2 次以上;闲置透析机再使用前,应进行消毒后测定透析液电解质;患者在血液透析过程中出现发热等症状时应及时测试透析液温度;定期对血泵进行矫正和检测。

(3)加强对水处理系统的管理,定期对水质进行检测,定期更换活性炭。

(4)严格重复使用制度,复用透析器时上机前充分预冲并检测消毒剂残余量。

(5)严格执行查对制度,杜绝异型输血的发生。

(三)护理措施

(1)一旦发现溶血,必须立即关闭血泵、夹住体外循环血液管路,并终止透析;通知医师,寻找原因。

（2）留取患者血液标本，立即送检电解质（血清钾、钠、氯、钙和镁），并检测血红蛋白含量、网织红细胞计数、乳酸脱氢酶等溶血指标；留取透析液标本送检（钾、钠、钙、镁及 pH）。

（3）如确诊溶血，丢弃透析器及体外循环血液管路中的血液。

（4）给予患者吸氧、平卧、心理安慰，严密观察患者生命体征。

（5）当出现严重高钾血症或伴有低钠血症时，必须重新建立体外循环，进行有效血液透析，纠正电解质紊乱；当水处理系统发生故障且不能很快修复时，患者出现严重电解质紊乱，需以 CRRT 过渡，及时挽救患者生命。

（6）及时处理相关并发症如低血压、脑水肿、高血钾等，及时纠正贫血，必要时输注新鲜血液。

（7）评估、分析事发原因，寻找薄弱环节，完善预防制度。

十、发热

血液透析中的发热是指在透析过程中或结束后出现发热，原因有热源反应、各种感染、输血反应、高温透析及原因不明的发热等。

（一）护理评估

（1）血液透析治疗之前应了解患者透析间期是否有发热现象，是否存在感染、感冒、咳嗽等，并测量体温。

（2）评估留置导管患者局部伤口是否清洁、干燥，导管出口处是否存在渗血、渗液、红肿等现象，透析间期和透析前后是否有发冷、寒战等。

（3）检查体外循环血液管路、透析器、采血器、生理盐水等消毒有效期，注意外包装无破损等。

（4）合理评估血液透析过程中无菌操作技术是否存在缺陷等。

（5）评估水处理系统的维护质量和检测方法。

（二）预防

（1）严格遵守无菌技术操作规程，杜绝因违反操作规程而发生的感染，并随时观察、及时处理。

（2）对疑似感染或深静脉留置导管患者上机前必须先测量体温。如发现患者已有发热，应由医师确认原因给予治疗后再行血液透析。

（3）一旦发热，应立即查找原因，如为器械污染或疑似污染，应立即更换。

（4）加强水处理系统的管理和监测。

（三）护理措施

（1）做好心理护理，缓解患者紧张焦虑情绪。

（2）密切观察患者体温、脉搏、呼吸、血压等生命体征的变化，根据医嘱采用物理或药物等降温方法。

（3）遵医嘱对体温＞39 ℃者给予物理降温、降低透析液温度或药物治疗，服用退热剂后应密切注意血压变化，防止血压下降。降温后 30 分钟需复测体温并详细记录。

（4）对畏寒、寒战的患者应注意保暖，并注意穿刺部位的安全、固定，防止针头滑脱。

（5）患者出现恶心、呕吐时，应让其头偏向一侧，避免呕吐物进入气道引起窒息。

（6）高热患者由于发热和出汗，超滤量设定不宜过多，必要时加以调整。

（7）为了维持一定的血药浓度，发热患者的抗生素应根据药代动力学原理给予合理应用，大多数药物应在血液透析结束后使用，确保疗效。

(8)血液透析结束后再次测量体温。

(9)做好高热护理的宣教和指导,嘱患者发生特殊情况及时就医。

十一、高血压和高血压危象

血液透析过程中出现的高血压往往发生于血液透析过程中或透析结束后,表现:①平均动脉压较透析前增高≥2.0 kPa(15 mmHg)。②超滤后2～3小时,血压升高。③血液透析结束前30～60分钟,出现血压增高。

（一）护理评估

(1)监测血压,透析过程中,当患者动脉压较透析前增高≥2.0 kPa(15 mmHg)时,应加强观察和护理。

(2)再次检测和确认透析液温度、电导度、超滤量、钠曲线、干体重等。

(3)患者出现头晕、与平时不同的头痛、恶心、呕吐、活动不灵、肢体无力、肢体麻木或突然感到一侧面部或手脚麻木等时,要注意因为高血压引起的脑卒中。

（二）预防

血液透析过程中避免出现高血压,预防工作很重要。

(1)全面评估患者病情和生活环境,根据患者实际情况进行积极的宣传教育。戒烟、戒酒,控制钠盐,每天摄入4～5 g;透析间期体重增加控制在3%～5%;维持合理的运动和良好的生活习惯。

(2)嘱患者按时血液透析。

(3)按照医嘱及时合理应用药物,有条件者每天早、中、晚各测量血压一次。

(4)利用血液透析治疗的先进模式,如调钠透析、钠曲线透析、序贯透析或血容量监测等程序,防止和减少高血压的发生率。

(5)加强对高血压患者的监测和护理,防止高血压危象及脑卒中。

（三）护理措施

高血压是血液透析过程中最常见的并发症之一,应密切观察并积极处理。

(1)血液透析过程中患者血压有上升趋势时,应加强观察和护理。

(2)进行心理疏导,缓解患者紧张情绪。

(3)根据患者血压,应用透析程序如调钠、序贯、容量监测等,合理超滤和达到干体重。

(4)根据医嘱及时应用降压药物,并注意药物的应用规则,如浓度、滴速、避光等。

(5)血液透析过程中出现高血压,进行治疗后应再测血压,待患者血压平稳后才可离开。

(6)出现高血压并发脑卒中时,注意下列护理:①患者绝对卧床,保持安静,控制情绪;对神志不清的患者注意安全护理;病情严重时及时通知家属并进行沟通。②危重患者减少搬动,给予吸氧、心电监护,必要时脑部用冰帽冷敷。③根据医嘱及时给予治疗,应用降压药物时应严格注意血压变化和药物滴速,防止血压波动;注意血管通路的保护,防止通路滑脱或出血;患者出现剧烈头痛、呕吐等神经系统改变时,应立即头侧向一边,及时清除呕吐物,保持气道通畅,必要时停止血液透析;停止血液透析前根据医嘱应用肝素拮抗剂,防止抗凝剂造成出血。

据报道,加强健康教育、限制水钠、调整透析处方、控制干体重增长、合理应用降压药是减少血液透析过程中发生高血压的主要方法。

十二、心力衰竭

血液透析过程出现心力衰竭较为少见,但是不少患者因为疾病因素加上情绪激动、烦躁、紧张、高血压等,在透析过程中或尚未透析时出现心力衰竭。

(一)护理评估

(1)透析前严格查体,评估患者的体重增长、血压情况及心功能状况。

(2)评估患者的情绪和心理状况,消除其抑郁、紧张情绪。

(3)评估患者血管通路的流量,对高位或严重扩张的动静脉内瘘进行监测和护理观察。

(4)对贫血及严重营养不良者进行干预。

(二)预防及护理

(1)患者取坐位或半卧位,两腿下垂,以减少回心血量。对诱发原因进行及时了解,稳定患者情绪,防止坠床和导管脱落。

(2)高流量吸氧,必要时给予20%～30%乙醇湿化吸氧。

(3)立即给予单纯超滤,排出体内多余的水分。

(4)血流量控制在150～200 mL/min,以免增加心脏负担。

(5)根据医嘱给予强心和血管扩张药。

(6)向患者做好解释工作,减轻患者的恐惧和焦虑情绪,减轻心脏负担,降低心肌的耗氧量。

(7)充分血液透析,严格控制水分,对有营养不良和低蛋白血症的患者应鼓励其摄入高蛋白质饮食。

十三、恶心、呕吐

恶心为上腹部不适、紧迫欲吐的感觉,呕吐是胃或部分小肠内容物通过食管逆流经口腔排出体外的现象。恶心常为呕吐的前期表现,常伴有面色苍白、出汗、流涎、血压下降等,但也可只有恶心没有呕吐,或只有呕吐没有恶心。在血液透析急性并发症中,恶心、呕吐较为常见,发生率为10%～15%。

(一)护理评估

(1)透析前严格查体,了解个体透析前已有的症状与体征,并初步评估导致此症状与体征的原因。

(2)透析前严格执行透析机的自检程序,确保各项透析安全界限在正常范围,各程序均在正常透析状态。

(3)每天检查水处理系统的总氯、余氯、水质硬度;每月检测内毒素一次;每年检测重金属一次;保持水质良好。

(4)详细了解患者的饮食与精神状态,加强沟通与宣教。

(5)加强患者透析中的监测、观察,及时发现呕吐先兆,对症处理,减轻患者痛苦。

(二)预防

恶心、呕吐不是一个独立的并发症,由很多因素所致,应密切观察。特别是刚进入透析治疗阶段的患者、老年患者、反应迟钝及病情危重的患者更应加强观察,及时干预、治疗以预防相关并发症。

(1)严格处理透析用水及透析液,严密监测,保证透析用水的纯度。水质各项指标均在正常范围,杜绝透析液连接错误。

(2)严格控制超滤量和超滤率,根据恶心、呕吐的原因,采取干预措施:控制患者透析间期的体重增长,防止因超滤过多、过快导致低血压而出现恶心、呕吐症状;透析前减少降压药、胰岛素用量,防止透析中出现低血压、低血糖;定期评估干体重。

(3)加强健康教育,特别是个体化、针对性的健康教育,帮助患者适应透析生活。

(4)严格按照操作规程进行规范化操作,可有效减少各类并发症的发生。

(三)护理措施

(1)患者出现恶心、呕吐时,立即停止超滤,减慢血液流速,头偏向一侧,及时清理呕吐物,避免呕吐物进入气管引起窒息。

(2)如果患者血压低、大汗,应监测血压、血糖等情况,根据患者的病情补充生理盐水或高渗糖、高渗钠等。

(3)按压合谷穴可缓解恶心、呕吐症状。

(4)严格观察患者,注意呕吐的量、性状、气味、呕吐方式及特征,及时报告医师,采取相应措施。注意根据呕吐量减少超滤量,必要时及时下机。

十四、心律失常

维持性血液透析(MHD)患者由于存在心脏结构和功能的改变及内环境的异常,心律失常是常见的并发症。Rubin 等报告透析患者心律失常发生率为 50%,是维持性血液透析患者发生猝死的重要原因之一。

(一)护理评估

(1)透析过程中定时观察患者的症状,一旦发现有心律失常,立即行心电监护和心电图检查,确定心律失常类型,并记录发生的时间。

(2)早期认识心律失常的伴随症状,如胸闷、心悸、胸痛、头晕、头痛、恶心、呕吐、出汗等。

(3)了解透析患者有无心脏疾病、有无严重贫血、是否服用洋地黄类药物等。

(4)了解患者相关检查结果,如电解质、酸碱平衡情况等。

(5)加强对高危患者的基础疾病和生命体征的密切观察,如老年患者、儿童、初次透析及心功能不全患者等。

(二)预防

(1)老年人、超滤脱水量大、严重贫血、既往有心肌缺血病史者,易在透析中发生心律失常,且多发生在透析后 2～5 小时,以室性期前收缩最多见。

(2)宣教患者控制透析间期体重增长,避免超滤脱水过多、过快,以免血管再充盈速率低于超滤率,血容量快速下降,使原有的心肌缺血进一步加重。必要时增加透析次数或采用序贯透析法。

(3)透析过程中应严密监测患者的临床表现,如出现心悸、胸闷、心前区疼痛、头晕、出汗、躁动等症状时应考虑低血压可能,及时停止超滤,减慢血流速度,迅速补充血容量,使用抗心律失常药物或回血终止透析。

(4)及时纠正患者的营养不良和贫血,提高其免疫力及生命质量,增强患者对透析的耐受性。

(5)对透析中出现心律失常的患者,透前需了解患者电解质、酸碱平衡、心电图等检查结果;应用碳酸氢盐透析液及生物相容性好的透析膜,透析开始时预防性吸氧,超滤速度适当,可减少心律失常的发生；根据患者心脏功能合理调整透析中血流量，反复发生心律失常者改用腹膜透析。

对透析中出现的心律失常要积极寻找原因，消除诱因，必要时采用药物治疗。只有这样，才能有效降低心律失常的发生，提高透析患者的生活质量。

（三）护理措施

（1）加强心理护理，缓解患者的紧张情绪。

（2）加强生命体征的观察，倾听患者的主诉，一旦发现脉律不齐、脉搏无力、脉率增快、血压下降，应减慢血流量，降低超滤率或暂停超滤，给予吸氧，通知医师及时处理。

（3）密切观察胸闷、气促等症状有无好转或恶化，观察神志、生命体征、心率和心律变化，尤其是中后期心率、心律、血压的观察尤为重要，症状加重时应终止治疗。

（4）对老年、儿童、初次透析患者及心功能不佳者、动脉硬化性冠心病患者，应注意控制血流量和超滤量，给予吸氧，减轻心脏负担。

（5）做好患者宣教，指导患者做好自我护理。

（郑玉莲）

第九节　透析患者心理问题的干预策略

心理干预，从广义上讲，是指在心理学原理和有关理论指导下有计划、按步骤地对一定对象的心理活动、个性特征或行为问题施加影响，使之发生指向预期目标变化的过程。

心理治疗则是心理干预中最重要的内容，是相对狭义的但具有更强专业性和规范性的心理干预。

医护人员（心理治疗师）通过应用各种言语和非言语的心理学方法和技术，促使患者或患者的心理、生理和社会功能产生积极的变化，改善其病理心理状态，消除心身症状，重新建立起个体与环境的平衡，从而达到治疗疾病、保持心身健康的目的。

心理治疗一般包括5个基本要素：①专业性，医护人员必须受过专业训练，具备一定的心理学知识和技能；②科学性，正确运用各种心理学的理论和技术；③对象性，治疗应以人为中心，针对的是具有一定精神、躯体或行为问题的人，而不是问题或症状；④有效性，治疗必须遵循一定的规范和程序，是一种积极的人际互动过程；⑤目的性，治疗的目的是恢复患者健全的心理、生理和社会功能，促进心身健康。

一、医护人员的素质要求

（一）必须树立正确的人生观

医疗工作的职业特点决定医护人员的一生都要把患者的利益放在第一位，医护人员品德的高低，直接关系到患者的健康与生命。这就要求我们的医护人员必须树立正确的人生观，端正自己的处世态度，建立一种助人为乐的价值观体系，以积极的人生态度影响患者，懂得换位思考，能够站在患者的立场考虑问题，以谦逊、虚心、慈祥、朴实的态度对待他们，成为患者喜爱的人。

(二)良好的性格

作为医患交往中的一方,医护人员应当心胸宽广,忍耐性强,犹如海纳百川,严以律己、宽以待人。对待透析患者要诚实、正直、守信,并充分地信任他们。能够忍受个别透析患者的吼叫,耐心解答他们的不合理意见,做到有理也让人。其实,具备这种良好性格特征的医护人员,对于保持自己身心健康和提高工作实效也是非常有益的。

(三)坚强的意志

医护人员在医疗工作中,会遇到很多意想不到的麻烦,如果没有克服困难的坚强意志,就不可能很好地完成本职工作。医护人员完成任务的明确目的和力求达到这一目的的坚强意志,是克服各种困难的内在动力。此外,医护人员的沉着、开朗、大度、自信对患者的意志也会产生深刻的影响。

(四)稳定的心态

积极的情绪使人精神饱满、注意广泛、观察敏锐、工作有序、失误少而效率高;情绪低落时则相反,容易出差错事故。医护人员应当有较强的自我控制能力,保持一种稳定的心态,不要把个人生活及工作中的不愉快发泄到患者身上,这不仅是一种职业道德的要求,也是医护人员自己保持身心健康的重要方法。

(五)精湛的技术

医护人员精湛的技术是与透析患者进行交往的基础。医护人员对于自己的知识与技能,包括知识和技能的更新与局限应有充分的了解。很难想象不能提供技术保障的医护人员能够得到透析患者的信任,能够与他们建立长久良好的医患关系,能够取得最佳的医疗效果。

(六)善于沟通的技巧

沟通技巧是医护人员与透析患者进行交流所需要的一种重要能力。在与透析患者进行沟通时尤应注意与他们的第一次交谈,要善于使用礼貌性语言,尊重透析患者的人格与自信心;善于使用安慰性语言,使他们感到温暖肺腑,终生难忘;善于使用鼓励性语言,让透析患者看到希望;还要善于运用眼神、视线、微笑等非言语手段,使他们得到精神上的满足,顺利地接受治疗。

二、语言疗法

语言是人跟人互通信息,用发音器官发出来的、成系统的行为方式,是人们在社会生活中广泛运用的交际工具,也是心理治疗与心理护理的重要手段。可以说,医护人员在临床实践的全过程中,都离不开要同患者说话,只要说了话,这种语言的刺激就会作用于患者,不起治疗作用,便起致病作用。古人云:"良言一句三冬暖,恶语伤人六月寒。"医护人员对患者所说的每一句话,都应想一想可能会产生什么效果,要想获得预期的效果,得到患者的响应,就必须按照对方的脉搏说话,对准听话人的需要和当时的心境说出应该说的话,医护人员要善于说出患者爱听的话。几句贴切温暖的话语能够起到药物治疗所无法起到的作用。因此,作者认为,医护人员应主动去了解尿毒症和透析患者的心理状态、情绪变化、脾气秉性和性格特点,全面地掌握疾病发生、发展、转归和康复的一般规律,把患者的需求作为工作的出发点和落脚点,懂得患者的社会环境条件尤其是人际关系与疾病的内在联系,懂得如何运用语言,用科学的知识,温和、诚恳的态度,耐心地与患者进行情感和思想交流,达到相互了解的目的。只有这样,患者才会敞开心扉,疏泄情感,说出困难,我们也就更容易地发现他们身上存在的各种心理与精神问题,及时恰当准确地加以解决。

(一)情感和贴近性语言

医患间的心理和行为交往,是医学诊断和治疗过程中时刻相伴的现象,语言则是沟通二者、进行交往的重要工具。要善于运用语言提高患者的信任度,以达到医疗的目的。医护人员对尿毒症和透析患者的语言要富有情感性,遇到问题首先应善于自我调节,一旦进入工作状态,就容易激发出自己的情感,使其处于愉快而冷静的心境之中,油然产生一种同情患者、信任患者、尊重患者的情感与情绪,营造出和谐的氛围,同时要勤于观察、会把握时机,这样才能进入患者的内心世界。与透析患者谈话时,要有强烈的亲切感,精力集中,热情而庄重,在温柔的语态中要带几分维护自尊的肃穆,体现出是"同志式"的交谈。耐心地倾听他们的陈述,懂得换位思考,能站在患者的角度分析病情,同时放慢话语速度,可以适当配合于手势和表情,使患者感到关爱和体贴,于是就会将压抑在内心深处的心理冲突和痛苦向医护人员全部倾吐或发泄出来,而这些常常是患者泪和血的结晶,也是我们久久苦悟而无所得的。对患者所说的事情不耻笑,不讥讽,无形中就缩短了医患之间的心理距离,使患者焦虑、抑郁的情绪减轻,主动地配合医护人员的诊治。

(二)暗示性语言

暗示疗法是一种古老而有效的心理治疗方法,巴甫洛夫认为"暗示是最简单、最典型的条件反射"。暗示多采取言语的形式。从暗示的内容来分,有积极的、消极的。积极暗示就是积极的、愉快的,对治疗有鼓动作用的暗示,我们可以选择那些性格内向、心理承受能力差的尿毒症和透析患者有针对性地应用暗示性语言。例如,医师用坚定有力的语气叙述一件事实、有时也结合有关的治疗来提高疗效,如我们可选用10%葡萄糖酸钙 10 mL 静脉注射或辅以针灸治疗等作为暗示的手段,使患者对此深信不疑,常能收到意想不到的治疗效果。当然这种暗示治疗能否有效,是以良好的医患关系和医护人员在患者中享有崇高威信为前提的。

(三)形体性语言

医护人员首先要端其自身,与患者谈话要有技巧,要富有逻辑性、艺术性,精其语言,让患者感到你对他的病重视。切不可在患者叙述病情时,心不在焉,眼神疲惫,东张西望,而应当用温和的目光注视着患者,注意倾听,并不时点头示意。问话时用亲切通俗的语言,可以使患者烦躁、紧张的情绪得到即刻的缓解。在帮助患者树立信心时,论证说理要清楚、要循循善诱,不要急于求成,可用名人名言录激励患者,但要使用得当。例如对透析患者的头晕乏力,你不能光空洞叫喊:"困难不可怕,就怕你怕它,困难有天大,我比天还大。"而是应该向患者解释,头晕乏力主要是由于高血压或贫血造成的,我们据此可以纠正它,列举 1~2 个类似的病例,做出有力的说明,治疗效果能起到事半功倍的作用,切忌一切空谈和说教。

(四)沟通性语言

在整个诊疗过程中,医护人员必须认真履行职业责任,主动征求患者对治疗的看法,交流双方意图和需求,以取得患者的理解和信任,要学会用百姓语言解释疾病的本质和特点。例如,解释尿毒症或透析患者为什么会出现种种不适(列举症状不超过就诊患者本身的表现),这些不适是如何发生和发展的,哪些是外因?哪些是内因?哪些是原始的起因?哪些是附加的因素?如何互为因果,心理问题对躯体疾病的影响等,把治病的武器交给患者,一定要充分调动患者自身战胜疾病的积极性,要说服患者和家属与医护人员积极配合,只有医患双方共同努力,才能使他们从病痛的桎梏中解脱出来,才能从根本上改善他们的生存质量。

总之,语言疗法只是心理治疗中履行医学目的的一种尝试,尚有待于在实践中去逐步完善,切忌将心理治疗的研究与应用掉入一个简单机械的模式中去,应当结合每个尿毒症和透析患者的具体情况辨证地分析其治疗效果，并且一旦取得初步疗效后，要立即"扩大战果"。让他们从自己的切身感受中尝到病情好转的"甜头"，体会到医护人员的分析、判断是正确的，治疗是有效的。这样，医护人员的言语信号做为良性刺激，反复强化、灵活应用，再配合其他的相应治疗，一定能获得对临床真正有益的结果。

三、行为疗法

行为疗法又称为行为治疗，是基于现代行为科学的一种非常通用的新型心理治疗方法，是根据学习心理学的理论和心理学实验方法确立的原则，对患病个体进行反复训练，达到矫正适应不良行为的一类心理治疗。

目前，行为治疗的种类和应用范围正在日益增多和扩大，它不仅在临床实践中被广泛地应用，而且已经成为一个跨学科的研究领域，在心身医学、临床心理学、临床精神病学、社会精神病学以及行为医学等领域都受到了高度的重视。行为治疗的方法除了系统脱敏法、冲击疗法和厌恶疗法以外，还有操作条件法、行为塑造法、自我调整法、自信训练法、松弛疗法、生物反馈疗法以及认知行为疗法等。行为治疗不仅用于治疗各种神经官能症，如强迫性神经症、恐怖性神经症和焦虑性神经症等，而且对于继发性的心理、精神疾病（如尿毒症、手术创伤、透析治疗等原因所致）的治疗也有许多值得借鉴的地方。由于行为结果来自于特殊的前因和患者自身状态的相互作用，人类的行为也离不开亲近温和的人际关系。所以，行为治疗不能忽略医患之间人际关系的作用。

行为疗法的特点是，在治疗开始前，首先应对患者的整体情况（躯体、心理）进行详尽的分析与评估，要有明确的治疗目标，在帮助患者达成目标的过程中，医护人员要扮演主动和指导者的角色，在设计治疗计划时，医护人员（应有心理医师参与）要个体化地设计对透析患者最适合的技术与程序，作者认为，应着重从以下 5 个方面入手，准确、恰当地应用到每一个患者的独特需求上。

（一）积极的期望

这是对透析患者实施行为治疗的基础与前提。积极的期望乃是让他们重视疾病，正视现实，引导患者改变对尿毒症、血管通路手术与透析治疗的不正确认识，从死神的魔爪中把生命夺回来。尽管接受透析治疗的患者有一些已经离开了人世，但总还有相当多的人因此而延长了生命。要让他们知道，要想生存，积极的期望是首要的，那些能够大胆地面对疾病，充分认识危及他们生命的病魔，并坚决与它进行殊死抗争的人，才有可能生存下去。

（二）坚定的信心

患了尿毒症，特别是那些即将进入透析治疗阶段的患者产生一系列复杂的心理反应是难免的，医护人员应当不失时机地选择一些治疗成功的典型病例（事实）教育、鼓励患者，使他们逐步地认识到，尿毒症并不可怕，就怕你怕它，与其束手就擒，坐而待毙，不如奋起拼搏。于是，他们当中的一些人产生了乐观、豁达、自信、拼搏、愉快的心理，显然，这种心理能够减轻病痛，其中，自信起着关键性的作用，有了信心，就能激发起拼搏精神，就会产生顽强的意志，保持坦然的心境，培养乐观的态度，就能挖掘出自身抗病的潜在能力，从而战胜疾病。诗人说的好："信心是半个生命，淡漠是半个死亡"。

（三）适当的运动锻炼

运动可以放松心情，提高人体的神经系统对外界反应的灵活性，增强自我调节与控制能力，促使神经和身体活动能够较好地适应经常变化着的外界环境。即使对于那些已经进入透析治疗的患者来说,也可以通过运动训练的方式,在医护人员的指导下,按照科学性、针对性、循环渐进和个体化的原则(运动处方)进行适当的运动锻炼。实践证明:适当的运动锻炼不仅可以最大限度地恢复尿毒症和透析患者已经丧失或减弱了的运动功能,提高自身机体素质,改善疲乏无力的状态,预防和治疗肌肉萎缩及关节僵硬,还可以疏导心理压力,使他们思维充实,恢复生活信心,解除紧张、恐惧,忘记忧愁、烦恼,保持乐观愉快的生活情趣,最终达到改善或缓解患者全身和局部并发症的目的。

(四)学会自我安慰、担负一定的工作

尿毒症患者接受透析治疗后,就进入了一个新的治疗阶段,无论是患者的躯体还是心理、精神状态都将发生一些新的变化,要让透析患者充分地认识到这将是一个相当漫长的过程,要做好打持久战的准备。要教会、引导他们如何去适应这些变化,帮助他们学习和掌握自我安慰的理论与技巧,使他们能够经常地抱有积极的期望,不断地朝着一定的目标安慰自己,这对缓解和稳定病情是十分有益的。同时,要根据患者身体的康复情况,有计划让他们参与一些社会活动,包括家庭成员内部的婚丧嫁娶,外出旅游,病友联谊会和娱乐比赛等,使他们在社会活动的参与中,感受到自己仍是社会当中的一员,同样可以享受到人生的乐趣,从而重新树立起生活的信心和目标。此外,患者的家庭、单位、社会(社区)也要积极地创造条件为病情相对稳定的尿毒症和透析患者提供适当的工作机会,体现他们的自身价值,这将有利于促进他们身心的不断康复。

(五)适时进行评估

根据每个透析患者的自身特点,为其制定个体化的治疗康复方案,指导、督促他们能够按计划完成。同时,对他们取得的每一点进步都要给予充分的肯定,适时进行评估(包括身体状况、血管通路情况、治疗方案的更改、工作状态、业余时间的活动安排、健康评估问卷等)并不断地调整、完善这些方案,力求达到患者利益的最大化,使他们成为真正的受益者。

总之,医学既是实践的科学,也是人学,医疗活动中形成的判断不单是一个科学上的判断,患者得了什么病?应该如何去治疗?也是一个价值上的判断,怎样用最完美的方法治疗,使患者在未来实现其生命的全部价值。医学目的的实践过程,实质上是医患间在技术上、文化心理上及经济上的互动过程。医患间的心理互动必然延伸为行为互动,在医患间的语言交流中同时存在着行为互动,在医患行为互动过程中,医护人员的主动性和主导性是十分明显的,医护人员在组织着诊断治疗和护理工作,提出诊断意见、治疗和护理方案,让患者配合,并通过治疗结果的显示,使患者对医护人员更为信赖和依靠,医护人员的主动性和主导性才会得到更好的发挥。

(郑玉莲)

第十节　透析患者的教育与管理

患者教育做为一项近二三十年基于社会需求而重获新生的护理职能,日益显示出其巨大的作用,并受到社会各界人士的普遍关注。目前它已做为整体护理的重要组成部分纳入了护理规程。现有文献中有关患者教育比较完整的定义很少。1979 年,Simonds 对患者教育的定义为:"一种影响患者的行为,并使其保持健康与促进健康所需的知识、态度、技能产生改变的过程。此过程以提供信息开始,包括理解和整合信息以带来有利于患者健康状况的态度和行为的改变。"1989 年 Smith 指出患者教育是帮助患者学习和帮助患者把与健康相关的行为融入日常生活的过程。1992 年,吕探云对患者教育的定义为:"患者教育是医院健康教育的一个重要方面,她以医院为基地,以患者及其亲属为对象,通过有计划、有目的的教育过程,使患者了解、增进健康知识,改变患者的健康行为或问题,使患者的行为向有利于康复的方向发展。"

一、透析患者教育的实施

要在透析中心(室)中全面开展患者教育,必须从患者教育、医疗体系教育、医护人员教育三个方面着手进行。要完成这些工作,各透析中心(室)必须设有专业的健康教育人员,负责协调透析患者的教育计划,随时与各部门有关人员密切联系,提供资料,进行人员培训,以促进此项工作的开展。有学者认为,透析患者教育的实施应抓好以下 6 个环节。

(一)分析患者的需求

由于透析患者的原发疾病复杂,经历和文化程度不同,身体状况差异较大,加之对患者进行教育的时间有限,因此,分析患者的需求成为制订透析患者教育计划内容的先决条件。分析透析患者的需求,首先要了解其对所患疾病的认识、态度及一般知识和技能,诸如患者是否了解自己的病情、诊断结果、治疗方法及预后? 患者想知道些什么? 想要做些什么? 他(她)们自己应尽何种责任? 患者是否有不良的卫生观念或习惯而影响治疗? 患者或其家属有何技能而有助于治疗工作? 等等。透析患者可以有一种或多种需求,如果患者有多种需求,还应进一步分析哪一种需求对治疗患者疾病最有帮助,患者的知识能力最适宜提供哪些方面的教育等。例如,一个 MHD患者,他没有任何医药知识,不知道自己的真实病情,不知道长期透析治疗的并发症和病情未来发展趋势,也不知道要合理饮食、控制饮水量、调节生活规律等,因此,这些都成为他的需求,急需进行常识教育。但由于时间、患者知识与学习能力的限制,不可能对他进行全面的培训,这时,就应该考虑何种需要是他最迫切的需求,对其疾病的防治和生活质量的改善最为有益。要了解患者的需求,可阅读既往病历,也可以通过与患者或家属交谈,以及患者之间的谈话和观察患者的言行等方面获得。例如,如果该患者尚未发生严重的并发症,那么最重要的是及时对他进行预防方面的指导。

(二)确定教育的目的

明确的教育目的有助于教育计划的正确实施,目的应具体而非抽象。拟订透析患者教育计划的目的时应考虑下列因素:①患者缺乏哪些知识,缺少哪些技能。②患者的兴趣、爱好。③患者的文化程度及接受能力。④评估目标的困难程度。⑤决定完成目标的先后顺序。

(三)拟订教育计划

在拟订教育计划时,应当考虑:在什么时间、什么场合进行教育;应教哪些内容;由何人去教;用什么方式、什么方法去教。现分述如下。

1.教育的时间与场合

一个理想的透析中心(室),应设有患者教育室,初次接受透析治疗的患者,首先应接受医护人员(健康教育人员)的咨询。健康教育人员应利用各种说话技巧,在了解患者的个别需求、个体差异及经济状况等资料后,由医师和护士(包括专职健康教育人员)一起提出诊疗和护理意见(包括逐步制订出个体化的健康教育计划),并将其反复与患者及家属沟通,让他们能够自觉地参与进来。可以说,患者在每次透析治疗过程中都是健康教育的时机。需要指出的是,透析患者教育最好能在专门的场所中进行,应避免在大庭广众中进行,以免使患者感到不安。透析治疗室是医护人员对患者随机进行健康教育的好地方,既可就共性的问题进行群体教育,也可根据患者的不同需求进行个别辅导,如患者需要追踪访视或在家治疗期间,则家庭访视也是对患者进行健康教育的好场所,住院病房的教育机会更佳。由于患者教育的时机与场合各异,因此,在拟订计划时应予考虑。

2.教育的内容

基于教育的观点,在确定教育内容时,应充分考虑患者的希望?他们最重视哪些问题?例如,透析治疗过程会不会有生命危险?对工作、生活的影响程度?他们应该如何面对?除此之外,应根据患者的个体差异及既往就诊情况,考虑在有限的时间内,患者能吸收多少知识?学会多少技能?我们所提供的教育内容是否恰当?总之,凡是有助于患者康复的方方面面都是教育的内容。不过考虑到时间、患者学习的能力及环境等因素,不可能都进行全面的教育。因此,在决定教育内容时,最主要考虑两个因素:患者的需要和患者的学习能力。总之,透析患者健康教育计划的内容应该是最基本、最简单、最重要有用的知识,且需要多次重复,以加深患者的印象并逐步熟悉某些技能。

(四)教育人员的组成

透析患者教育应是一个完整的教育体系,虽然整个教育计划可由健康教育人员来制订,但在教育中与每个环节有关的人员及设备都应配套,各司其职,其中包括在医院中与透析患者接触的各类人员,如医师、护士、健康教育人员、检验人员、药剂人员和后勤行政人员,以及透析中心(室)的外观、周围环境、宣传栏和宣教资料等。通常人们认为,医师是主要的教育者,因为他对疾病的诊治处理具有权威性,对患者影响最大。然而实际上,在透析中心(室)配备的医师一般很少,他们很少有时间对患者进行健康教育,而且由于透析患者过多,他们本身也缺少这种意识,因此,对于简单的教育内容,其他医护人员的教育作用更大。例如:当需要对患者灌输知识,强化健康观念、测量血压、体温或进行简单护理等技术指导时,可由健康教育人员或护士来进行;对需要进行饮食指导的患者,可以由营养师来教育等,多数情况下则需要各类医护人员的协同配合。

(五)教育方法和工具

选择适当的教育方法和工具,能增进透析患者的学习兴趣与效果。在健康教育过程中,要让患者有提问的机会,并给予满意解答。这样不但能满足患者的需要,也能增加患者的印象;教育方法应尽可能选择有趣、生动、或娱乐方式传授给患者;并有针对性地发给患者一些参考资料,以便复习巩固。此外,在确定教育方法和工具前,应考虑患者的个体差异,如受教育的程度、语言能力等,考虑是进行个别指导还是群体教育为宜。同时要注意在开始教育之前,事先将教育内容依时间顺序作合理分配,并决定每一特殊内容在何种场合、用什么方式传授给患者更妥。教育方法很多,这里不一一论述,但最好是几种方法和工具灵活地配合使用。

(六)教育人员的态度

综上所述,都是对透析患者进行健康教育的重要环节。但患者在透析中心(室)中所得到最重要、印象最深刻的,乃是医护人员、健康教育人员的态度。因此,在进行健康教育时,除了要考虑各部门之间的配合,可能遇到的困难和教育计划能否按进度实施外,最重要的就是教育者应掌握好与患者谈话时的态度和技巧。

1.与透析患者谈话的态度

首先应充分地尊重患者,要主动、热情、充满信心,要客观、公正,不能主观、偏见。采取接纳的态度,即要帮助、指导,不能批评、训诫。避免不成熟的建议或承诺,以免加重患者心理负担或导致医患冲突。让患者自觉、自愿地参与到健康教育的活动中来,不能一切包办,以事实来说服患者,全面满足患者的各种心理需求。

2.与透析患者谈话的技巧

懂得换位思考,能站在患者的立场上考虑问题,建立密切的医患关系;注意倾听患者的叙述;注意观察患者的症状和情绪;问话语气要婉转中肯,态度和蔼,表达通俗,易于接受;要考虑不同类型患者的特点;掌握谈话时间,把握重点。总之,要让患者感觉到教育者的诚意,这样才能缩短彼此距离,争取患者的合作。

二、教育成果的评估

评估是患者教育的重要一环。"计划—执行—评估"是一个连续的过程,其目的是随时修正原有计划,改进工作。评估工作并不一定要花很多时间、人力或财力,可随时随地进行。

(一)评估教育需要

由于健康教育计划是依透析患者各方面的需求而制订的,因此,我们应评估以往的教育内容是否为患者的真正需要,有否存在遗漏;是否是当患者有多种需求时,教育者由于时间的限制只考虑了对病情有较大帮助的需要,而忽略了解除患者疑虑的需求,导致无法取得患者的信赖,而降低了患者的参与感。

(二)评估教育方法

健康教育方法的恰当与否,直接影响到实施教育计划的成败。评价教育方法,包括评价教育的时机与场合是否恰当;教育者是否称职;教育材料是否适宜(准确、通俗);教育方法是否得法以及教育进度和气氛如何等。

(三)评估教育目标

健康教育的目标有不同的层次,而前一层次目标是达到后一层次目标的必需。作者推荐采取下列顺序:健康教育计划→效应1(如知识提高等)→效应2(如合理饮食)→效应3(体重控制)→效应4(血压控制)→效果(生命质量提高、死亡率下降)。因此,在制订教育计划目标时,我们的目标应是分层次的;而评估时,可参照教育目标,在实施过程的不同阶段进行相应的评估。

(郑玉莲)

第十章 消毒供应室护理

第一节 回收、分类

一、回收

(一)目的

对重复使用的医疗器械、器具和物品进行集中回收处理,防止污染扩散,减轻临床负担。

(二)操作规程

1.工作人员着装

穿外出服,戴网帽、口罩。

2.回收工具

密闭回收车、密封回收容器或贮物袋,密闭回收车要有污车标记。车上备有手套和快速手消毒液。回收工具存放在标示明确,固定的存放区域。

3.回收

(1)使用科室包括门诊、病区和手术室负责人员,应将重复使用的污染诊疗器械、器具和物品直接放置于密封的容器或贮物袋中,并注明科室、物品名称、数量。

(2)沾染较多血液和污物的器械应在使用科室进行简单冲洗,如手术器械、阴道窥镜、直肠窥镜,来不及处理的采用保湿液保湿并且密封储存。

(3)消毒供应中心下收人员每天定时收回,回收时与使用科室负责人员当面点清已封存好的物品名称、数量,并做好登记,双方签字。在诊疗场所不再对污染的诊疗器械、器具和物品进行拆封清点,以减少对环境的污染。

(4)回收时,污染器械应放在有盖的容器中或使用密封专用车。精密器械应单独放置在容器中运送,防止损坏。

(5)被朊毒体、气性坏疽及突发原因不明的传染病病原体污染的诊疗器械、器具和物品,使用者应用双层黄色胶袋密封,胶袋外标明科室、传染病名称、器具数量,由消毒供应中心单独回收处理。

(6)在回收过程中,应尽量缩短回收时间,防止有机污染物的干涸,降低清洗难度。

（7）保障运输过程中装载物不会发生掉落等意外,任何的撞击对手术器械都会造成一定的伤害,同时也会出现污染的问题。

（8）维护装载物的安全性,任何人不得私自打开/拆开密封容器。也就是说负责运送的操作人员对内装物品不具数量的责任,如容器在运送途中有打开过的迹象,责任就在运送人员,而如果封存完整则出问题就在临床或消毒供应中心两者上。

（9）使用后的医疗废弃物和材料,不得进入消毒供应中心处理或转运。

（10）回收人员将回收污染器械物品通过消毒供应中心污物接收口与接收分类人员交接,无误后整理、清洗、消毒回收工具。

4.回收工具的处理

回收车、容器等用具,每次使用后用消毒液擦拭消毒,清水冲洗后擦干备用。消毒液通常使用含氯消毒剂擦拭消毒。

（三）质量标准

（1）按规定的时间到科室对被污染的、可重复使用的医疗器械器具和物品进行回收。

（2）与科室责任人做好交接登记,包括日期、时间、科室、物品名称、数量,交与接人员同时签全名。

（3）不在科室内清点数目,直接把科室移交的被封存的污染物品放入密封污物车或密封容器中。分类清楚,摆放整齐,运输途中无丢失、拆封、器械坏损。

（4）严格遵守消毒隔离原则,不得污染环境及工作人员,包括消毒供应中心到科室之间途经的场所、通道、电梯、门等,携带快速手消毒液。

（5）做好个人防护,回收人员必须戴口罩、戴手套,不得徒手操作。

（四）注意事项

（1）回收科室物品时,与科室主管人员当面交接,并认真做好每项登记。

（2）采用密封回收方式,不得将污染液体外漏,以防污染环境。

（3）消毒供应中心回收人员将回收的物品送到去污区及时清点数目,发现与登记不符按规定时间与科室联系,要求科室增补或记账赔偿。

二、分类

（一）目的

将回收后的污染器械、器具、物品进行接收清点、检查和分类,保证物品数量准确、结构完整,同时防止器械在清洗过程中被损坏、洗不干净以及工作人员被锐器刺伤。

（二）操作规程

（1）工作人员着装:隔离衣、圆帽、口罩、手套、防护鞋。

（2）在消毒供应中心的去污区,回收人员与接收分类人员对回收的诊疗器械、器具和物品进行清点数目、检查其结构的完好性,并做好登记,包括:日期、科室、物品名称、数量、清点人员签字。发现问题立即与相关科室联系。

（3）根据器械物品材质、结构、污染程度、污染物性质、精密程度等进行分类处理。根据器械的材质可分为金属、橡胶、玻璃等,根据形状可分为尖锐器械、单管腔类器械,套管腔类器械、轴节器械、盆、盘、瓶等。各种分类的物品应放置在不同的容器或清洗装置上,注明标记防止混乱。

（4）根据器械、物品的材质、结构、污染程度,选择清洗的方式,如手工清洗、超声清洗机清洗、全自动消毒清洗机清洗。

(5)标有"特殊感染"的器械,按国家规定选择处理方法。

(6)一些专科器械可根据使用科室的要求,进行特别处理。

(三)质量标准

(1)数目清点及时准确,器械、器具、物品结构完好。

(2)分类清晰、摆放整齐。

(3)选择清洗方法正确。

(四)注意事项

(1)做好接收分类前的准备工作。将各类清洗容器、篮筐、清洗架等摆放在分类操作台上或周围,便于分类时物品有序摆放,操作便捷。

(2)尖锐器械摆放方向一致,避免清洗时人员被刺伤。

(3)对缺失、坏损的器械,在与科室及时沟通的同时要与护士长请领补充,以保证器械数量,使无菌物品正常供应。

(4)做好自身防护,严格按要求着装,手套破损时及时更换。

(马晓星)

第二节　清洗、消毒、保养干燥

一、清洗

(一)目的

去除医疗器械、器具、物品上的污物(如微生物、颗粒异物、其他有害污染物),使物品灭菌前其污染量降低到可以接受的水平。

(二)操作规程

根据器械、器具、物品的材质、结构、污染程度、污染物性质、精密程度等选择手工清洗、机械清洗。机械清洗包括自动清洗消毒器清洗和超声清洗机清洗。选择不同的清洗方式遵循相应的工作流程。

1.工作人员着装

戴网帽、口罩、眼罩或面罩,戴手套,穿防水功能的隔离衣或防水围裙及工作鞋。

2.物品准备

(1)清洁剂:碱性清洁剂,PH≥7.5,对各种有机物有较好的去除作用,对金属腐蚀性小,不会加快返锈的现象。中性清洁剂:pH 6.5~7.5,对金属无腐蚀。酸性清洁剂:pH≤6.5,对无机固体粒子有较好的溶解去除作用,对金属物品的腐蚀性小。酶清洁剂:含酶的清洁剂,有较强的去污能力,能快速分解蛋白质等多种有机污染物。根据物品的性质及污染程度,选择适宜的清洁剂。不得使用去污粉。

(2)手工清洗用具:棉签,用于擦拭穿刺针针座内部。不同型号的管腔绒刷,用于管腔器械的刷洗。手握式尼龙刷,用于带轴节、咬齿器械的刷洗。禁止使用钢丝球,以防损坏器械。

(3)除垢除锈剂,用于去除器械上的锈迹或污垢。

3.机械清洗流程

(1)将待清洗器械、物品有序摆放在清洗架上,打开轴节,能拆卸的拆至最小结构,进入清洗机。

(2)检查清洗酶、润滑剂液面是否在吸管口之上,吸引管是否通畅和完好。检查电、蒸汽、自来水压力、蒸馏水制水机工作状况是否满足清洗机工作需要。

(3)根据需要选择清洗程序进行清洗。

(4)清洗过程注意观察机器运行情况并做好记录。如有故障,可根据报警提示原因及时处理。

(5)机械清洗程序。①冲洗:使用流动水去除器械、器具和物品表面污物。②洗涤:使用含有化学清洗剂的清洗用水,去除器械、器具和物品污染物。③漂洗:用流动水冲洗洗涤后器械、器具和物品上的残留物。④终末漂洗:用软水、纯化水或蒸馏水对漂洗后的器械、器具和物品进行最终的处理。

(6)进入消毒程序。

4.手工清洗流程

(1)工作人员洗手戴手套、穿专用鞋、戴圆帽、口罩、防水罩衣、面罩。

(2)将器械分类。

(3)将器械在流动自来水下冲洗。

(4)器械浸泡在规定配比浓度的多酶清洗液中 5～10 分钟。

(5)各种穿刺针座用棉签处理,有水垢、锈迹的除垢除锈处理。

(6)自来水清洗(管腔用高压水枪冲洗)。

(7)进入消毒程序。

近年来,大量实验证明,物品的清洗质量直接影响灭菌质量,生物膜、有机物污垢均可阻碍灭菌因子的穿透,从而影响灭菌效果,造成医院内感染恶性事件的发生。所以清洗是消毒供应中心工作的一项重要环节。

(三)质量标准

(1)工作人员着装符合要求和分区规定。

(2)环境清洁,地面无杂物、无水迹,垃圾分类处理。

(3)备用物品摆放整齐、保持台面、设备清洁。

(4)正确选择处置方式(机洗/手工清洗)。

(5)清洁剂浓度配制符合要求并做好记录、器械分类浸泡过面。

(6)每批次监测清洗消毒器的物理参数及运转情况并记录。

(7)清洗消毒器维护运转正常、腔体机面无锈迹,清洗程序选择正确。

(8)机洗器械摆放整齐、有轴节器械充分打开。

(9)保证金属类器械表面光亮,齿牙处无血迹、无锈迹、无污渍。

(10)橡胶类干爽,管内壁干净、无血迹。

(11)按要求进行清洗、制水设备的维修、保养并有记录。

(四)注意事项

(1)清洗组应做好个人防护工作,防护用具包括帽子、面罩、口罩、防水罩袍、防护胶鞋、双层手套。清洗过程中,不慎污水溅入眼睛,立即用洗眼器彻底清洗眼睛,防止感染或化学试剂对眼睛的损伤。

(2)清洗时应保证待清洗器械关节全部打开,以保证清洗效果。

(3)手工清洗时应使用软毛刷,在水面下清洗,以防气溶胶对人体的危害。

(4)当使用自动清洗机时,每层摆放数量应最小化,能拆卸的器械拆卸到最小单位。

(5)管道器械应配合管道刷和气枪、水枪清洗。

(6)超声波清洗器(台式)适用于精密、复杂器械的洗涤。超声清洗时间宜3~5分钟,可根据器械污染情况适当延长清洗时间,不宜超过10分钟。

(7)清洗亚光手术器械禁用除锈除垢剂浸泡,以免破坏器械表面镀层而变色。应用清洗酶浸泡时严格掌握浸泡时间和浓度。

二、消毒

(一)目的

通过物理或化学方法,进一步降低清洗后器械、器具和物品的生物负荷,消除和杀灭致病菌,达到无害化的安全水平

(二)操作规程

清洗后的器械、器具和物品应进行消毒处理。根据器械、器具、物品的材质及消毒后用途,选择消毒方式。消毒可分为物理消毒和化学消毒。物理消毒包括机械热力消毒、煮沸消毒,化学消毒应选择取得卫生部颁发卫生许可批件的安全、低毒、高效的消毒剂。

1.物理消毒

(1)机械热力消毒方法的温度、时间应参照下表的要求。此流程一般经过清洗程序后自动转入消毒程序,无需人工操作,但要密切观察机器运行参数,温度和时间达到表10-1的规定标准。

表 10-1　湿热消毒的温度与时间

温度	消毒时间	温度	消毒时间
90℃	≥1分钟	75℃	≥30分钟
80℃	≥10分钟	70℃	≥100分钟

(2)煮沸消毒,将清洗后清洁的耐湿热的器械、物品放入盛有软水的加热容器中煮沸,有效消毒时间从水沸腾开始计算并保持连续煮沸。在水中加入1%~2%碳酸氢钠,可提高水沸点5℃,有灭菌防腐作用。一般在水沸后再煮5~15分钟即可达到消毒目的,可杀死细菌繁殖体、真菌、立克次氏体、螺旋体和病毒。水温100℃,时间≥30分钟,即可杀死细菌芽孢达到高水平消毒。

2.化学消毒

(1)按要求着装。

(2)根据选用的化学消毒剂使用说明配制消毒液。消毒供应中心常用的化学消毒剂,一般为高水平消毒剂和中度水平消毒剂。高水平消毒剂包括:2%戊二醛,浸泡20~90分钟,主要用于内窥镜的消毒;0.2%过氧乙酸,浸泡10分钟,或0.08%过氧乙酸,浸泡25分钟,主要用于手工清洗器械的消毒处理。中水平消毒剂包括:500~1 000 ppm(百万分之一)含氯消毒剂,浸泡10~30分钟,主要用于手工清洗器械的消毒;250~500 ppm含氯消毒剂用于擦拭操作台面、车、储物架等物品消毒。75%乙醇,用于台面、手的消毒。0.5%碘附,用于皮肤损伤时的消毒。2%三效

热原灭活剂,浸泡 1 小时以上,主要用于器械的消毒和去热原。

(3)将清洗达标的器械、物品浸泡在消毒液面以下,记录时间。

(4)浸泡规定的时间后进行自来水彻底冲洗,去离子水再次冲洗后进入干燥程序。

(三)质量标准

(1)消毒后直接使用的诊疗器械、器具和物品,湿热消毒温度应≥90 ℃,时间≥5 分钟,或 A0 值≥3 000;消毒后继续灭菌处理的,其湿热消毒温度应≥90 ℃,时间≥1 分钟,或 A0 值≥600。

(2)在全自动或半自动清洗消毒器工作运行中要密切观察各项参数并有记录,以保证消毒质量。

(3)煮沸消毒每次消毒物品的锅次、器械名称、数量、水沸腾时间、停止煮沸时间有记录。

(4)化学消毒剂配制浓度、浸泡时间有记录,可测试浓度的,将测试结果留档。消毒剂在有效期内使用。

(四)注意事项

严格按照器械、物品的材质要求选择消毒方式。

1.物理消毒

(1)煮沸消毒时,器械、物品浸没在水面以下,煮沸时容器要加盖。

(2)水沸腾开始计时后,中途不增加其他物品。

(3)防止烫伤。

2.化学消毒

(1)配置化学消毒剂时要注意安全防护,戴手套、口罩和眼罩。

(2)正确选择和使用消毒剂,严格按照产品使用说明书配置消毒剂浓度,测试消毒剂浓度达到有效浓度标准时方可使用。

(3)消毒剂现用现配,浸泡消毒时一定要加盖。

(4)使用对金属器械有强腐蚀作用的消毒剂时,按产品要求加放抗腐蚀剂,并严格控制浸泡时间,以免损坏器械。

(5)亚光金属器械禁止使用强腐蚀性消毒剂,以防破坏表面镀层而变色。

三、保养干燥

(一)目的

防止器械表面及轴节腐蚀生锈、藏污纳垢,保证各种灭菌方法的灭菌质量,延长器械的使用寿命。

(二)操作规程

清洗消毒后的器械应及时干燥处理。保养干燥目前也有机械和手工两种方式,如经济条件允许应首选机械保养干燥。消毒后直接使用的物品,应机械干燥,不允许使用手工干燥或自然干燥方法,以防止细菌污染。

1.机械器械保养干燥

保养液应该使用水溶性润滑剂,以利于灭菌因子穿透,保证灭菌效果。其流程如下。

(1)根据选用的水溶性润滑剂的产品使用说明书,调节全自动或半自动清洗消毒器抽吸润滑剂的时间,达到需要的浓度。

(2)根据器械的材质选择适宜的干燥温度,金属类干燥温度 70～90 ℃,需时间为 20～30 分钟;

塑胶类干燥温度 65～75 ℃,防止温度过高造成器械变形,材质老化等问题,一般烘干所需时间约需要 40 分钟。

(3)机器根据设定的干燥时间结束程序自动开门。

2.手工器械保养干燥

(1)根据选用的水溶性润滑剂的产品使用说明书配置润滑剂浓度。

(2)将器械浸泡在润滑剂液面以下,浸泡时间遵照产品说明书的要求。

(3)捞出器械,用低纤维絮擦布擦干。穿刺套管针及手术吸引头等管腔器械可用高压气枪或 95％的酒精干燥,软式内窥镜等器械和物品根据厂商说明书和指导手册可用也可选用 95％的酒精处理,保证腔内彻底干燥。

(三)质量标准

(1)器械、物品干燥无水迹。

(2)器械有光泽,无锈迹(润滑剂浓度过低易生锈)。

(3)器械表面无白斑、花纹(出现此现象可能是润滑剂浓度过高或水质不达标所致)。

(4)操作台面用 500 mg/L。含氯消毒剂擦拭 2 次/天。

(5)低纤维絮擦布一用一清洗、消毒、干燥备用。

(四)注意事项

(1)禁止使用液状石蜡作为润滑剂保养。液状石蜡为非水溶性油剂,阻碍水蒸气等灭菌因子的穿透,影响灭菌效果。

(2)消毒后直接使用的器械、物品禁止采用手工干燥处理,以防在擦拭过程中再次污染。

(3)不使用容易脱落棉纤维的棉类擦布,如纱布等。避免影响器械洁净度,造成微粒污染。

(4)不允许采用自然干燥方法进行器材干燥。

(马晓星)

第三节　检查、制作、包装

一、检查

(一)目的

保证器械物品的清洗、消毒、干燥质量,以及器械物品的功能完好,便于临床科室使用。

(二)操作规程

(1)物品准备:设备设施(应备带光源的放大镜、带光源的包布检查操作台)、棉签、纱布等。

(2)着装:戴圆帽、口罩,穿专用鞋,戴手套。

(3)器械检查:在打开光源的放大镜下逐个查看器械,如刀子、剪子、各种钳子表面、轴节、齿牙是否光亮、洁净,用棉签检查穿刺针座内部是否清洁。用纱布检查管腔器械腔体内部是否洁净,擦拭器械表面是否有油污。

(4)将检查出的有污渍、锈迹的器械进行登记,并由传递窗传回去污区,重新浸泡、去污、除锈、清洗处理,按登记数目及时索要,保证临床供应数目相对恒定。

(5)检查有轴节松动的器械,将轴节螺钉拧紧。穿刺针尖有钩、不锋利的可在磨石上修复。检查剪刀是否锋利,尖部完好。

(6)将不能修复的坏损器械进行登记,交护士长报损并以旧换新。

(7)检查合规的器械进入包装程序。

(8)敷料检查:将各种敷料如包布、手术中单、手术衣等单张放在打开光源的包布检查操作台上检查,检查是否有小的破洞、棉布纱织密度是否均匀、清洁、干燥。检查手术衣带子是否齐全、牢固,袖口松紧是否适度。洗手衣腰带、橡皮带、扣子是否整齐牢固。

(9)将不合规的手术敷料挑拣并登记数量,以备到总务处报损,领取新敷料。护士长补充当天检出的敷料,保证临床和手术室无菌物品的供应。

(10)检查质量合规的敷料进入包装程序。

(三)质量标准

1.日常检查有记录

其意义有二,首先便于器械物品流通时的查找,保证器械物品数量的恒定,满足临床工作需要;其次,为管理者提供数据资料,便于管理者发现问题,保证器械物品清洗、消毒质量,使灭菌合格率达100%。

2.每周定期抽查有记录

记录内容包括检查时间、检查内容、检查者、责任人、出现的问题、原因分析、整改措施。

3.每月定期总结有记录

记录整月出现问题整改后的效果,对屡次出现而本科室采取积极措施不能解决的问题,报有关职能部门请求帮助解决。

(四)注意事项

(1)有效应用带光源放大镜和操作台,使其保持功能完好。

(2)各项检查记录要翔实,不能流于形式,对工作确实起到督促指导作用,以保证工作质量。

(3)定期进行清洗、消毒等各个环节质量标准的培训学习,对检查中发现的问题及时组织讨论,查找原因,提高消毒供应中心全员的责任心和业务水平。

二、制作

(一)目的

根据临床各个科室的工作特点和需要,制作出不同规格、数量、材质的无菌物品。

(二)操作规程

制作过程是消毒供应中心一项细致而严谨的工作。把好这一关,不但能满足临床工作需要,提高临床科室对消毒供应中心的满意度,而且能降低消耗,避免浪费。需要制作的物品种类繁多,大体可遵循如下原则。

(1)明确物品的用途。

(2)明确物品制作的标准。

(3)物品、原料准备。

(4)制作后、包装前检查核对(此项工作需双人进行)。

(5)放置灭菌检测用品(生物或化学指示物)。

(6)进入包装流程。

（三）质量标准

（1）用物准备齐全，做到省时省力。

（2）物品制作符合制作标准。

（3）器械、物品数量和功能满足临床科室需要。

（4）例行节约原则，无浪费。

（四）注意事项

（1）敷料类、器械包类分室制作，以防棉絮污染。

（2）临床科室的特殊需求，要与科室护士长或使用者充分沟通并得到其认可后制作。

（3）定期随访临床科室使用情况，根据反馈信息及时调整制作方法。

三、包装

（一）目的

需要灭菌的物品，避免灭菌后遭受外界污染，需要进行打包处理。

（二）操作规程

1.包装材料的准备

根据包装工艺和消毒工艺的需要选择包装材料的材质、规格。无菌包装材料包括医用皱纹纸、纸塑包装袋、棉布、医用无纺布等。

（1）医用皱纹纸。有多种规格型号，用于包装各种诊疗器械及小型手术器械，为一次使用包装材料，造价贵，抗拉扯性差。

（2）纸塑包装袋。用于各种器械和敷料的包装，需要封口机封口包装。为一次性使用包装材料，造价贵，对灭菌方式有要求，高温高压蒸汽灭菌的有效期相对低温灭菌短，适用于低温灭菌。

（3）棉布。用于各种器械、敷料的包装。要求其密度在140支纱/每平方英寸以上，为非漂白棉布。初次使用应使用90℃水反复去浆洗涤，防止带浆消毒后变硬、变色。严禁使用漂白剂、柔顺剂，防止对棉纱的损伤和化学物品的残留。棉质包布可重复使用，价格低廉，其适用于高温高压蒸汽灭菌，皱褶性、柔顺性强，抗拉扯性强。但需要记录使用次数，每次使用前要检查其质量完好状态。当出现小的破洞、断纱、致密度降低（使用30～50次后）时，其阻菌效果降低，应检出报废。

（4）医用无纺布。用于各种器械、敷料的包装。其皱褶性、柔顺性强，抗拉扯性次于棉布。阻菌性强，适用于高温高压蒸汽灭菌和指定低温灭菌的包装。为一次性使用包装材料，造价贵。

（5）包装材料的规格根据需要包装的物品大小制定。

2.包装

（1）打器械包和敷料包的方法通常采用信封式折叠或包裹式折叠，这样打开外包装平铺在器械台上，形成了一个无菌界面，有利于无菌操作。这种打包方法适用于布类、纸类和无纺布类包装材料。①信封式包装折叠方法：内层包装，将内外双层包布平铺在打包台上，将器械托盘沿包布对角线放置包布中央，将离身体近的一角折向器械托盘，将角尖向上反折，将有侧一角折向器械，角尖向上反折，重复左侧，将对侧一角盖向器械，此角尖端折叠塞入包内，外留置角尖约5 cm长。外层包布的包装方法同内层。用封包胶带粘贴两道封严包裹，在一侧封包胶带上粘贴5 cm长带有化学指示剂的胶带。并贴上标有科室、名称、包装者、失效日期的标示卡。②包裹式包装折叠方法：内层包装，将内外双层包布平铺在打包台上，将器械托盘沿包布边缘平行的十字线放置包布中央，将身体近侧一端盖到器械托盘上，向上反折10 cm，将对侧一端盖到器械托盘上，包裹严密,边缘再向上反折 10 cm,将左有两侧分别折叠包裹严密。外层包布的包装方法同内层。用封包胶带粘贴两道封严包裹,在一侧封包胶带上粘贴 5 cm 长带有化学指示剂的胶带。并贴上标有科室、名称、包装者、失效日期的标示卡。

(2)用包装袋包装的物品,应根据所包装物品的大小选择不同规格的包装袋,剪所需要的长度,装好物品,尖锐物品应包裹尖端,以免穿破包装袋。包内放化学指示卡,能透过包装材料看到指示卡变色的包外不再贴化学指示标签。用医用封口机封口。在封口外缘注明科室、名称、包装者、失效日期。

(三)质量标准

(1)包装材料符合要求。有生产许可证、营业执照、卫生检验报告。

(2)物品齐全。

(3)体积、重量不超标。用下排气式压力蒸汽灭菌器灭菌,灭菌包体积不超过 30 cm×30 cm×25 cm,预真空或脉动真空压力灭菌器灭菌,灭菌包体积不超过 30 cm×30 cm×50 cm,敷料包重量不超过 5 kg。金属器械包重量不超过 7 kg。

(4)标示清楚。包外注明无菌包名称、科室、包装者、失效日期。

(5)植入性器械包内中央放置生物灭菌监测指示剂或五类化学指示卡或称爬行卡,其他可放普通化学指示卡以监测灭菌效果。

(6)准确的有效期。布类和医用皱纹纸类包装材料包装的物品有效期为 1 周,其他根据包装材料使用说明而定。

(7)清洁后的物品应在 4 小时内进行灭菌处理。

(8)包布干燥无破洞,一用一清洗。

(9)封口应严密。

(四)注意事项

(1)手术器械应进行双层包装,即包装两次。

(2)手术器械筐或托盘上垫吸水巾。

(3)手术器械码放两层时中间放吸水巾,有利于器械的干燥。

(4)纸塑包装袋封口和压边宽度不少于 6 mm。

(5)新的棉布包装必须彻底洗涤脱浆后使用,否则变硬、变黄呈地图状。每次使用后要清洗。

(6)化学气体低温灭菌应使用一次性包装材料。

(7)等离子气体低温灭菌使用专用的一次性包装材料。

(马晓星)

第四节　灭菌、储存、发放

一、灭菌

(一)目的

通过压力蒸汽或气体等灭菌方法对需要灭菌的物品进行处理,使其达到无菌状态。

(二)操作规程

压力蒸汽灭菌器。

1.灭菌操作前灭菌器的准备

(1)清洁灭菌器体腔,保证排汽口滤网清洁。

(2)检查门框与橡胶垫圈有无损坏、是否平整、门的锁扣是否灵活、有效。

(3)检查压力表、温度表是否在零位。

(4)由灭菌器体腔排汽口倒入 500 mL 水,检查有无阻塞。

(5)检查蒸汽、水源、电源情况及管道有无漏气、漏水情况。打开压缩机电源、水源、蒸汽、压缩机,蒸气压力达到 0.3~0.5 MPa;水源压力 0.15~0.30 MPa;压缩气体压力≥0.4 MPa 等运行条件符合设备要求。

(6)检查与设备相连接的记录或打印装置处于备用状态。

(7)进行灭菌器预热,当夹层压力≥0.2 MPa 时,则表示预热完成。排尽冷凝水,特别是冬天,冷凝水是导致湿包的主要原因。

(8)预真空压力蒸汽灭菌器做 B-D 试验,以测试灭菌器真空系统的有效性,B-D 测试合格后方可使用。

具体操作如下:①待灭菌器预热之后,由消毒员将 B-D 测试包平放于排气孔上方约 10 cm 处,关闭灭菌器门,启动 B-D 运行程序(标准的 B-D 测试程序即 121 ℃、15 分钟或 134 ℃、3.5 分钟)。②B-D 程序运行结束,即在 B-D 测试纸上注明 B-D 测试的日期、灭菌锅编号、测试条件以及操作者姓名或工号。③查看 B-D 测试结果:查看 B-D 测试纸变色是否均匀,而非变黑的程度。B-D 测试纸变色均匀则为 B-D 测试成功,即可开始运行灭菌程序;否则 B-D 测试失败,查找失败原因予以处理后,连续进行 3 次 B-D 测试,均合格后方可使用。④B-D 测试资料需留存 3 年以上。

标准 B-D 测试包的制作方法如下:①100%脱脂纯棉布折叠成长 30±2 cm、宽 25±2 cm、高 25~28 cm 大小的布包,将专门的 B-D 测试纸放入布包中心位置;所使用的纯棉布必须一用一清洗。②测试包的重量为 4 kg+5%(欧洲标准为 7 kg;美国标准为 4 kg)。

标准 B-D 包与一次性 B-D 包的区别如下:①标准 B-D 包需每次打包,费时费力;打包所用材料多次洗涤,洗涤剂的残留,影响到测试的稳定性;受人为因素影响大,打包的松紧程度不同会影响到测试的结果。②一次性 B-D 包使用简便,受人为及环境因素影响小,但成本较高。③模拟 B-D 测试装置,使用简便,包装小,灭菌难度可控,但处于发展阶段。

2.灭菌物品装载

装载前检查灭菌包外标志内容,并注明灭菌器编号、灭菌批次、灭菌日期及失效日期。

具体装载要求如下。

(1)装载时应使用专用灭菌架或篮筐装载灭菌物品,物品不可堆放,容器上下均有一定的空间,灭菌包之间间隔距离≥2.5 cm(物品之间至少有足够的空间可以插入伸直的手),以利灭菌介质的穿透,避免空气滞留、液体积聚,避免湿包产生。

(2)灭菌物品不能接触灭菌器的内壁及门,以防吸入冷凝水。

(3)应将同类材质的器械、器具和物品,置于同一批次进行灭菌。若纺织类物品与金属类物品混装时,纺织类物品应放置于灭菌架上层竖放,且装载应比较宽松;金属类则置于灭菌架下层平放;底部无孔的盘、碗、盆等物品应斜放,且开口方向一致;纸袋、纸塑袋亦应斜放。

(4)预真空灭菌器的装载量不得超过柜室容积的 90%,下排气灭菌器的装载量不能超过柜室容积的80%,同时预真空和脉动真空压力蒸汽灭菌器的装载量义分别不得小于柜室容积的10%和5%,以防止"小装量效应"残留空气影响灭菌效果。

(5)各个储槽的筛孔需完全打开。

(6)易碎物品需轻拿轻放,轻柔操作。

(7)将批量监测随同已装载好的灭菌物品一同推入灭菌器内,批量监测放置在灭菌柜腔内下部、排气孔上方。

3.灭菌器工作运行中

(1)关闭密封门,根据被灭菌物品的性质选择灭菌程序,检查灭菌参数是否正确,启动运行程序。如根据蒸汽供给的压力,判断灭菌所能达到的最高温度,选择采用温度132～134 ℃,压力205.8 kPa,灭菌维持时间4分钟;或温度121 ℃,压力102.9 kPa,灭菌维持时间20～30分钟。目前多数灭菌器采用电脑自动控制程序,当温度达不到132 ℃时自动转入121 ℃灭菌程序。

(2)灭菌过程中,操作人员必须密切观察设备的运行时仪表和显示屏的压力、温度、时间、运行曲线等物理参数,如有异常,及时处理。

(3)每批次灭菌物品按要求做好登记工作:灭菌日期、灭菌器编号、批次号、装载的主要物品、灭菌程序号、主要运行参数、操作员签名或工号,便于物品的跟踪、追溯。

4.无菌物品卸载

(1)灭菌程序结束后,从灭菌器中拉出灭菌器柜架或容器,放于无菌保持区或交通量小的地方,直至冷却至室温,冷却时间应>30分钟,防止湿包产生。

(2)灭菌质量确认。确认每批次的化学批量监测或生物批量监测是否合格;对每个灭菌包进行目测,检查包外的化学指示标签及化学指示胶带是否合格,检查有无湿包现象,湿包或无菌包掉落地上均应视为污染包,污染包应重新进入污染物品处理程序,不得烘烤。

(三)质量标准

(1)物品装载正确:①包与包之间留有空间符合要求。②各种材质物品摆放位置、方式符合要求。③在灭菌器柜室内物品的摆放符合要求,避免接触门或侧壁,以防湿包。④有筛孔的容器必须把筛孔打开,其开口的平面与水平面垂直。

(2)按《消毒技术规范》要求完成灭菌设备每天检查内容。

(3)灭菌包规格、重量符合标准。装载容量符合要求,容量不能超出限定的最大值和最小值。

(4)灭菌包外应有标志,内容包括物品名称、检查打包者姓名或编号、灭菌器编号、批次号、灭菌日期和失效日期。

(5)每天灭菌前必须进行 B-D 检测,检测结果合格方可使用,B-D 检测图整理存档,保留3年。

(6)根据灭菌物品的性能,所能耐受的温度和压力确定灭菌方式。凡能耐受高温、高压的医疗用品采用压力蒸汽灭菌。油剂、粉剂采用干热灭菌。不耐高温的精密仪器、塑料制品等采用低温灭菌。

(7)选择正确的灭菌程序。根据灭菌物品的材质如器械、敷料等选择相应的灭菌程序。

(8)选择正确的灭菌参数,每锅次灭菌的温度、压力、灭菌时间等物理参数有记录。

(9)严格执行灭菌与非灭菌物品分开放置。

(10)每周每台灭菌器进行生物检测1次,结果登记并存档保留3年。

(11)每批次有化学指示卡检测,检测结果有记录并存档保留3年。

(12)植入性器械每批次有生物检测合格后方可发放,急诊手术有五类化学指示卡 PCD 批量检测合格后可临时发放并做好登记以备召回。

(13)无菌物品合格率达 100%。确认灭菌合格后,批量监测物存档并做好登记。

(14)按要求做好设备的维护和保养,并有记录。

(四)注意事项

(1)开放式的储槽不应用于灭菌物品的包装。

(2)严格执行安全操作,消毒员经过培训合格,持证上岗。

(3)排冷凝水阀门开放大小要适当,过大蒸汽大量释放造成浪费,过小冷凝水不能排尽,造成湿包,灭菌失败。

(4)灭菌器运行过程,消毒员不得离开设备,应密切观察各个物理参数和机器运行情况,出现漏气、漏水情况及时解决。

(5)灭菌结束,开门操作时身体避开灭菌器的门,以防热蒸汽烫伤。

(6)待冷却的灭菌架应挂有防烫伤标示牌,卸载时戴防护手套,防止烫伤。

(7)压力蒸汽灭菌器不能用于凡士林等油类和粉剂的灭菌,不能用于液体的灭菌。

二、储存

(一)目的

灭菌物品在适宜的温度、湿度独立空间集中保存,在有效期内保持无菌状态。

(二)操作规程

1.空间要求

无菌物品应存放在消毒供应中心洁净度最高的区域,尽管卫生部对无菌物品存放区未做净化要求,对其空气流向及压强梯度做了明确规定:空气流向由洁到污;无菌物品存放区为洁净区,其气压应保持相对正压。湿度低于 70%,温度低于 24 ℃。目前有些医院消毒供应中心的无菌物品存放区与消毒间无菌物品出口区域连通,其弊病是造成无菌物品储存区域温度、湿度超标。无菌物品存放间与灭菌间的无菌物品出口区域应设屏障。

2.无菌物品储存架准备

无菌物品的储存架最好选用可移动、各层挡板为镂空的不锈钢架子,优点是根据灭菌日期排序时不用搬动无菌包,直接推动架子,减少对无菌包的触摸次数且省时省力。挡板为镂空式,有利于散热,及时散发无菌包内残留的热量,防止大面积接触金属,蒸汽转化为冷凝水造成湿包现象。

3.无菌物品有序存放

无菌物品品种名称标示醒目且位置固定。根据灭菌时间的先后顺序固定排列,先灭菌的物品先发放,后灭菌的后发放。库存无菌物品基数有备案,每天或每班次物品查对有记录。

4.及时增补

根据临床需要无菌物品情况,及时增补,以保证满足临床使用。

(三)质量标准

(1)进入无菌物品存放区按要求着装。

(2)无菌物品存放区不得有未灭菌或标示不清物品存放。

(3)外购的一次性使用无菌物品,须先去掉外包装方可进入无菌物品存放区。

(4)室内温度保持在 24 ℃以下,湿度在 70％以下。

(5)存放间每月监测一次:空气细菌数≤200 cfu/m³;物体表面数＜5 cfu/cm²;工作人员手细菌数＜5 cfu/cm²;灭菌后物品及一次性无菌医疗器具不得检出任何种类微生物及热原体。

(6)物品存放离地 20～25 cm,离顶 50 cm,离墙 5 cm。

(7)无菌包包装完整,手感干燥,化学指示剂变色均匀,湿包视为污染包应重新清洗灭菌。

(8)无菌包一经拆开,虽未使用应重新包装灭菌,无过期物品存放,物品放置部位标示清楚醒目,并按灭菌日期有序存放,先人先发,后人后发。

(9)凡出无菌室的物品应视为污染,应重新灭菌。

(四)注意事项

环境的温度、湿度达到标准时,使用纺织品材料包装的无菌物品有效期宜为 14 天;未达到环境标准时,有效期宜为 7 天。医用一次性纸袋包装的无菌物品,有效期宜为 1 个月;使用一次性医用皱纹纸、医用无纺布包装的无菌物品,有效期宜为 6 个月;使用一次性纸塑袋包装的无菌物品,有效期宜为 6 个月。硬质容器包装的无菌物品,有效期宜为 6 个月。

三、发放

(一)目的

根据临床需要,将无菌物品安全、及时运送到使用科室。

(二)操作规程

(1)与临床科室联系,确定各科室需要的无菌物品名称、数量。并记录在无菌物品下送登记本上。根据本院工作量进行分组,按省时省力的原则分配各组负责的科室。

(2)准备下送工具。无菌物品下送工具应根据工作量采用封闭的下送车或封闭的整理箱等。下送工具每天进行有效消毒处理,并存放在固定的清洁区域内。

(3)于无菌物品发放窗口领取并清点下送无菌物品。

(4)发放车上应备有下送物品登记本,科室意见反馈本。与科室负责治疗室工作人员认真交接,并在物品登记本上双方签字。定期征求科室意见,并将科室意见反馈给护士长。

(三)质量标准

(1)运送工具定点存放标示清楚。

(2)无菌物品下送车或容器不得接触污染物品,污车、洁车严格区分,并分别定点放置。每次使用后彻底清洗、消毒,擦干备用。

(3)严格查对无菌物品的名称、数量、灭菌日期、失效期、包装的完整性、灭菌合格标示及使用科室。

(4)物品数目登记完善准确;下发物品账目清楚。

(5)及时准确将消毒物品送到临床科室。

(6)对科室意见有记录,并有相应整改措施和评价。

(四)注意事项

发放无菌物品剩余物品不得返回无菌物品存放区,按污染物品重新处理。

（马晓星）

第五节 微波消毒

波长为 0.001～1 m，频率为 300～300 000 MHz 的电磁波称为微波。物质吸收微波能所产生的热效应可用于加热，在加热、干燥和食品加工中，人们发现微波具有杀菌的效能，于是又被逐渐用于消毒和灭菌领域。近年来，微波消毒技术发展很快，在医院和卫生防疫消毒中已有较广泛的应用。

一、微波的发生及特性

微波是一种波长短而频率较高的电磁波。磁控管产生微的原理是使电子在相互垂直的电场和磁场中运动，激发高频振荡而产生微波。磁控管的功率可以做得很大，能量由谐振腔直接引出，而无须再经过放大。现代磁控管一般分为两类：一类是产生脉冲微波的磁控管，其最大输出功率峰值可达 10 000 kW，另一类是产生连续微波的磁控管，如微波干扰及医学上使用的磁控管，其最大输出功率峰值可达 10 kW。用于消毒的微波的频率为 2450 MHz 及 915 MHz，由磁控管发生，能使物品发热，热使微生物死亡。微波频率高、功率大，使物体发热时，内外同时发热且不需传导，故所需时间短，微波消毒的主要特点如下。

(一)作用快速

微波对生物体的作用就是电磁波能量转换的过程，速度极快，可在 10^{-9} 秒之内完成，加热快速、均匀，热力穿透只需几秒至数分钟，不需要空气与其他介质的传导。用于快速杀菌时是其他因子无法比拟的。

(二)对微生物没有选择性

微波对生物体的作用快速而且不具选择性，所以其杀菌具有广谱性，可以杀灭各种微生物及原虫。

(三)节能

微波的穿透性强，瞬时即可穿透到物体内部，能量损失少，能量转换效率高，便于进行自动化流水线式生产杀菌。

(四)对不同介质的穿透性不同

对有机物、水、陶瓷、玻璃、塑料等穿透性强，而对绝大部分金属则穿透性差，反射较多。

(五)环保、无毒害

微波消毒比较环保、无毒害、无残留物、不污染环境，也不会形成环境高温。还可对包装好的，较厚的或是导热差的物品进行处理。

二、微波消毒的研究与应用

(一)医疗护理器材的消毒与灭菌

微波的消毒灭菌技术是在微波加热干燥的基础上发展而来的，这一技术首先是在食品加工业得到推广应用，随着科技的发展，微波的应用越来越广泛。现在微波除了用于医院和卫生防疫消毒以外，还广泛用于干燥、筛选及物理、化工等行业。但是微波消毒目前仍处于探索研究阶段，许多实验的目的主要是探索微波消毒的作用机制。目前使用较多的有以下几种。

1.微波牙钻消毒器

目前市场上,已有通过国家正式批准生产的牙钻涡轮机头专用微波消毒装置,WBY型微波牙钻消毒器为产品之一,多年临床使用证明,该消毒器有消毒速度快,效果可靠,不损坏牙钻,操作简单等优点。

2.微波快速灭菌器

型号为WXD-650A的微波快速灭菌器是获得国家正式批准的医疗器械微波专用灭菌设备,该设备灭菌快速,5分钟内可杀灭包括细菌芽孢在内的各种微生物,效果可靠,可重复使用,小型灵活,适用范围广,特别适合用于需重复消毒、灭菌的小型手术用品,它可用于金属类、玻璃陶瓷类、塑料橡胶类材料的灭菌。

3.眼科器材的专用消毒器

眼科器械小而精细、要求高、消毒后要求不残留任何有刺激性的物质,目前眼科器械消毒手段不多,越来越多的眼科器械、仿人工替代品、角膜接触镜(又称隐形眼镜)等物品的消毒开始使用微波消毒。

4.口腔科根管消毒

王金鑫等(2003)将WB-200型电脑微波口腔治疗仪用于口腔急、慢性根尖周炎及牙髓坏死患者根管的治疗,微波消毒组治愈率95.2%,好转率3.1%,无效率1.8%,常规组分别为90.0%、5.0%、5.0%,统计学处理显示,两者差别显著。

5.微波消毒化验单

用载体定量法将菌片置于单层干布袋和保鲜袋内,用675 W微波照射5分钟,杀菌效果与双层湿布袋基本一致,照射8分钟,对前两种袋内的大肠埃希菌、金黄色葡萄球菌、枯草杆菌黑色变种芽孢平均杀灭率均达到99.73%,而双层湿布包达到100%。周惠联等报道,利用家用微波炉对人工染菌的化验单进行消毒,结果以10张为一本,800 W照射5分钟,以50张为一本,照射7分钟,均可完全杀灭大肠埃希菌、金黄色葡萄球菌和铜绿假单胞菌,但不能完全杀灭芽孢;以50张为一本,800 W作用7分钟可以杀灭细菌繁殖体,但不能杀灭芽孢。

6.微波消毒医用矿物油

医用矿物油类物质及油纱条的灭菌因受其本身特性的影响,仍是医院消毒灭菌的一个难题。常用的干热灭菌和压力蒸汽灭菌都存在一些弊端,而且灭菌效果不理想。采用载体定性杀菌试验方法,观察了微波灭菌器对液状石蜡和凡士林油膏及油纱布条的杀菌效果。结果液状石蜡和凡士林油膏经650 W微波灭菌器照射20分钟和25分钟,可全部杀灭嗜热脂肪杆菌芽孢;分别照射25分钟和30分钟,可全部杀灭枯草杆菌黑色变种芽孢,但对凡士林油纱布条照射50分钟,仍不能全部杀灭枯草杆菌黑色变种芽孢,试验证明,微波照射对液状石蜡和凡士林油膏可达到灭菌效果。

(二)食品与餐具的消毒

由于微波消毒快捷、方便、干净、效果可靠,将微波应用于食品与餐具消毒的报道亦较多。将250 mL酱油置玻璃烧杯中,经微波照射10分钟即达到消毒要求。江连洲等(1988)将细菌总数为312×10^6 cfu/g的塑料袋装咖喱牛肉置微波炉中照射40分钟,菌量减少至413×10^2 cfu/g。市售豆腐皮细菌污染较严重,当用650 W功率微波照射300 g市售豆腐皮5分钟,可使之达到卫生标准。用微波对牛奶进行消毒处理,亦取得了较好的效果。用微波炉加热牛奶至煮沸,可将铜绿假单胞菌、分枝杆菌、脊髓灰质炎病毒等全部杀灭;但白色念珠菌仍有存活。用700 W功率微波对餐茶具,如奶瓶、陶瓷碗及竹筷等照射3分钟,可将污染的大肠埃希菌全部杀灭,将自然菌杀灭 99.17% 以上;照射 5 分钟,可将 HBsAg 的抗原性破坏。专用于餐具和饮具的 WX-1 微波消毒柜,所用微波频率为 2450 MHz,柜室容积为 480 mm×520 mm×640 mm。用该微波消毒柜,将染有枯草杆菌黑色变种(ATCC9372)芽孢、金黄色葡萄球菌(ATCC6538)、嗜热脂肪杆菌芽孢及短小芽孢杆菌(E601 及 ATCC27142)的菌片放置于成捆的冰糕棍及冰糕包装纸中,经照射 20 分钟,可达到灭菌要求。

(三)衣服的消毒

用不同频率的微波对染有蜡状杆菌(4001 株)芽孢的较大的棉布包(16 cm×32 cm×40 cm)进行消毒,当微波功率为 3 kW 时,杀灭 99.99% 芽孢,2450 MHz 频率微波需照射 8 分钟,而915 MHz者则仅需5分钟。微波的杀菌作用随需穿透物品厚度的增加而降低。如将蜡状杆菌芽孢菌片置于含水率为 30% 的棉布包的第 6、34 和 61 层,用 2450 MHz 频率(3k W)微波照射 2 分钟,其杀灭率依次为 99.06%、98.08% 和 91.57%。关于照射时间长短对杀菌效果影响的试验证明,用 2450 MHz 频率(3 kW)微波处理,当照射时间由 1 分钟增加至 2、3、4 分钟时,布包内菌片上的残存芽孢的对数值由 3.8 依次降为 1.4、0.7 和 0。在一定条件下,微波的杀菌效果可随输出功率的增加而提高。当输出功率由 116k W 增至 216 kW 和316 kW时,布包内菌片上的残存蜡状杆菌芽孢的对数值依次为 3.0、1.5 和 0。将蜡状杆菌芽孢菌片置于含水率分别为 0、20%、30%、45% 的棉布包中,用 450 MHz(3 kW)微波照射 2 分钟。结果,残存芽孢数的对数值依次为 3.31、2.39、1.51 和 2.62。该结果表明,当含水率在 30% 左右时最好,至 45% 其杀菌效果反而有所降低。吴少军报道,用家用微波炉,以 650 W 微波照射 8 分钟,可完全杀灭放置于 20 cm×20 cm×20 cm 衣物包(带有少量水分)中的枯草杆菌黑色变种芽孢。丁兰英等报道,用915 MHz(10 kW)微波照射 3 分钟,可使马鬃上蜡状杆菌芽孢的杀灭率达 100%。

(四)废弃物等的消毒

用传送带连续照射装置对医院内废物,包括动物尸体及组织、生物培养物、棉签,以及患者的血、尿、粪便标本和排泄物等进行微波处理。结果证明,该装置可有效地杀灭废弃物中的病原微生物。为此,他建议在医院内,可用这种装置代替焚烧炉。在德国(1991),污泥的农业使用有专门法规,如培育牧草用的污泥,必须不含致病微生物。传送带式微波处理为杀灭其中病原微生物的方法之一。用微波-高温压力蒸汽处理医疗废物,效果理想。处理流程见图 10-1。

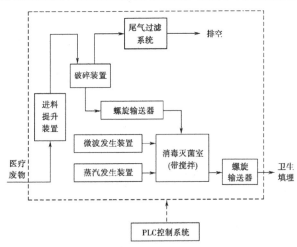

图 10-1 微波高温高压处理医疗废物流程图

(五)固体培养基的灭菌

金龟子绿僵菌是一种昆虫病原真菌,在农林害虫生物防治中应用广泛。为了大批量培养绿僵菌,其培养基的灭菌工作十分重要。目前常用的灭菌方法是传统的压力蒸汽灭菌法,存在灭菌时间长,不能实现流水作业等缺点。微波灭菌具有灭菌时间短、操作简便以及对营养破坏小等特点。

为探讨微波对金龟子绿僵菌固体培养基的灭菌效果及其影响因素,用家用微波炉、载体定量法对农业用绿僵菌固体培养基灭菌效果进行了实验室观察,结果随着负载量的增大,杀菌速度降低。负载量为 200 g 以下时,微波处理 3 分钟,全部无菌生长。负载量为 250 g 时,微波照射 4 分钟,存活菌数仍达 100 cfu/g,试验证明,随着微波处理时间的延长,灭菌效果增强。以 100 g 固体培养基加 60 g 水的比例经微波处理效果比较好,灭菌处理 3 分钟均能达到灭菌目的。微波对绿僵菌固体培养基灭菌最佳工艺为:100 g 的固体培养基加 60 g 水,浸润 3 小时,在 800 W 的微波功率处理 3 分钟,可达到灭菌效果。

三、影响微波消毒的因素

(一)输出功率与照射时间

在一定条件下,微波输出功率大,电场强,分子运动加剧,加热速度快,消毒效果就好。

(二)负载量的影响

杨华明以不同重量敷料包为负载,分别在上、中、下层布放枯草杆菌芽孢菌片,经 2 450 MHz、3 kW 照射 13 分钟,结果 4.25～5.25 kg 者,杀灭率为 99.9%;5.5 kg 者,杀灭率为 99.5%;6.0 kg 者,杀灭率为 94.9%。

(三)其他因素

包装方法、灭菌材料含湿量、协同剂等因素对微波杀菌效果的影响也是大家所认同的,这些因素在利用微波消毒时应根据现场情况酌情考虑。

四、微波的防护

微波过量照射对人体产生的影响,可以通过个体防护而减轻,并加以利用,因此在使用微波时需要采取的防护措施如下。

(一)微波辐射的吸收和减少微波辐射的泄漏

当调试微波机时,需要安装功率吸收天线,吸收微波能量,使其不向空间发射。设置微波屏障需采用吸收设施,如铺设吸收材料,阻挡微波扩散。做好微波消毒机的密封工作,减少辐射泄漏。

(二)合理配置工作环境

根据微波发射有方向性的特点,工作点应置于辐射强度最小的部位,尽量避免在辐射束的前方进行工作,并在工作地点采取屏蔽措施,工作环境的电磁强度和功率密度,不要超过国家规定的卫生标准,对防护设备应定期检查维修。

(三)个人防护

针对作业人员操作时的环境采取防护措施。可穿戴喷涂金属或金属丝织成的屏障防护服和防护眼镜。对作业人员每隔 1～2 年进行一次体格检查,重点观察眼晶状体的变化,其次为心血管系统,外周血常规及男性生殖功能,及早发现微波对人体健康危害的征象,只要及时采取有效的措施,作业人员的安全是可以得到保障的。

(马晓星)

第六节　紫外线消毒

　　紫外线(ultraviolet ray,简称 UV)属电磁波辐射,而非电离辐射(图 10-2),根据其波长范围分为 3 个波段:A 波段(波长为 400.0~315.0 nm)、B 波段(315.0~280.0 nm)、C 波段(280.0~100.0 nm),是一种不可见光。杀菌力较强的波段为 280.0~250.0 nm,通常紫外线杀菌灯采用的波长为 253.7 nm,广谱杀菌效果比较明显。

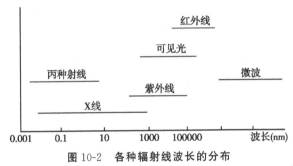

图 10-2　各种辐射线波长的分布

一、紫外线的发生与特性

(一)紫外线的发生

　　目前用于消毒的紫外线杀菌灯多为低压汞灯,它所产生的紫外线波长 95% 为 253.7 nm。用于消毒的紫外线灯分为普通型紫外线灯和低臭氧紫外线灯,低臭氧紫外线灯因能阻挡 184.9 nm 波长的紫外线向外辐射,减少臭氧的产生,因此目前医院多选择低臭氧紫外线灯。

(二)紫外线灯消毒特性

　　紫外线灯的杀菌特性有以下几点。

　　(1)杀菌谱广。紫外线可以杀灭各种微生物,包括细菌繁殖体、细菌芽孢、结核杆菌、真菌、病毒和立克次体。

　　(2)不同微生物对紫外线的抵抗力差异较大,由强到弱依次为真菌孢子＞细菌芽孢＞抗酸杆菌＞病毒＞细菌繁殖体。

　　(3)穿透力弱。紫外线属于电磁辐射,穿透力极弱,绝大多数物质不能穿透,因此使用受到限制;在空气中可受尘粒与湿度的影响,当空气中含有尘粒 800~900 个/立方厘米,杀菌效力可降低 20%~30%,相对湿度由 33% 增至 56% 时,杀菌效能可减少到 1/3。在液体中的穿透力随深度增加而降低,小、中杂质对穿透力的影响更大,溶解的糖类、盐类、有机物都可大大降低紫外线的穿透力。酒类、果汁、蛋清等溶液只需 0.1~0.5 mm 即可阻留 90% 以上的紫外线。

　　(4)杀菌效果与照射剂量有关。杀菌效果直接取决于照射剂量(照射强度和照射时间)。

　　(5)在不同介质中紫外线杀菌效果不同。

　　(6)杀灭效果受物体表面因素影响。紫外线大多是用来进行表面消毒的,粗糙的表面不适宜用紫外线消毒,当表面有血迹、痰迹等污染物质时,消毒效果亦不理想。

　　(7)协同消毒作用。有报道,某些化学物质可与紫外线起协同消毒作用,如紫外线与醇类化合物可产生协同杀菌作用,经乙醇湿润过的紫外线口镜消毒器可将杀芽孢时间由 60 分钟缩短为 30 分钟,污染有 HBsAg 的玻璃片经 3% 过氧化氢溶液湿润后,再经紫外线照射 30 分钟即可完全灭活,而紫外线或过氧化氢单独灭活上述芽孢菌都需要 60 分钟左右。

二、紫外线消毒装置

(一)紫外线杀菌灯分类

紫外线灯管根据外形可分为直管、H 型管、U 型管;根据使用目的不同被分别制成高强度紫外线消毒器、紫外线消毒箱、紫外线消毒风筒、移动式紫外线消毒车、便携式紫外线灯等。

(二)杀菌灯装置

1.高强度紫外线灯消毒器

高强度的紫外线灯是专门研制出的 H 型热阴极低压汞紫外线灯,它在距离照射表面很近时,照射强度可达 5 000 $\mu W/cm^2$ 以上,5 秒内可杀灭物体表面污染的各种细菌、真菌、病毒,对细菌芽孢的杀灭率可达 99.9%,目前国内生产的有 9 W、11 W 等小型 H 型紫外线灯,在 3 cm 的近距离照射,其辐射强度可达到 5 000～12 000 $\mu W/cm^2$。该灯具适用于光滑平面物体的快速消毒,如工作台面、桌面及一些大型设备的表面等。刘军等(2005)报道,多功能动态杀菌机内,在常温常湿和有人存在情况下,对自然菌的消除率在 59%～83% 之间,最高可达 86%。

2.紫外线消毒风筒

在有光滑金属内表面的圆桶内安装高强度紫外线灯具,在圆桶一端装上风扇,进入风量为 25～30 m^3/min,开启紫外线灯使室内空气不断经过紫外线照射,不间断地杀灭空气中的微生物,以达到净化空气的目的,适合有人存在的环境消毒。

3.移动式紫外线消毒车

有立式和卧式两种,该车装备有紫外线灯管 2 支、控制开关和移动轮,机动性强。适合于不经常使用或临时需要消毒的表面和空气的消毒。

4.循环风空气净化(洁净)器

现在市场上有很多种类的空气净化器,这些净化器大多由几种消毒因素组合而成,紫外线在其中起着非常重要的杀菌作用,而且还具有能在各种动态场所进行空气消毒的显著特点。某公司生产的 MKG 空气洁净器,就是由过滤器、静电场、紫外线、空气负离子等消毒因素和进、出风系统组成。连续消毒 45 分钟,可使空气中喷染的金黄色葡萄球菌和大肠埃希菌的杀灭率达到 99.90% 以上,对枯草杆菌黑色变种芽孢的杀灭率达到 99.00% 以上。朱伯光等研制了动态空气消毒器(图 10-3),由循环箱体、风机、低臭氧紫外线灯、初效和中效过滤器、程控系统等组成。结果在 60 m^3 房间,静态开启 30 分钟,可使自然菌下降 80%,60 分钟下降 90%,动态环境下可保持空气在 II 类环境水平。但循环风空气消毒器内可能存在未被破坏的细菌,重复使用的消毒器内可能存在定植菌,进而造成空气二次污染。

5.高臭氧紫外线消毒柜

高臭氧紫外线消毒柜是一种以高臭氧、紫外线为杀菌因子的食具消毒柜。在实验室用载体定量灭活法进行检测,在环境温度 20～25 ℃,相对湿度 50%～70% 的条件下,开机 4 分钟,柜内紫外线辐射强度为 1400～1600 $\mu W/cm^2$,臭氧浓度 40.0 mg/m^3,消毒作用 60 分钟加上烘干 45 分钟,对玻片上脊髓灰质炎病毒的平均灭活对数值≥4.0。以臭氧和紫外线为杀菌因子的食具消毒柜,工作时臭氧浓度为 53.6 mg/L,紫外线辐照值为 675～819 $\mu W/cm^2$,只消毒或只烘干均达不到消毒效果,只有两者协同作用90分钟,才可达到杀灭对数值>5.0。

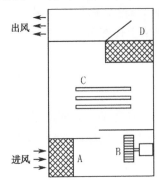

A、D.初、中效过滤器;B.轴流抽风机;C.紫外线灯管

图 10-3 动态空气消毒器结构示意图

三、影响紫外线消毒效果的因素

与紫外线消毒效果有关的因素很多,概括起来可分为两类:影响紫外线辐射强度、照射剂量的因素和微生物方面的因素。

(一)影响紫外线辐射强度和照射剂量的因素

1.电压

紫外线光源的辐射强度明显受到电压的影响,同一个紫外线光源,当电压不足时,辐射强度明显下降。

2.距离

紫外线灯的辐射强度随灯管距离的增加而降低,辐射强度与距离成反比。

3.温度

消毒环境的温度对紫外线消毒效果的影响是通过影响紫外线光源的辐射强度来实现的。一般,紫外线光源在40 ℃时的辐射强度最强,温度降低时,紫外线的输出减少,温度再高,辐射的紫外线因吸收增多,输出也减少。因此,过高或过低的温度对紫外线的消毒都不利,杀菌试验证明,5~37 ℃范围内,温度对紫外线的杀菌效果影响不大。

4.相对湿度

当进行空气紫外线消毒时,空气的相对湿度对消毒效果有影响,RH过高时,空气中的水分增多,可以阻挡紫外线,因此用紫外线消毒空气时,要求相对湿度最好在60%以下。

5.照射时间

紫外线的消毒效果与照射剂量呈指数关系,照射剂量为照射时间和辐照强度的乘积,所以要杀灭率达到一定程度,必须保证足够的照射剂量,在光源达到要求的情况下,可以通过保证足够的时间来达到要求剂量。

6.有机物的保护

有机物对消毒效果有明显影响,当微生物被有机物保护时,需要加大照射剂量,因为有机物可以影响紫外线对微生物的穿透,并且可以吸收紫外线。

7.悬浮物的类型

紫外线是一种低能量的电磁辐射,其能量仅有6 eV,穿透力很弱,空气尘埃能吸收紫外线而降低杀菌率,当空气中含有尘粒 800～900 个/立方厘米,杀菌效能可降低 20％～30％。如枯草杆菌芽孢在灰尘中悬浮比在气溶胶中悬浮时,对紫外线照射有更大的抗性。

8.紫外线反射器的使用

为了更有效地对被辐照表面进行消毒,必须使用对波长为 253.7 nm 的紫外线具有高反射率的反射罩,反射罩的使用,还可以避免操作者受紫外线的直接照射。

(二)微生物方面的因素

1.微生物的类型

紫外线对细菌、病毒、真菌、芽孢、衣原体等均有杀灭作用,不同微生物对紫外线照射的敏感性不同。细菌芽孢对紫外线的抗性比繁殖体细胞大,革兰阴性杆菌最易被紫外线杀死,紧接着依次为葡萄球菌属、链球菌属和细菌芽孢,真菌孢子抗性最强。抗酸杆菌的抗力,较白色葡萄球菌、铜绿假单胞菌、肠炎沙门菌等要强 3～4 个对数级。即使在抗酸杆菌中,不同种类对紫外线的抗性亦不相同。

根据抗力大致可将微生物分为 3 类:高抗性的有真菌孢子、枯草杆菌黑色变种芽孢、耐辐射微球菌等;中度抗性的有鼠伤寒沙门菌、酵母菌等;低抗性的有大肠埃希菌、金黄色葡萄球菌、普通变形杆菌等。

2.微生物的数量

微生物的数量越多,需要产生相同致死作用的紫外线照射剂量也就越大,因此,消毒污染严重的物品需要延长照射时间,加大照射剂量。

四、紫外线消毒应用

(一)空气消毒

紫外线的最佳用途是对空气消毒,也是空气消毒的最简便方法。紫外线对空气的消毒方式主要有 3 种。

1.固定式照射

紫外线灯固定在天花板上的方法有以下几种:①将紫外线灯直接固定在天花板上,离地约 2.5 m;②固定吊装在天花板或墙壁上,离地约 2.5 m,上有反光罩,往上方向的紫外线也可被反向下来;③安装在墙壁上,使紫外线照射在与水平面呈 3°～80°角范围内;④将紫外线灯管固定在天花板上,下有反光罩,这样使上部空气受到紫外线的直接照射,而当上下层空气对流交换时,整个空气都会被消毒(图 10-4)。

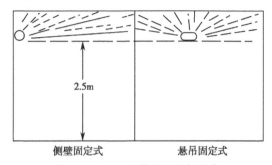

图 10-4 固定式紫外线空气消毒

通常灯管距地面 1.8～2.2 m 的高度比较适宜,这个高度可使人的呼吸带受到最高辐射强度有效照射,使用中的 30 W 紫外线灯在垂直 1 m 处辐照强度应高于 70 μW/cm^2(新灯管>90 μW/cm^2),每立方米分配功率不少于 1.5 μW/cm^2,最常用的直接照射法时间应不少于30分钟。唐贯文等(2004)报道,60 m^3 烧伤病房,住患者 2~3 人,悬持 3 支 30 W 无臭氧石英紫外线灯,辐照度值>90 μW/cm^2,直接照射 30 分钟,可使烧伤病房空气达到Ⅱ类标准(空气细菌总数≤200 cfu/cm^3)的合格率为 70%,60 分钟合格率达到 80%。

2.移动式照射

移动式照射法主要是利用其机动性,即可对某一局部或物体表面进行照射,也可对整个房间的空气进行照射。

3.间接照射

间接照射是指利用紫外线灯制成各种空气消毒器,通过空气的不断循环达到空气消毒的目的。

(二)污染物体表面消毒

1.室内表面的消毒

紫外线用于室内表面的消毒主要是医院的病房、产房、婴儿室、监护病房、换药室等场所,某些食品加工业的操作间也比较常用。一般较难达到卫生学要求,必要时可以在灯管上加反射罩或更换高强度灯管,提高消毒效果。

2.设备表面的消毒

用高强度紫外线消毒器进行近距离照射可以对平坦光滑表面进行消毒。如便携式紫外线消毒器可以在近距离表面 3 cm 以内进行移动式照射,每处停留 5 秒,对表面细菌杀灭率可达99.99%。

3.特殊器械消毒的应用

针对某些特殊器械专门设计制造的紫外线消毒器,近几年已开发使用。如紫外线口镜消毒器,内装3 支高强度紫外线灯管,采用高反射镜和载物台,一次可放 30 多支口镜,消毒 30 分钟可灭活 HBsAg。紫外线票据消毒器可用于医院化验单、纸币和其他医疗文件的消毒。

(三)饮用水和污水的消毒

紫外线消毒技术正以迅猛发展的态势出现在各种类型的水消毒领域,许多大型水厂和污水处理厂开始使用紫外线消毒技术和装置。紫外线用于水消毒,具有杀菌力强,不残留对人体有害有毒物质和安装维修便捷等特点。目前,紫外线水消毒技术已在许多国家得到推广和使用。按紫外线灯管与水是否接触,紫外线消毒装置分为灯管内置式和外置式两类。目前正在使用和开发的大多数紫外线消毒技术均为灯管内置式装置。

紫外线用于水的消毒有饮用水的消毒和污水的消毒。饮用水的消毒是将紫外线灯管固定在水面上,水的深度应小于 2 cm,当水流缓慢时,水中的微生物被杀灭。另一种方法是制成套管式的紫外线灯(图 10-5),水从灯管周围流过时,起到杀菌作用。国内现已研制出纯水消毒器,使用特殊的石英套,能确保在正常水温下灯管最优紫外输出。每分钟处理水量 5.7 L,每小时 342 L。

(四)食具消毒

餐具保洁柜以臭氧和紫外线为杀菌因子。实验室载体定量杀菌试验,启动保洁柜 60 分钟,对侧立于柜内碗架上左、中、右三点瓷碗内表面玻片上大肠埃希菌的平均杀灭率分别为 99.89%、99.99%、99.98%,对金黄色葡萄球菌的平均杀灭率为 99.87%、99.98%、99.96%,但是启动保洁柜 180 分钟,对平铺于保洁柜底部碗、碟内的玻片 HBsAg 的抗原性不能完全破坏。

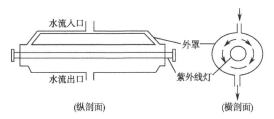

图 10-5　套管式紫外线灯水消毒

五、消毒效果的监测

紫外线灯具随着使用时间的延长,辐射强度不断衰减,杀菌效果亦会受到诸多因素的影响,因此对紫外线灯做经常性监测是确保其有效使用的重要措施,监测分为物理监测、生物监测两种,在卫计委的《消毒技术规范》里均有较详细说明。

(一)物理监测

物理监测器材是利用紫外线特异敏感元件制成的紫外线辐射照度计,直接测定辐照度值,间接确定紫外线的杀菌能力,国家消毒技术规范将其列入测试仪器系列。

仪器组成:由受光器、信号传输系统、信号放大电路、指示仪(或液晶显示板)等部件组成。测试原理:当光敏元件受到照射时,光信号转变成电信号,通过信号传输放大器由仪表指示出读值或转变成数字信号,在显示窗口显示出来。测试前先开紫外线灯 5 分钟,打开仪器后稳定 5 分钟再读数。

(二)生物监测

生物监测是通过测定紫外线对特定表面污染菌的杀灭率来确定紫外线灯的杀菌强度。方法是:先在无菌表面画出染菌面积 5 cm × 5 cm,要求对照组回收菌量达到 $5 \times 10^5 \sim 5 \times 10^6$ cfu/cm^2。打开紫外线灯后 5 分钟,待其辐射稳定后移至待消毒表面垂直上方 1 m 处,消毒至预定时间后采样并做活菌培养计数,计算杀菌率,以评价杀菌效果。

（马晓星）

第七节　电离辐射灭菌

20 世纪 50 年代,美国科学家用电子加速器进行实验,证明电子辐射能使外科缝合线灭菌,这种利用 γ 射线、X 射线或离子辐射穿透物品、杀死其中的微生物的低温灭菌方法,统称为电离辐射灭菌。由于电离辐射灭菌是低温灭菌,不发生热的交换,与常用的压力蒸汽灭菌相比,具有穿透力强、灭菌彻底、可对包装后的产品灭菌、不污染环境、在常温常湿下处理等优点,所以尤其适用于怕热怕湿物品的灭菌,而且适合大规模的灭菌。目前,不少国家对大量医疗用品、药品、食品均采用辐射灭菌。对电离辐射中的安全问题,各国都有不同的法律和规章制度来保证。

一、辐射能的种类

电离辐射能可以大致分为两类,即电离辐射(非粒子性的)和粒子辐射(加速电子流)。按其来源分为 X 射线、γ 射线。

(一)γ 射线

γ 射线是光子流,其波长很短,由于它们不带电,所以在磁场中不发生偏转。γ 射线通常是在原子核进行衰变或衰变中伴随发射出来的。原子核发生 α 或 β 衰变时,所产生的子核常常处于较高的状态——核激发态,而当子核从激发态跃迁到能量较低的激发态或基态时,就会放出 γ 射线。

(二)X 射线

与 γ 射线的本质是一样的,统属电磁辐射。但它们发起的方式不同,X 射线的发射是从原子发生的,当有一个电子从外壳层跃迁到内壳层时将能量以 X 线发射出来,或用人工制造的加速器产生的快中子轰击重金属所产生。

(三)粒子辐射

粒子的辐射有多种,有天然的和人为的,包括 α 射线、β 射线、高能电子、正电子、质子、中子、重于氢的元素离子、各种介子。天然存在的 α、β 射线穿透力弱,不适用于辐射加工。而人为的正电子、质子、中子、介子和重离子束穿透物质的能力有限,且价格昂贵难于生产,另一方面会导致被照物质呈现明显的放射性。电子加速器将电子加速到非常高的速度时,即获得了能量和穿透力,实际上是将电子获得的能量限制在不超过 10 MeV 的水平上(如果再增加能量将可能使被照物质获得放射性),其在单位密度的物质里的穿透深度是 0.33 cm/MeV,远低于 γ 射线。

二、电离辐射剂量和剂量单位

(一)能量

电子伏特(eV)指单个电子在 1 V 电压作用下移动获得的能量。1 电子伏特(eV)等于 1.602×10^{-19} 焦耳(J),该单位可用于电磁辐射和粒子辐射。$1 \text{ MeV} = 10^6 \text{ eV}$。

(二)吸收剂量

电离辐射照射物体时,通过上述的种种作用,将全部或部分能量传给受照射物体,或者说,受照射物体吸收电离辐射的全部或部分能量,这个能量通常称为剂量。

(三)照射量

照射量是 X 或 γ 射线在每单位质量空气中释放出来的所有电子被空气完全阻止时,在空气中产生的带正电或负电的离子总电荷,照射量的单位是伦琴(R)。

(四)剂量当量

一定的吸收剂量所产生的生物效应,除了与吸收剂量有密切关系外,还与电离辐射的类型、能量及照射条件等因素有关。对吸收剂量采用适当的修正因子后就可以与生物效应有直接的联系。这种经过修正的吸收剂量就称为剂量当量,专用单位是雷姆(rem)。

(五)放射性强度及其单位

放射性强度是用来描写放射性物质衰变强弱的,表示单位时间内发生衰变的原子核数(以每秒若干衰变数表示),放射性强度常用的单位为居里(Ci),其定义为某一放射源每秒能产生 3.7×10^{10} 次原子核衰变,该源的放射性强度即为 1 Ci。

三、电离辐射装置

大规模辐射灭菌通常使用两种类型的辐射源,一种是用放射性核素(如 ^{60} 钴)作辐射源的装置,另一种是将电子加速到高能的电子加速器。

(一)^{60}钴辐射源装置

^{60}钴(^{60}Co)是放射性核素,它是在反应堆中用于照射^{59}Co产生的人工放射性核素,其半衰期为5.3年,每年放射性强度下降12.6%,^{60}Co是一种发电中核产物的副产品,造价相当低廉。常用的源强为105～106 Ci,辐射装置必须放在能防辐射的特殊混凝土中,不用时放射源放入深水井中,工作人员可安全进入,需要照射时升到照射位置即可。

(二)^{60}铯辐射源装置

^{60}铯也可释放γ射线,是一种常用的γ射线辐射源。

(三)电子加速器

电子加速器实质上是把带电的粒子,例如电子或质子,或其他的重离子,在强电场力的作用下,经过真空管道,加速到一定能量的设备。辐射灭菌应用的加速器与工业上应用的加速器一样,必须具备以下的一些基本要求:①能连续地可靠工作;②有足够大的输出功率;③性能稳定;④有较高的效率;⑤操作方便,维修简单;⑥屏蔽条件良好,可以保证操作人员安全。加速的电场,可以是静电场,也可以是高频周期电场。一般将加速器分为两种:一种是脉冲流加速器,另一种是直流加速器。电子加速器的发明和完善,逐步替代了放射性核素的地位,与放射性核素相比,具有功率大、可以随时停机、停机后不消耗能量,没有剩余射线、可以直接利用电子进行辐射,射线的利用率高等特点。通常用于辐照灭菌的机器是5～10 MeV的电子加速器。

四、影响辐射灭菌效应的因素及剂量选择

(一)影响因素

1.微生物的种类和数量

微生物对辐射固有的耐受性叫抗性,不同类型的微生物对辐射灭菌的效应是不同的,同一菌种其含菌量不同,则辐射敏感性也不同。

电离辐射灭菌剂量的确定与物品的初始污染菌对辐射的敏感性和拟达到的灭菌保证水平等因素有关。在众多因素中,以初始污染菌的数目与灭菌剂量的关系最为密切。初始污染菌量越多,灭菌后留下杀死的菌体多,这些死菌体都将成为致热原,因此必须降低产品的初始污染菌量。初始污染菌量与三大污染要素有关,即原料、环境和人员因素,操作技术因素,产品的存贮条件(时间、温度、湿度)因素等。

初始污染菌数量是决定该产品辐照灭菌剂量的一个重要依据,也关系到其他医疗产品辐射灭菌剂量和临床应用的安全性。

(1)样品细菌回收率计算:平均回收率=(洗脱的平均菌数/洗脱前染菌平均菌数)×100%。

(2)校正因子的计算:校正因子=100/平均回收率。

(3)辐照剂量的确定:根据初始污染菌数,查找ISO1137标准附录B方法1获得最低灭菌剂量。

辐照产品初始污染菌情况是企业生产先进程度评判的重要指标之一,反映了企业生产环境的控制能力。因此,企业应通过改进生产工艺、治理生产环境,以高标准的卫生环境设施,精密的卫生学测试手段和易于清扫、消毒、净化、秩序井然的生产控制水平来降低初始污染菌量,确保产品卫生质量。

2.介质

微生物所依附的介质对辐射效应影响很大。辐射灭菌间接作用是主要的,不同介质辐射后产生不同的自由基,这些不同的自由基和微生物相互作用的效果不同,因此,不同介质对辐射效应的影响是比较明显的。

3.温度

许多生物大分子和生物系统的辐射敏感性随照射时温度降低而降低,这种效应主要原因是温度降低,使早期辐射作用产生的自由基减少或在低温下(冰点以下)限制了水自由基的扩散,从而减少了酶分子和自由基相互作用的机会,所以高温可使酶对辐射敏感增加。

4.氧气

在氧气或空气中照射生物大分子(酶和核酸),其辐射敏感性一般比在真空或在惰性气体中照射高。但这种现象是电离辐照干燥的生物大分子产生的。如在稀水溶液中,氧的增强作用极小或不增强,甚至还出现防护作用。这主要是因为氧气与辐射诱发的自由基具有高度亲和力,在水溶液中氧有清除水产生的自由基的作用。

5.化学药剂

化学药品中的保护剂使微生物不敏感,如含巯基化合物、抗坏血酸盐、乙醇、甘油、硫脲、二甲亚砜、甲酸钠、蛋白等;而敏化剂使微生物致敏,如氨基苯酚、碘乙酰胺、N-乙基马来酰亚胺、卤化物、硝酸盐、亚硝酸盐、维生素 K 等。

(二)剂量选择

剂量的选择直接关系到辐射灭菌的效果,通常考虑如下。

1.从微生物学角度计算灭菌剂量

一般采用下式计算:$SD = D_{10} \times \log(\frac{N_0}{N})$。

式中 SD:灭菌剂量;D_{10}:杀灭 90% 指示菌所需剂量;N_0:灭菌前污染菌数;N:灭菌后残存菌数。

指示菌一般采用短小芽孢杆菌芽孢;灭菌前的污染菌数 N_0 是影响灭菌剂量的重要因素,不必每次都测,但应定期测定,以观察有关变化及特殊情况;灭菌后的残余细菌数,一般采用 10^{-6},这一数值是以灭菌处理 100 万个试样品,全部作灭菌试验时,试验样品残余细菌发现率在 1 或 1 以下。

2.从被灭菌的材料方面确定灭菌剂量

射线辐照被消毒用品,由于射线与物质发生一系列物理化学变化,将对材料产生影响,因此要综合考虑材料性能和微生物杀灭条件来确定灭菌剂量。

3.2.5 Mrad 剂量的确定

不论灭菌的医疗用品类型如何,在大多数国家,最小或平均的吸收剂量以 2.5 Mrad 被认为是合适的灭菌剂量。

五、辐射灭菌的应用

(一)医疗用品的灭菌

1.使用情况

辐射灭菌应用于医疗用品是从 20 世纪 50 年代逐步发展起来的。1975 年,世界上只有65 个

γ 射线辐照消毒装置,10 多台加速器用于辐射消毒,其中绝大多数是在 60 年代末到 70 年代初投入运行的。目前,辐射灭菌用于医疗用品的灭菌已经非常普遍,我国各大中城市、医学院校几乎都有放射源,并且对外开展辐射灭菌技术服务,灭菌服务的领域已经延伸到敷料、缝合线、注射器和输液器、采血器械、导管和插管、手术衣、精密器械、人工医学制品、各种化验设备、节育器材、一次性使用医疗用品、患者和婴幼儿日常用品等。

2.可用辐射灭菌的医疗用品

有手术缝合线、注射针头、塑料检查手套、气管内插管、产科毛巾、输血工具、牙钻、脱脂棉、卫生纸、塑料皮下注射器、塑料及橡皮塞导管、塑料解剖刀、覆盖纱布、输血器杯、血管内开口术套管、外科刀具、透析带、人造血管、塑料容器、人工瓣膜、采血板、手术敷料、住院服、被褥等。

3.灭菌效果

用酶联免疫吸附法确定电离辐射杀灭乙肝病毒的效果,用物理性能试验,确定其对高分子材料的影响。结果以 ^{60} 钴为照射源,当剂量 20 kGy 时灭菌效果可靠,且不改变被消毒物(包括镀铬金属、乳胶、聚丙烯等)材料的理化性质,患者使用电离辐射灭菌后的物品无不良反应,进一步证明了电离辐射灭菌法是一种较为理想的灭菌方法。

(二)药品的辐射灭菌

1.应用情况

因为很多药品对湿、热敏感,特别是中药材、成药由于加工和保管困难,难于达到卫生指标,我国自20 世纪 70 年代以来,已对数百个品种的中成药做了研究,对其质量控制和保存作出了突出贡献。西药方面,药厂对抗生素、激素、甾体化合物、复合维生素制剂等大都采用辐射灭菌。照射后发现,经 2Mrad 照射后除了少数例外,一般稳定性可保存四年,没有发现不利的化学反应。污染短小芽孢杆菌的冷冻干燥青霉素,用 γ 射线照射发现与在水中有同样的 D 值为 200 krad,没有发现有破坏效应,试验中发现大剂量照射对牛痘苗中病毒可能有些破坏,同时发现电离辐射对胰岛素有有害的影响。

2.可用于辐射灭菌的药品

(1)抗生素类:青霉素 G 钾(钠)、苯基青霉素钠、普鲁卡因青霉素油剂(或水混悬液),氯唑西林、氨苄西林、链霉素、四环素、金霉素、红霉素、万古霉素、硫酸多粘菌素,两性霉素 B,利福平,双氢链霉素、土霉素、氯霉素、卡那霉素、硫酸新霉素等。

(2)激素类:丙酸睾酮及其油溶液、己烯雌酚、醋酸孕烯醇酮、可的松、雌二醇、孕甾醇、醋酸可的松、泼尼龙等。

(3)巴比妥类:巴比妥、戊巴比妥、阿普巴比妥钠、苯巴比妥、异戊巴比妥、甲苯比妥等。

(三)食品的辐射灭菌

1.国内外食品辐照灭菌研究概况

我国自 1958 年开始食品照射研究以来,先后开展了辐射保藏粮食、蔬菜、水果、肉类、蛋类、鱼类和家禽等的研究,获得了较好的杀虫、灭菌和抑制发芽、延长保存期和提高保藏质量的效果。辐射杀菌过程包括以下步骤:①加热到65～75 ℃。②在真空中包装。即在不透湿气、空气、光和微生物的密封容器中包装。③冷却至辐射温度(通常为－30 ℃)。④辐射 4～5 Mrad 剂量。在辐射工艺方面,辐射源和辐射装置不断增加和扩大,已经实现了食品辐照的商业化。1982 年不完全统计,世界上约有 300 个电子束装置和 110 个钴源装置用于辐射应用。1980 年 10 月底联合国粮农组织(FAO)、国际原子能机构(IAEA)和世界卫生组织(WHO)三个组织,组成辐照食品安全卫生专家委员会,通过一项重要建议"总体剂量为 100 万 rad(1 Mrad)照射的任何食品不存在毒理学上的危害,用这样剂量照射的食品不再需要做毒理试验"。这一决定大大有利于减少人们对辐照食品是否安全卫生的疑虑,亦进一步推动食品辐照加工工业的发展。

2.食品辐射灭菌的发展

近年来,世界各国批准的辐射食品品种有了很大发展,1974 年只有 19 种,1976 年增加到 25 种,目前已有超过 40 个国家的卫生部门对上百种辐射食品商业化进行了暂行批准,这些食品包括谷物、土豆、洋葱、大蒜、蘑菇、可可籽、草莓、肉类半成品、鱼肉、鸡肉、鲜鱼片、虾、患者灭菌食物等,随之而来的是一批商业化的食品加工企业诞生。

(四)蛋白制品辐射灭菌

近年来,γ 射线辐照灭菌蛋白制品中病毒的研究越来越多,如处理凝血因子、清蛋白、纤维蛋白原、α_1-蛋白酶抑制剂、单克隆抗体、免疫球蛋白等。

1.γ 射线处理凝血因子Ⅷ

γ 射线辐照处理冻干凝血因子Ⅷ,14 kGy 剂量可灭活 $\geqslant$4log 的牛腹泻病毒(BVDV),23 kGy 剂量可灭活 4log 的猪细小病毒(PPV),在经 28 kGy 和 42 kGyγ 射线辐照后,凝血因子Ⅷ活性分别可保留 65% 和 50%。

2.γ 射线处理单克隆抗体

液态和冻干状态下的单克隆抗体在加和不加保护剂抗坏血酸盐的情况下分别用 15 kGy、45 kGy 的 γ 射线辐照,ELISA 试验显示:15 kGy 辐照下,加保护剂的液态单克隆抗体,其活性及抗体结合力与照射前基本一致,不加保护剂的抗体活性下降了 3 个数量级。在 45 kGy 剂量辐照下,加保护剂的抗体结合力依然存在,而不加保护剂的抗体结合力消失。冻干状态下的单克隆抗体经 45 kGy 辐照后,不加保护剂组仍有抗体结合力,而加保护剂组抗体结合力更强,且前后试验对照发现不加保护剂时经 45 kGy,辐照冻干状态产品比液态产品表现出更强的抗体结合力。同样,在不加保护剂的情况下分别用 15 kGy、45 kGy 的 γ 射线辐照,SDS-PAGE 显示,在重链和轻链的位置上没有可观察到的蛋白条带,相反,加保护剂后有明显的蛋白条带。PCR 试验显示,加和不加保护剂的样品在 45 kGy γ 射线辐照后,PPV 的核酸经 PCR 扩增后无可见产物。研究表明,加保护剂或将样品处理成冻干状态均能降低 γ 射线辐照对蛋白活性的损伤。

3.γ 射线处理蛋白制品

(1)处理纤维蛋白原:在 27 kGy 剂量照射下,至少有 4log 的 PPV 被灭活,在 30 kGy 剂量照射下,光密度测量显示,纤维蛋白原的稳定性$>$90%。

(2)处理清蛋白:SDS-PAGE 显示,随着照射剂量从 18 kGy 增加到 30 kGy,清蛋白降解和聚集性都有所增加,HPLC 试验显示,二聚体或多聚体含量有所增加。

(3)处理 α_1-蛋白酶抑制剂:30 kGy 剂量照射下,$\geqslant$4log 的 PPV 被灭活,当照射剂量率为 1 kGy/h 时,α_1-蛋白酶在 25 kGy 剂量照射下活性保留 90% 以上,在剂量增加到 35 kGy 时,其活性保留大约 80%。

(4)处理免疫球蛋白(ⅠVIG):50 kGy 剂量照射下,SDS-PAGE 显示,ⅠVIG 基本未产生降解,也没有发生交联,免疫化学染色显示,Fc 区的裂解$\leqslant$3%,免疫学实验表明照射前后 IVIG 的 Fab 区介导的抗原抗体结合力和 Fc 区与 Fcγ 受体结合力均没有大的改变,定量 RT-PCR 显示,照射前后Ⅰ VIG 的 Fc 区介导 1L-1βmRNA 表达的功能性是一致的。

(5)处理冻干免疫球蛋白:30 kGy 处理冻干 IgG 制品中德比斯病毒灭活对数值$\geqslant$5.5TCID50。

IgG 制品外观无变化,pH 与未处理组相近,运用抗坏血酸、抗坏血酸钠、茶多酚等作为保护剂,效果明显。

一般情况下,20～50 kGy 剂量的 γ 射线辐照几乎能灭活所有的病毒,但灭活病毒的同时,辐照剂量越大,对蛋白制品成分的损伤也越大,如何在灭活病毒的同时又保留蛋白有效成分、不破坏蛋白成分的活性,这将是 γ 射线辐照应用于蛋白制品病毒灭活的关键。下列条件可减少蛋白成分损伤:①清蛋白含量高;②加入辛酸钠;③低照射剂量率;④缺氧状态。加入抗氧化剂或自由基清除剂,或者利用一种手段使辐照过程中产生最小量的活性氧都可减少射线对蛋白成分的损伤。冻干状态下的蛋白制品由于所含水分少,经电离辐射后所产生自由基少,对蛋白制品的损伤也会减弱。

(6)消毒冻干血浆:^{60}Coγ 射线经 30 kGy 的辐照剂量能完全灭活冻干血浆中的有包膜病毒和无包膜病毒,照射后的血浆清蛋白等成分含量略有下降,凝血因子活性减少了 30％～40％,因此消毒效果可靠但对血浆蛋白活性有一定影响。

(五)辐射灭菌的优缺点

1.优点

(1)消毒均匀彻底:由于射线具有很强的穿透力,在一定剂量条件下能杀死各种微生物(包括病毒),所以它是一种非常有效的消毒方法。

(2)价格便宜、节约能源:在能源消耗方面辐射法也比加热法低几倍。

(3)可在常温下消毒:特别适用于热敏材料,如塑料制品、生物制品等。

(4)不破坏包装:消毒后用品可长期保存,特别适用于战备需要。

(5)速度快、操作简便:可连续作业,辐射灭菌法将参数选好后,只需控制辐射时间,而其他方法须同时控制很多因素。

(6)穿透力强:常规的消毒方法只能消毒到它的外部,无法深入到内部,如中药丸这种直径十几毫米的固态样品,气体蒸熏或紫外线无法深入到它的中心去杀死菌体,从这一角度,辐射灭菌是个理想的方法。

(7)最适于封装消毒:目前世界大量高分子材料应用于注射器、导管、连管、输液袋、输血袋、人工脏器、手套、各式医用瓶、罐和用具。而且很多国家对这些医疗用品采取"一次性使用"的政策。为此出厂前要灭菌好,并要求在包装封装好后再灭菌,以防止再污染,对这种封装消毒的要求,辐射处理是一种好方法。

(8)便于连续操作:因为"一次性使用"的医疗用品用量很大,所以消毒过程要求进行连续的流水作业,以西欧、北美为例,这种用品的消耗量从 1970 年的 10 亿打(120 亿件)增加到 1980 年的 30 亿打(360 亿件),澳大利亚每年灭菌一次性使用的注射器 8 000 万只,此外还有大量的缝合线、针头等。只有采取连续操作流水作业,才能满足需要,一炉一炉、一锅一锅地消毒,远不能满足需要。

2.缺点

(1)一次性投资大。

(2)需要专门的技术人员管理。

六、电离辐射的损伤及防护

使用电离辐射灭菌时,不得不考虑电离辐射的损伤,一是对人的不慎损害;二是对被辐照物品的损害;三是要做好防护。

(一)电离辐射的损害

1.电离辐射对人体的损害

当电离辐射作用于人体组织或器官时,会引起全身性疾病,因接触射线的剂量大小、时间长短、发病缓急也有所不同,多数专家认为,本病的发展是按一定的顺序呈阶梯式发展的,电离辐射是引起放射病的特异因子。

2.对物品的损害

电离辐射对物品的损害主要表现在对稳定性产生的影响,电离辐射对聚合分子可引起交联或降解,并放出 H_2、C_2H_6、CO、CO_2 或 HCl 等气体,高剂量可使其丧失机械强度,如聚烯烃类塑料可变硬、变脆,聚四氟乙烯可破碎成粉末。但常用的塑料在灭菌剂量范围内影响不大,如聚乙烯和酚醛照射 8 Mrad 无明显破坏,甚至照射 100 Mrad 损坏也不大。

(二)电离辐射的防护

电离辐射作用于机体的途径有内照射和外照射,从事开放源作业的危害主要是内照射,从事封闭源接触的主要是外照射。

1.内照射防护

根据开放源的种类和工作场所进行分类和分级,对不同类、不同级的开放型工作单位的卫生防护均应按有关规定严格要求。

2.外照射防护

从事这一行的操作人员须经专门的培训,合格后方可上岗,并且在操作过程中采取以下的防护措施。①时间防护:尽量减少照射时间。②距离防护:尽可能增加作业人员与辐射源的距离。③屏蔽防护:尽量在屏蔽条件下作业。④控制辐射源的强度。

(马晓星)

第八节　热力消毒与灭菌

在所有的可利用的消毒和灭菌方法中,热力消毒是一种应用最早、效果最可靠、使用最广泛的方法。热可以杀灭一切微生物,包括细菌繁殖体、真菌、病毒和细菌芽孢。

一、热力消毒与灭菌的方法

热力消毒和灭菌的方法分为两类:干热和湿热消毒灭菌。由于微生物的灭活与其本身的水量和环境水分有关,所以两种灭菌方法所需的温度和时间不同。表 10-2 所提供的数据可作为实际应用时的参考。

表 10-2　不同温度下干、湿热灭菌的时间

灭菌方法	温度(℃)	持续时间(分钟)
干热	160	120
	170	60

灭菌方法	温度(℃)	持续时间(分钟)
	180	30
湿热(饱和蒸汽)	121	20
	126	15
	134	4

(一)干热消毒与灭菌

干热对微生物的作用主要有氧化、蛋白质变性、电解质浓缩引起中毒而致细胞死亡。

1.焚烧

焚烧是一种灭菌效果很好的方法,可直接点燃或在焚烧炉内焚烧,适用于对尸体、生活垃圾、诊疗废弃物、标本等废弃物的处理。

2.烧灼

烧灼是直接用火焰灭菌。适用于微生物实验室的接种针、接种环、涂菌棒等不怕热、损坏小的金属器材的灭菌,在应急的情况下,对外科手术器械亦可用烧灼灭菌。烧灼灭菌温度很高,效果可靠,但对灭菌器械有一定的损伤性或破坏性。

3.干烤

干烤灭菌是在烤箱内进行的,烤箱又可分为重力对流型烤箱、机械对流型烤箱、金属传导型烤箱、电热真空型烤箱等四类,适用于在高温下不损坏、不变质、不蒸发的物品的灭菌,例如玻璃制品、金属制品、陶瓷制品、油脂、甘油、液状石蜡、各种粉剂等。不适用于对纤维织物、塑料制品、橡胶制品等的灭菌。对导热性差的物品或放置过密时,应适当延长作用时间;金属、陶瓷和玻璃制品可适当提高温度,从而缩短作用时间。但对有机物品,温度不宜过高,因为超过 170 ℃时就会炭化。常用温度为 160～180 ℃,灭菌时间为30～120 分钟。

使用烤箱灭菌时,应注意下列事项:①器械应洗净后再烤干,以防附着在其表面的污物炭化;②玻璃器皿干烤前亦应洗净并完全干燥,灭菌时勿与烤箱的底及壁直接接触,灭菌后应待温度降至 40 ℃以下再打开烤箱,以防炸裂;③物品包装不宜过大,放置的物品勿超过烤箱内容积的2/3,物品之间应留有空隙,以利于热空气对流,粉剂和油脂不宜太厚,以利热的穿透;④灭菌过程中不得中途打开烤箱放入新的待灭菌物品;⑤棉织品、合成纤维、塑料制品、橡胶制品、导热性差的物品及其他在高温下易损坏的物品,不可用干烤灭菌;⑥灭菌时间应从烤箱内温度达到要求温度时算起。

4.红外线辐射灭菌

红外线辐射被认为是干热灭菌的一种。红外线是波长 0.77～1 000 μm 的电磁波,有较好的热效应,以 1～10 μm 波长最强。红外线由红外线灯泡产生,不需要经空气传导,加热速度快,但热效应只能在直射到的物体表面产生。因此不能使一个物体的前后左右均匀加热。不同颜色对红外线的吸收不同,颜色越深吸收越多,反之则少。离光源的距离越近受热越多,反之则少。

(二)湿热消毒与灭菌

1.煮沸消毒

煮沸消毒方法简单、方便、经济、实用,且效果比较可靠。在家庭和基层医疗卫生单位,煮沸消毒目前仍然是一种常用的消毒方法。煮沸消毒的杀菌能力比较强,一般水沸腾以后再煮5～15分钟即可达到消毒目的。当水温达到100℃时,几乎能立刻杀死细菌繁殖体、真菌、立克次体、螺旋体和病毒。水的沸点受气压的影响,不同高度的地区气压不同,水的沸点亦不同。因此,地势较高的地区,应适当延长煮沸时间。煮沸消毒时,在水中加入增效剂,如2%碳酸钠,煮沸5分钟即可达到消毒要求,同时还可以防止器械生锈。对不能耐热100℃的物品,在水中加入0.2%甲醛,煮80℃维持60分钟,也可达到消毒。肥皂(0.5%)、碳酸钠(1%)等亦可作为煮沸消毒的增效剂。但选用增效剂时,应注意其对物品的腐蚀性。

煮沸消毒适用于消毒食具、食物、棉织品、金属及玻璃制品。塑料、毛皮、化学纤维织物等怕热物品则不能用煮沸法消毒。煮沸消毒可用煮锅,亦可用煮沸消毒器。国产煮沸消毒器有两类:电热煮沸器和酒精灯加热煮沸器。

煮沸消毒时应注意:消毒时间应从水煮沸后算起,煮沸过程中不要加入新的消毒物品,被消毒物品应全部浸入水中,消毒物品应保持清洁,消毒前可作冲洗。消毒注射器时,针筒、针心、针头都应拆开分放,碗、盘等不透水物品应垂直放置,以利水的对流。一次消毒物品不宜过多,一般应少于消毒器容量的3/4。煮沸消毒棉织品时,应适当搅拌。

2.流通蒸汽消毒法

流通蒸汽消毒法又称为常压蒸汽消毒,是在1个大气压下,用100℃左右的水蒸气进行消毒。其热力穿透主要依靠两个因素:①水蒸气凝聚时释放的潜伏热(2259.4 J/g);②水蒸气凝聚收缩后产生的负压(体积缩小99.94%)。蒸汽一方面放出潜伏热,一方面由于产生的负压,使外层的水蒸气又补充进来。因此热力不断穿透到深处。

流通蒸汽消毒设备很多,最简单的工具是蒸笼。其基本结构包括蒸汽发生器、蒸汽回流罩、消毒室与支架(图10-6),所需时间同煮沸法。

流通蒸汽有较强的杀菌作用,它可以使菌体蛋白含水量增加,使其易被热力所凝固,加速微生物的灭活。这种消毒方法常用于食品、餐具消毒和其他一些不耐高热物品的消毒。流通蒸汽消毒的作用时间应从水沸腾后有蒸汽冒出时算起。

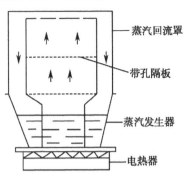

图10-6　流通蒸汽消毒器

流通蒸汽也可采用间歇灭菌,尤其是对细菌芽孢污染的物品,即第1天、第2天、第3天各消毒30分钟,间隔期间存放在室温中。对不具备芽孢发芽条件的物品,则不能用此法灭菌。

3.巴斯德消毒法

巴斯德消毒法起源于对酒加热50～60℃以防止其腐败的观察,至今国内外仍广泛应用于对牛奶的消毒,可以杀灭牛奶中的布鲁司菌、沙门菌、牛结核杆菌和溶血性链球菌,但不能杀灭细菌芽孢和嗜热性细菌。牛奶的巴氏消毒有两种方法:一是加热至 62.8～65.6 ℃,至少保持 30 分钟,然后冷却至 10 ℃以下;二是加热至 71.7 ℃,保持至少 15 分钟,然后冷却至 10 ℃以下。巴氏消毒法可用于血清的消毒和疫苗的制备。对血清一般加热至 56 ℃,作用 1 小时,每天 1 次,连续 3 天,可使血清不变质。制备疫苗时一般加热至 60 ℃,作用 1 小时。

4.低温蒸汽消毒

低温蒸汽消毒最初用于消毒羊毛毡,它的原理是:将蒸汽输入预先抽真空的压力锅内后,其温度的高低取决于蒸汽压的大小,因此,可以通过控制压力锅的压力来精确地控制压力锅内蒸汽的温度,消毒时多采用 60～80 ℃。

5.热浴灭菌

将物品放于加热的介质中,例如油类、甘油、液状石蜡或各种饱和盐类溶液,将温度维持在一定的高度上进行灭菌,称为热浴灭菌法。热浴灭菌是在不具备专门的压力蒸汽灭菌设备或其他特殊情况下使用的一种简易方法。由于它不能处理大型物品,并需专人守候调节控制温度,使用受到限制。可用于小量药品的灭菌,热浴可在一般煮锅中进行,必须有一温度计用以测定介质的温度。

6.压力蒸汽灭菌

压力蒸汽灭菌除具有蒸汽和高压的特点外,因处于较高的压力下,穿透力比流通蒸汽要强,温度要高得多。

(1)常用压力蒸汽灭菌器及其使用方法:常用的压力蒸汽灭菌器有下排气式压力蒸汽灭菌器、预真空压力蒸汽灭菌器和脉动真空压力蒸汽灭菌器。前者下部设有排气孔,用以排出内部的冷空气,后两者连有抽气机,通入蒸汽前先抽真空,以利于蒸汽的穿透。

手提式压力蒸汽灭菌器:是实验室、基层医疗、卫生、防疫单位等常用的小型压力蒸汽灭菌器。由铝合金材料制造,为单层圆筒,内有 1 个铝质的盛物桶,直径 28 cm,深 28 cm,容积约为 18 L。灭菌器12 kg左右,使用压力<1.4 kg/cm²。①主要部件:压力表 1 个,用以指示锅内的压力;排气阀 1 个,下接排气软管,伸至盛物桶的下部,用以排除冷空气;安全阀 1 个,当压力锅内的压力超过 1.4 kg/cm² 时,可自动开启排气。②使用方法:在压力锅内放入约 4 cm 深的清水;将待消毒物品放入盛物桶内,注意放入物品不宜太多,被消毒物品间留有间隙,盖上锅盖,将排气软管插入盛物桶壁上的方管内,拧紧螺丝将压力锅放火源上加热,至水沸腾 10～15 分钟后,打开排气阀,放出冷空气,至有蒸汽排出时,关闭排气阀,使锅内压力逐渐上升;至所需压力时,调节火源,维持到预定时间,对需要干燥的固体物品灭菌时,可打开放气阀,排出蒸汽,待压力恢复到"0"位时,打开盖子,取出消毒物品;若消毒液体,则应去掉火源,慢慢冷却,以防止因减压过快造成猛烈沸腾而使液体外溢和瓶子破裂。

立式压力蒸汽灭菌器:是一种老式压力锅,亦是下排气式。由双层钢板圆筒制成,两层之间可以盛水,盖上有安全阀和压力表,内有消毒桶,桶下部有排气阀,消毒桶容积为 48 L。压力锅一侧装有加水管道和放水龙头。灭菌器全重 60 kg 左右,可用于实验室、医院及卫生防疫机构的消毒和灭菌。使用时需加水16 L左右。使用方法同手提式压力蒸汽灭菌器。一般物品灭菌常用 1.05 kg/cm² 压力,在此压力下温度为 121 ℃,维持 15 分钟。

卧式压力蒸汽灭菌器:这种灭菌器的优点是,消毒物品的放入和取出比较方便。消毒物品不至于因堆放过高影响蒸汽流通,多使用外源蒸汽,不会发生因加水过多而浸湿消毒物品。卧式压力蒸汽灭菌器常用于医院和消毒站,适用于处理大批量消毒物品。

卧式压力蒸汽灭菌器有单扉式和双扉式两种。前者只有一个门,供放入污染物品和取出消毒物品,后者有前后两个门,分别用于取出消毒物品和放入污染物品。主要部件:消毒柜室和柜室压力表,夹层外套和外套夹层压力表,蒸汽进入管道和蒸汽控制阀,压力调节阀,柜室压力真空表,空气滤器等。柜室内有蒸汽分流挡板和放消毒物品的托盘,门上有螺旋插销门闩,使用压力为 $2.8 \sim 5.6 \ kg/cm^2$。

预真空压力蒸汽灭菌器:是新型的压力蒸汽灭菌器,这种灭菌器的优点是灭菌前先抽真空,灭菌时间短,对消毒物品损害轻微,在消毒物品放置拥挤重叠情况下亦能达到灭菌,甚至有盖容器内的物品亦可灭菌,而且工作环境温度不高,消毒后的物品易干燥等。整个灭菌过程采用程序控制,既节省人力又稳定可靠。缺点是价格较贵,发生故障时修理较困难。

脉动真空压力蒸汽灭菌器:依据真空泵的不同可分为水循环式和低压蒸汽喷射式真空泵两种。脉动真空压力蒸汽灭菌器是目前医学领域使用最广泛、最安全有效的医疗器械灭菌方法。对脉动真空压力蒸汽灭菌监测 6 480 锅次,包内化学指示卡监测合格率 99.9%,温度监测合格率 99.8%,生物指示剂监测合格率 100%,因此,运行良好的脉动真空压力蒸汽灭菌器灭菌效果可靠。

快速压力蒸汽灭菌器:随着医疗技术的快速发展,医院手术及口腔、内镜诊疗患者的增多,医疗器械库存不足的问题日益突出,传统的消毒灭菌方法渐渐不能满足临床的需要,一系列快速灭菌方法便应运而生,快速压力灭菌技术就是其中之一。新的快速压力蒸汽灭菌器体积小,智能化程度高,基本能满足临床的需要。但是也暴露了不少问题,一是缺乏过程监控和结果的监测记录;二是存在二次污染的问题;三是器械灭菌前很多清洗不彻底,因此要加强培训和管理。

(2)压力蒸汽灭菌的合理应用:压力蒸汽灭菌虽然具有灭菌速度快、温度高、穿透力强、效果可靠等优点,但如果使用不得当,亦会导致灭菌的失败。

压力蒸汽灭菌器内空气的排除:压力蒸汽灭菌器内蒸汽的温度不仅和压力有关,而且和蒸汽的饱和度有关。如果灭菌器内的空气未排除或未完全排除,则蒸汽不能达到饱和,虽然压力表达到了预定的压力,但蒸汽的温度却未达到要求的高度,结果将导致灭菌失败。在排除不同程度的冷空气时,检查灭菌器内冷空气是否排净的方法是:在排气管的出口处接一皮管,将另一端插入冷水盆中,若管内排出的气体在冷水中产生气泡,则表示尚未排净,仍需继续排气;若不产生气泡,则表示锅内的冷空气已基本排净。如果待灭菌器内有一定量的蒸汽之后再排气,则有利于空气的排净。

灭菌的时间计算:应从灭菌器腔内达到要求温度时算起,至灭菌完成为止。灭菌时间的长短取决于消毒物品的性质、包装的大小、放置位置、灭菌器内空气排空程度和灭菌器的种类。灭菌时间由穿透时间、杀灭时间和安全时间三部分组成。穿透时间随不同包装、不同灭菌物品而不同。杀灭微生物所需时间,一般用杀灭脂肪嗜热杆菌芽孢所需时间来表示。在 121 ℃时需 12 分钟,132 ℃时需 2 分钟,115 ℃时需 30 分钟。安全时间,一般为维持时间的一半。

消毒物品的包装和容器要合适:消毒物品的包装不宜过大、过紧,否则不利蒸汽的穿透。下排气式的敷料包一般不应大于 30 cm×30 cm×25 cm、预真空和脉动真空的敷料包不应大于 30 cm×30 cm×50 cm。盛装消毒物品的盛器应有孔,最好用铁丝框。过去常将消毒物品,尤其是注射器,放入铝饭盒内,但饭盒加盖后蒸汽难以进入,内部的空气亦不易排出,按规定时间灭菌常不能达到预定效果。顾德鸿(1984)研制的注射器灭菌盒,解决了这一问题。该盒的盖和底上有许多小孔,内面各固定一张耐高压滤纸,蒸汽可以自由通过而尘埃和细菌则不能进入。

消毒物品的合理放置:消毒物品过多或放置不当均可影响灭菌效果。一般来说,消毒物品的体积不应超过灭菌室容积的 85％,也不能少于 15％,防止小装量效应;放置消毒物品时应注意物品之间留有一定空隙,以利于蒸汽的流通;大敷料包应放在上层,以利于内部空气的排出和热蒸汽的穿透,空容器灭菌时应倒放,以利于冷空气的排出,垂直放置消毒物品可取得更佳的灭菌效果。

控制加热速度:使用压力蒸汽灭菌时,灭菌时间是从柜室内温度达到要求温度时开始计算的。升温过快,柜室温度很快达到了要求温度,而消毒物品内部达到要求温度则还需较长时间,因此,在规定的时间内往往达不到灭菌要求,所以必须控制加热速度,使柜室温度逐渐上升。

消毒物品的预处理:带有大量有机物的物品,应先进行洗涤,然后再高压灭菌;橡皮管灭菌前应先浸泡于 0.5％氢氧化钠或碱性洗涤剂磷酸三钠溶液中,使溶液流入管内,并应注意防止发生气泡,然后煮沸15～20 分钟,以除去管内遗留的有机物。煮沸后用自来水冲洗干净管内外遗留的碱性洗涤液,再用蒸馏水冲洗,并随即进行压力灭菌。由于管内有水分,温度升高快,易达到灭菌效果。

防止蒸汽超热:在一定的压力下,若蒸汽的温度超过饱和状态下应达到的温度 2 ℃以上,即成为超热蒸汽。超热蒸汽温度虽高,但像热空气一样,遇到消毒物品时不能凝结成水,不能释放潜热,所以对灭菌不利。防止超热现象的办法是:勿使压力过高的蒸汽进入柜室内,吸水物品灭菌前不应过分干燥,灭菌时含水量不应低于 5％;使用外源蒸汽灭菌器时,不要使夹套的温度高于柜室的温度,两者应相接近,控制蒸汽输送管道的压力,勿使蒸汽进入柜室时减压过多,放出大量的潜热,灭菌时不要先用压力高蒸汽加热到要求温度,然后再降低压力,蒸汽发生器内加水量应多于产生蒸汽所需水量。

注意安全操作:每次灭菌前应检查灭菌器是否处于良好的工作状态,尤其是安全阀是否良好;加热和送气前检查门或盖是否关紧,螺丝是否拧牢,加热应均匀,开、关送气阀时动作应轻缓;灭菌完毕后减压不可过猛,压力表回归"0"位时才可打开盖或门;对烈性污染物灭菌时,应在排气孔末端接一细菌滤器,防止微生物随冷空气冲出形成感染性气溶胶。

除各种专用的高压灭菌器之外,炊事压力锅亦可用于消毒灭菌,适用于家庭、没有压力灭菌器的基层医疗卫生单位和私人诊所的消毒灭菌。在野战和反生物战条件下,家用压力锅亦是简单、方便、效果可靠的消毒灭菌器材。

家用压力锅使用方法:首先根据压力锅的大小加入适量的水;将消毒物品放在锅内的支架上,勿使物品靠得太紧,密封盖口,放热源上加热,待有少量蒸汽从排气孔排出时,将限压阀扣在排气孔的阀座上,当限压阀被排出的蒸汽抬起时减少加热,维持压力 15～20 分钟,然后退火,冷却,取下限压阀,使蒸汽排出,待蒸汽排尽后,打开压力锅,取出消毒物品。有报道以脂肪嗜热杆菌芽孢为指示菌,检查了家用压力锅对牙科器材的灭菌效果,结果试验组芽孢条全部被灭菌,而对照组均有菌生长,认为家用压力锅是一种快速、有效、廉价的灭菌方法,可用于少量器械的灭菌。

二、热对微生物的杀灭作用和影响因素

(一)热对微生物的杀灭作用

热可以杀灭各种微生物,但不同种类的微生物对热的耐受力不同。细菌繁殖体、真菌和病毒容易杀灭。细菌芽孢的抵抗力比其繁殖体抗热力强得多,炭疽杆菌的繁殖体在 80 ℃只能存活

2~3分钟,而其芽孢在湿热120 ℃,10分钟才能杀灭,肉毒杆菌芽孢对湿热亦有较强的抵抗力,在120 ℃可存活4分钟,而在100 ℃需作用330分钟才能杀死。立克次体对热的抵抗力较弱,一般能杀灭细菌繁殖体的温度亦可杀灭立克次体。大多数病毒对热的抵抗力与细菌繁殖体相似。抵抗力较强的病毒例如脊髓灰质炎病毒,在湿热75 ℃,作用30分钟才能杀死。而婴儿腹泻病毒对湿热70 ℃可耐受1小时以上,在100 ℃时5分钟才能灭活。肝炎病毒亦是抗热力较强的病毒,甲型肝炎病毒在56 ℃湿热30分钟仍能存活,煮沸1分钟可破坏其传染性,压力蒸汽121 ℃能迅速致其死亡。乙型肝炎病毒在60 ℃能存活4小时以上,85 ℃作用60分钟才能杀死,压力蒸汽121 ℃作用1分钟才能将其抗原性破坏,它对干热160 ℃能耐受4分钟,180 ℃作用1分钟可以灭活。因为病毒抗原的破坏晚于病毒的杀灭,所以用乙型肝炎表面抗原作为乙型肝炎病毒灭活指标的方法有待商榷。

在不同温度下培养的微生物对热的抵抗力也不一样。一般来说,在最适宜温度下培养的微生物和生长成熟的微生物抵抗力强,不易杀灭(表10-3)。

表 10-3　热对各种微生物的致死时间

抵抗力	微生物	热致死时间(分钟)				
		煮沸	压力蒸汽		干热	
		100 ℃	121 ℃	130 ℃	160 ℃	180 ℃
弱	非芽孢菌、病毒、真菌和酵母菌	2	1	<1	3	<1
较弱	黄丝衣菌素、肝炎病毒、产气荚膜杆菌	5	2	<1	4	
中等	腐败梭状杆菌(芽孢)、炭疽杆菌芽孢	10	3	<1	6	<1
高等	破伤风杆菌(芽孢)	60	5	1	12	2
特等	类脂嗜热杆菌芽孢、肉毒杆菌芽孢	500	12	2	30	5
	泥土嗜热杆菌芽孢	>500	25	4	60	10

从表10-3可以看出,无论是干热还是湿热,对繁殖体微生物的杀灭作用都比对芽孢的杀灭作用大得多。热对不同芽孢的灭活能力不同。用饱和蒸汽121 ℃灭活10^6个枯草杆菌黑色变种芽孢,所需时间<1分钟,而在同样暴露的情况下,杀灭嗜热脂肪杆菌芽孢10^5个,则需要12分钟。但在干热灭菌时,枯草杆菌黑色变种芽孢的抵抗力则比嗜热脂肪杆菌芽孢更强。

(二)微生物热灭活的影响因素

一般认为,影响微生物热死亡的因素可以概括为3类:①由遗传学决定的微生物先天的固有抗热性;②在细菌生长或芽孢形成的过程中,环境因素对其抗热力的影响;③在对细菌或芽孢加热时,有关环境因素的影响。

1.影响微生物对热抵抗力的因素

(1)微生物的种类:不同种类的微生物或同种微生物的不同株,对热的抵抗力有很大的差别。由强到弱依次为朊病毒>肉毒杆菌芽孢>嗜热脂肪杆菌芽孢、破伤风杆菌芽孢>炭疽杆菌、产气荚膜杆菌>乙型肝炎病毒、结核杆菌、真菌>非芽孢菌和普通病毒。

(2)微生物的营养条件:研究证明,不同营养条件下生长的微生物的抗热力不同。不同培养基上生长的微生物 D_{100} 值变化范围相差10倍。不同的培养基成分,例如糖、氨基酸、脂肪酸、阳离子、磷酸盐等,均可影响微生物生长的数量,亦可影响微生物的抵抗热的能力。干酪素消化培养基、各种植物抽提物培养基均能形成抵抗力强的芽孢。在培养基内加入磷或镁,甚至加入可利用的碳水化合物、有机酸或氨基酸时,微生物的抗热性也增高,表10-4列出了不同蛋白质含水量与凝固温度的关系。

表 10-4　蛋白质含水量与凝固温度的关系

卵清蛋白含水量(%)	凝固温度(℃)
50	56
25	74～80
18	80～90
6	145
0	160～170

(3)生长温度的影响:微生物生长环境的温度对其抗热力有明显的影响。有报道,炭疽杆菌(B.anthracis)芽孢的抵抗力随培养温度的升高而增强;一些嗜热杆菌芽孢在较高温度下生长,抗热力更强。生长在 30 ℃、45 ℃、52 ℃的凝结杆菌芽孢,随温度升高,抵抗力增强。

(4)菌龄和生长阶段:一般认为,成熟的微生物比未成熟的微生物抵抗力强。繁殖体型微生物在不同生长阶段对热的抵抗力亦不相同。耐热链球菌在生长对数期的早期,对热的抵抗力强;大肠埃希菌试验证明,在静止期对热的抵抗力较强,增长最快时抗力最强。

(5)化学物质:化学处理可以改变芽孢的抗热能力。钙离子可使芽孢的抗热力增强,而水合氢离子可使芽孢的抵抗力降低。两种状态的芽孢之间对湿热的 D 值相差大于 10 倍。

2.微生物所处的环境

(1)有机物的影响:当微生物受到有机物保护时,需要提高温度或延长加热时间,才能取得可靠的消毒效果。用热杀灭在脂肪内的芽孢比杀灭在磷酸盐缓冲液中的芽孢困难得多。不同类型的脂肪提高芽孢抗热力的作用大小不同,依次为:橄榄油＜油酸甘油酯＜豆油＜葵酸甘油酯＜月桂酸甘油酯。

(2)物体的表面性质:污染在不同物体表面的微生物对热的抵抗力不同。污染在 3 种不同载体上的微生物,加热时其 D 值依次为:沙＞玻璃＞纸。

3.加热环境的影响

(1)pH 和离子环境:培养液的 pH、缓冲成分、氯化钠、阳离子、溶液的类型等,对热力消毒均有一定的影响。

(2)相对湿度:相对湿度是(relative humidity,RH)指实际水蒸气的压力与在同等条件下饱和水蒸气压力之比,是微生物周围大气中水分的状况。湿热灭菌时 RH＝100%,干热灭菌时 RH＜100%,可以是0～100%之间的任何数值。干热灭菌时,微生物的灭活率是其水含量的函数,而微生物的含水量是由其所处的环境 RH 决定的,所以灭活率随灭菌环境的 RH 变化,RH 越高,灭菌效果越好。

(3)温度:温度表示热能的水平,是热力消毒和灭菌的主要因素。无论是干热还是湿热,均是随温度的升高,微生物灭活的速度加快。在干热灭菌时,细菌芽孢热灭活的 Z 值变化范围是 15～30 ℃;在湿热灭菌中,Z 值的范围是 5～12 ℃。干热和湿热灭菌 Z 值的差别,可能是由于它们的作用机制不同造成的。

(4)大气压:气压直接影响水及蒸汽的温度,气压越高,水的沸点越高。不同海拔高度的大气压不同,水的沸点也不同,故在高原上煮沸消毒时应适当延长消毒时间。

临床护理理论与护理实训

(5)被消毒物品的种类及大小：物品的传热能力可影响消毒效果。例如，煮沸消毒金属制品，一般15分钟即可，而消毒衣服则需30分钟。密封瓶子中的油比水更难消毒，因为油不产生蒸汽，与干热相似。被消毒物品的大小，对热力消毒也有影响，过大的物品其内部不易达到消毒效果，故需要根据物品的种类和大小确定消毒的时间。

三、热力灭菌效果的检测

(一)压力蒸汽灭菌器灭菌效果的监测

1.工艺监测

压力蒸汽灭菌工艺监测包括灭菌设备故障检查，确保灭菌温度、时间、蒸汽质量不出问题，及灭菌物品包装材料、大小、摆放等。

2.留点温度计测试法

留点温度计的构造和体温表相同，其最高指示温度为160 ℃。使用时先将温度计内的水银柱甩到50 ℃以下，然后放入消毒物品内的最难消毒处，灭菌完毕后取出观察温度示数。留点温度计指示的温度即灭菌过程中达到的最高温度。缺点是不能指示达到所指示温度的持续时间，仅可根据所达到的温度分析消毒效果。

3.化学指示剂测试法

化学指示器材是检测压力蒸汽灭菌的最常用器材，主要有：①指示胶带和标签：这类器材使用时贴于待灭菌包外，灭菌处理后色带颜色由淡黄色变为黑色，用以指示已经灭菌处理，但不能指示灭菌效果；②化学指示卡：分121 ℃和132 ℃指示卡两种，既可指示灭菌时的温度，又可以指示达到灭菌温度的持续时间，用于间接指示压力蒸汽灭菌效果，使用时放于待灭菌包内，灭菌后取出观察指示色块是否达到标准颜色，以判断是否达到灭菌要求，使用很方便；③指示管：化学物质都有一定的熔点，只有当温度达到其熔点时才会熔化。熔化了的物质冷却后仍再凝固，但其形态可与未熔化时的晶体或粉末相区别。据此原理，可以把一些熔点接近于压力蒸汽灭菌要求温度的化学物质的晶体粉末装入小玻璃管内（一般长2 cm，内径0.2 mm）。高压灭菌时将指示管放入消毒物品内，灭菌完毕后取出观察指示管内的化学物质是否已熔化。但是无论加或不加染料的化学指示管，都只能指示灭菌过程是否达到了预定温度，而不能指示这一温度的持续时间，现在较少使用。

Brewer等为了使指示管既能指示温度，又能指示温度持续的时间，精心设计了一种温度和时间控制管。Diack指示管是国外专用于测试压力蒸汽灭菌效果的商品指示管之一。管内有1片Diack片，淡棕色，在温度为120～122.2 ℃时，经5～8分钟全部熔化，当温度为118.3 ℃时需20～30分钟才能熔化，使用时将其放在消毒物品内，消毒后可根据其是否熔化来分析灭菌效果。Brown小管是装有红色液体的小玻璃管，国外市售品，当温度为120 ℃时经16分钟，或130 ℃时经6.5分钟，小管内的红色液体变为绿色。

近几年来，国外市场上一种新的检测管被引用在消毒灭菌效果的监测上，这种管用来模拟各种有腔导管的灭菌，效果比较可靠。

4.生物监测法

微生物学测试法是最可靠的检查方法，可直接取得灭菌效果资料。

(1)指示菌株：国际通用的热力灭菌试验代表菌株为嗜热脂肪杆菌芽孢（ATCC7953），它的抗湿热能力是所有微生物（包括芽孢）中最强的。煮沸100 ℃死亡时间是300分钟；压力蒸汽

121 ℃时死亡时间是 12 分钟,132 ℃时死亡时间是 2 分钟;干热 160 ℃时死亡时间为 30 分钟,180 ℃时死亡时间为 5 分钟。这种芽孢对人不致病,在 56 ℃下生长良好,可以在溴甲酚紫葡萄糖培养基上生长,可使葡萄糖分解、产酸,使培养基由紫色变成黄色,用该菌制备生物指示剂要求每片含菌量在 $5.0 \times 10^5 \sim 5.0 \times 10^6$ cfu。

(2)菌片制备和测试方法:嗜热脂肪杆菌芽孢菌液的制备,载体(布片或滤纸片)的制作和染菌方法等。

测试时将菌片装入灭菌小布袋内(每袋 1 片),以防止菌片被污染。然后将装有菌片的布袋放入消毒物品内部。灭菌后取出菌片,接种于溴甲酚紫蛋白胨液体培养管内,56 ℃下培养 48 小时观察初步结果,7 天后观察最后结果。溴甲酚紫蛋白胨液体培养原为淡紫色,若培养后颜色未变,液体不发生浑浊,则说明芽孢已被杀灭,达到了灭菌效果;若变成了黄色,液体浑浊,则说明芽孢未被杀灭,灭菌失败。

常见的还有自含式生物指示剂,其将指示菌和培养液混为一体,不需要自己准备培养液,使用方法同菌片法,但培养时间由 7 天缩短为 48 小时,使用很方便,是目前医院中最为常用的生物指示剂。

5.温度×时间自动记录仪

温度×时间自动记录仪是一种较先进的压力、温度和时间测定仪,以电子形式记录,人机界面,具有较高的精度,灭菌过程完毕后,可以用智能信号转换器将整个灭菌过程的状态在电脑上重现。

(二)干热灭菌器灭菌效果的检查

1.热电偶和留点温度计测试法

使用方法同压力蒸汽灭菌。此法可指示灭菌物品包内部的温度。但由于一般烤箱都设有温度计,可以从外部直接观察烤箱内部的温度,所以这两种测试法并不太常用。

2.化学指示管

在压力蒸汽灭菌效果检查中应用仅能指示达到的温度而不能指示达到温度所需时间的化学指示管,在干热灭菌中一般是不用的。国外有专用于测定干热灭菌效果的指示管出售。Browne Ⅲ号管在 160 ℃、60 分钟,可由红色变为绿色;Browne Ⅳ号管在 170 ℃、30 分钟,可由红色变为蓝色。

3.生物监测法

使用菌株为枯草杆菌黑色变种芽孢(ATCC9372),含菌量在 $5.0 \times 10^5 \sim 5.0 \times 10^6$ cfu/mL。现在已经有商品化的生物监测管。

测试时将菌片装入灭菌试管内(每袋 1 片),灭菌器与每层门把手对角线内、外角处放置 2 个含菌片的试管,试管帽置于试管旁,关好柜门,经一个灭菌周期后,待温度降至 80 ℃,加盖试管帽后取出试管。在无菌条件下,加入普通营养肉汤培养基(每管 5 mL),于 37 ℃培养 48 小时,初步观察结果,无菌生长管继续培养 7 天。若每个指示菌片接种的肉汤管均澄清,判为灭菌合格,若指示菌片之一接种的肉汤管浑浊,判为不合格,对难以判定的肉汤管,0.1 mL 接种于营养琼脂平板,37 ℃培养 48 小时,观察菌落形态并作涂片镜检,判断是否有菌生长,若有菌生长为不合格,若无菌生长判为合格。生物监测管的使用同上,无须接种,取出直接培养即可。

四、过滤除菌

用物理阻留方法去除介质中的微生物,称为过滤除菌。大多数情况下,过滤只能除去微生物而不能将之杀死。处理时,必须使被消毒的物质通过致密的滤材从而将其中的微生物滤除,因此只适用于液体、气体等流体物质的处理。乳剂、水悬剂过滤后,剂型即被破坏,故不宜使用此法。过滤除菌的效率主要随滤材性能而异,微生物能否被滤除,则取决于它本身的大小。

近几年发展较快的是过滤除菌净化材料,特别是有机高聚物制备膜过滤材料,被认为是21世纪最有发展前途的高科技产品之一。常用的高分子膜材料有纤维素类、聚砜类、聚丙烯腈(PAN)、聚偏氟乙烯(PVDF)、聚醚酮(PEK)、聚酰亚胺(PI)等工程高分子材料。高分子纳米滤膜是近年国际上发展较快的膜品种之一,该类膜对相对分子质量在300以上的有机物的截留率较高,对细菌、病毒的过滤效果较好。

(马晓星)

第九节 其他的物理消毒法

一、高压电场消毒

高压电场空气消毒机的关键技术是一体化多级离子电场(图10-7),流经该消毒机的空气在高电压下被电离击穿,形成电流,整个电离空间全部导电。由于细菌、病毒等微生物体积小,且为有机体,其电阻远比空气要小,可受到电击而被杀灭。如果电压足够高,电流足够大,微生物体均可被瞬时电击炭化,有的机械采用三级离子电场,进一步提高了可靠性,保证了杀菌效果。

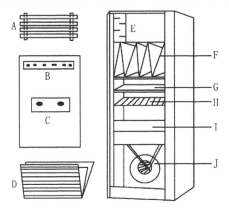

A.送风窗;B.操作器;C.高电压发生器;D.进风窗;E.负离子发生器;
F.活性炭滤网;G.静电网;H.蜂窝状高压电场;I.出风口;J.风机

图 10-7 高电压空气消毒机

某品牌高电压空气消毒机对室内空气除尘、除菌,开机74分钟后,实验室总除尘率为57.96%,比对照室高36.08%;开机60分钟,对金黄色葡萄球菌的消除率为99.98%,开机90分钟,对枯草杆菌黑色变种芽孢的消除率为99.82%;与臭氧消毒器比较,效果比臭氧消毒器好(表10-5)。某品牌静电空气净化消毒器,开机30分钟可使自然菌下降88.83%,室内有人工作情况下,该机持续运行可使细菌总数保持在200 cfu/m³以下,符合医院Ⅱ类环境标准,而用30 W紫外线灯照射60分钟达不到相应的效果。

表 10-5 空气消毒机与臭氧消毒器空气除菌效果比较

试验菌株	消毒装置	作用时间(分钟)	消毒前菌数(cfu/m³)	消毒后菌数(cfu/m³)	消除率(%)
金黄色葡萄球菌	空气消毒器	30	76 820	21	99.97
	臭氧消毒器	30	50 893	22	99.96
枯草杆菌黑色变种芽孢	空气消毒器	60	14 043	108	99.23
	臭氧消毒器	60	29 675	3 727	87.44

对循环风紫外线空气消毒器和静电场空气消毒器两种不同原理的空气消毒器除菌效果进行比较,作用90分钟对空气中白色葡萄球菌的除菌率达到了100%,在53 m³房间现场消毒中,作用90分钟对空气中自然菌的消除率分别为93.37%和94.65%。

某空气消毒净化机除菌因子包括过滤器(预过滤器、复合过滤器、活性炭膜)、负离子发生器、静电场、紫外线和纳米光触媒。净化机内静电场采用双重变异15 000 V高压静电蜂窝网,自主调控日式变频振荡释放强力活性氧,装有20 W紫外线灯2支,其辐射强度均为90 μW/cm²。在常温常湿条件下,启动空气消毒净化机消毒作用90分钟,对20 m³密闭气雾室内白色葡萄球菌的杀灭率为99.95%。在低于常温(10~14 ℃)常湿(45~55%)条件下,启动该消毒净化机消毒作用1.5~3.5小时,对60 m³密闭房间空气中自然菌的消亡率为99.12%。该净化机内装20 W紫外线灯,无机外辐射现象。

二、磁场消毒

近年来,国外报道了用磁场消毒饮用水的研究结果,使被消毒饮用水以1 m/s的速度通过具有2 000~3 000 GS密度的磁场,就可以达到消毒的目的。该方法可以考虑与其他方法并用,以减少消毒剂的用量。

利用高梯度磁滤法可以达到除菌的目的,即在传统净水工艺中免去了消毒工序,处理后不消毒就可以达到国家饮用水水质。磁化法杀菌的机制是磁产生的感应电流如果达到一定的阈值,会使细菌细胞破坏,或改变离子通过细胞膜的途径,使蛋白质变性或破坏核酸的活性。与传统净水工艺相比,前者是在投入混凝剂前加入 Fe_3O_4 磁铁粉,最后一道工序由砂滤改为磁滤,而且避免了氯化消毒产生有机卤代物的潜在危险。

三、光电阴极空气消毒系统

光电阴极空气消毒系统主要利用光触媒的净化原理,光触媒的主要成分为纳米级的二氧化钛。光电阴极空气消毒器利用紫外线光和二氧化钛的化学反应来消除细菌。消毒原理为二氧化肽吸收紫外线光,作为催化剂产生氢氧基,通过破坏细菌、真菌孢子和病原体的DNA起杀菌作用。同时二氧化钛受光后生成的氢氧自由基能对有机物质和有害气体进行氧化还原反应,将其转化为无害的水和二氧化碳,从而达到净化环境、净化空气的功效。

王晓俭等(2007)报道,采用定量抑菌试验和现场空气消毒试验方法观察光触媒杀菌脱臭装置抗菌和消毒空气效果,结果整合光触媒的过滤网样片经光触媒脱臭杀菌装置紫外线照射1小时后,染菌后继续在室温作用 18 小时,对样片上大肠埃希菌的抑菌率为 90.72%。在 12 m³ 气雾室内经光触媒脱臭杀菌装置作用 1 小时,对空气中人工污染的大肠埃希菌杀灭率为 99.89%。在 35 m³ 房间内,经该装置作用 1 小时,对室内空气中自然菌消亡率为 90.91%。

除以上物理消毒方法外,还有激光消毒、脉冲消毒、阳极氧化消毒、电子消毒等方法,但均处在初步研究阶段。

(马晓星)

参考文献

[1] 张晓艳.临床护理技术与实践[M].成都:四川科学技术出版社,2022.

[2] 张翠华,张婷,王静,等.现代常见疾病护理精要[M].青岛:中国海洋大学出版社,2021.

[3] 窦超.临床护理规范与护理管理[M].北京:科学技术文献出版社,2020.

[4] 娄玉萍,郝英双,刘静.临床常见病护理指导[M].北京:人民卫生出版社,2018.

[5] 万霞.现代专科护理及护理实践[M].开封:河南大学出版社,2020.

[6] 石晶,张佳滨,王国力.临床实用专科护理[M].北京:中国纺织出版社,2022.

[7] 王美芝,孙永叶,隋青梅.内科护理[M].济南:山东人民出版社,2021.

[8] 吴欣娟.临床护理常规[M].北京:中国医药科技出版社,2020.

[9] 于翠翠.实用护理学基础与各科护理实践[M].北京:中国纺织出版社,2022.

[10] 赵衍玲,梁敏,刘艳娜,等.临床护理常规与护理管理[M].哈尔滨:黑龙江科学技术出版社,2022.

[11] 李秋华.实用专科护理常规[M].哈尔滨:黑龙江科学技术出版社,2020.

[12] 杨春,李侠,吕小花,等.临床常见护理技术与护理管理[M].哈尔滨:黑龙江科学技术出版社,2022.

[13] 张苹蓉,卢东英.护理基本技能[M].西安:陕西科学技术出版社,2020.

[14] 吴雯婷.实用临床护理技术与护理管理[M].北京:中国纺织出版社,2021.

[15] 刘爱杰,张芙蓉,景莉,等.实用常见疾病护理[M].青岛:中国海洋大学出版社,2021.

[16] 高淑平.专科护理技术操作规范[M].北京:中国纺织出版社,2021.

[17] 王玉春,王焕云,吴江,等.临床专科护理与护理管理[M].哈尔滨:黑龙江科学技术出版社,2022.

[18] 王林霞.临床常见病的防治与护理[M].北京:中国纺织出版社,2020.

[19] 崔杰.现代常见病护理必读[M].哈尔滨:黑龙江科学技术出版社,2021.

[20] 肖芳,程汝梅,黄海霞,等.护理学理论与护理技能[M].哈尔滨:黑龙江科学技术出版社,2022.

[21] 孙立军,孙海欧,赵平平,等.现代常见病护理实践[M].哈尔滨:黑龙江科学技术出版社,2021.

[22] 于翠翠.实用护理学基础与各科护理实践[M].北京:中国纺织出版社,2022.

［23］孙慧,刘静,王景丽,等.基础护理操作规范[M].哈尔滨:黑龙江科学技术出版社,2022.

［24］潘红丽,胡培磊,巩选芹,等.临床常见病护理评估与实践[M].哈尔滨:黑龙江科学技术出版社,2022.

［25］郭丽红.内科护理[M].北京:北京大学医学出版社,2019.

［26］孙善碧,刘波,吴玉清.精编临床护理[M].北京:世界图书出版公司,2022.

［27］李勇,郑思琳.外科护理[M].北京:人民卫生出版社,2019.

［28］马英莲,荆云霞,郭蕾,等.临床基础护理与护理管理[M].哈尔滨:黑龙江科学技术出版社,2022.

［29］狄树亭,董晓,李文利.外科护理[M].北京:中国协和医科大学出版社,2019.

［30］顾宇丹.现代临床专科护理精要[M].开封:河南大学出版社,2022.

［31］鲁昌盛.外科护理[M].长沙:中南大学出版社,2019.

［32］王婷,王美灵,董红岩,等.实用临床护理技术与护理管理[M].北京:科学技术文献出版社,2020.

［33］马雯雯.现代外科护理新编[M].长春:吉林科学技术出版社,2019.

［34］贾爱芹,郭淑明.实用护理技术操作与考核标准[M].北京:北京名医世纪文化传媒有限公司,2021.

［35］王佩佩,王泉,郭士华.护理综合管理与全科护理[M].北京:世界图书出版公司,2022.

［36］彭玉芳.护理质量控制应用于消毒供应中心护理管理中的效果研究[J].中文科技期刊数据库(全文版)医药卫生,2022(7):125-127.

［37］张霞.风险防范护理模式在儿科护理中的应用效果分析[J].中国社区医师,2022,38(22):139-141.

［38］韩新球,胡亚辉,全露.肢体语言沟通结合个性化护理在儿童护理工作中的实施效果分析[J].山西医药杂志,2022,51(13):1538-1540.

［39］杨玲.作业流程重组联合细节把控管理对消毒供应室护理质量及医院感染的影响[J].循证护理,2022,8(1):106-109.

［40］黄菊英,张瑜,李娟兰.导诊护理工作中医患沟通模式的应用效果[J].中国医药指南,2022,20(17):186-188.